中华护理学会专科护士培训教材

专科护理导论

U0207885

总主编　李秀华

主　编　李秀华　孙　红

副主编　吴欣娟　刘华平　姜小鹰

编　者（按姓氏笔画排序）

王德慧（北京医院）

刘华平（北京协和医学院）

齐晓玖（北京医院）

孙　红（北京医院）

李秀华（中华护理学会）

肖春秀（福建医科大学附属协和医院）

吴欣娟（北京协和医院）

邵　欣（北京医院）

周晓娟（北京医院）

胡蓉芳（福建医科大学）

姜小鹰（福建医科大学）

人民卫生出版社

图书在版编目（CIP）数据

专科护理导论 / 李秀华，孙红主编 . —北京：人民卫生出版社，2018

中华护理学会专科护士培训教材

ISBN 978-7-117-26188-3

I. ①专… Ⅱ. ①李… ②孙… Ⅲ. ①护理学 - 技术培训 - 教材 Ⅳ. ①R47

中国版本图书馆 CIP 数据核字（2018）第 052000 号

| 人卫智网 | www.ipmph.com | 医学教育、学术、考试、健康，购书智慧智能综合服务平台 |
| 人卫官网 | www.pmph.com | 人卫官方资讯发布平台 |

中华护理学会专科护士培训教材
——专科护理导论

主　　编：李秀华　孙　红
出版发行：人民卫生出版社（中继线 010-59780011）
地　　址：北京市朝阳区潘家园南里 19 号
邮　　编：100021
E - mail：pmph @ pmph.com
购书热线：010-59787592　010-59787584　010-65264830
印　　刷：河北新华第一印刷有限责任公司
经　　销：新华书店
开　　本：787×1092　1/16　印张：16
字　　数：389 千字
版　　次：2018 年 3 月第 1 版　2018 年 3 月第 1 版第 1 次印刷
标准书号：ISBN 978-7-117-26188-3/R · 26189
定　　价：52.00 元

打击盗版举报电话：010-59787491　E-mail：WQ @ pmph.com
（凡属印装质量问题请与本社市场营销中心联系退换）

序　言

　　护理工作是卫生与健康事业的重要组成部分，广大护理人员在呵护生命、治疗疾病、维护人民群众健康等方面发挥着不可替代的作用。在持续深化医药卫生体制改革进程中，护理人员在改善护理服务、增强群众获得感等方面做出了突出的贡献，护理队伍建设和护理事业发展也取得了显著成效。护理队伍不断壮大，截至2016年底，我国注册护士总数达到350.7万，与2010年相比，每千人口护士数从1.52人提高到2.54人，全国医院医护比从1∶1.16提高到1∶1.45，长期以来医护比例倒置问题得到根本性扭转。护理人员专业素质和服务能力逐步提高，经过十几年的探索，各级机构在几十个专科领域开展了不同规模的专科护士培养工作，专科护士已经在临床专科护理工作中发挥了重要作用。

　　"十三五"时期，全面建成小康社会的新任务对护理事业提出了新的要求，为满足人民群众日益多样化、多层次的健康需求，要不断拓展护理服务的领域，丰富护理服务的内涵，提升护理的专业化水平。专科人才培养是护理专业化发展的基础，教材体系建设则是专科人才培养的关键，为此，中华护理学会根据《"健康中国2030"规划纲要》《全国医疗卫生服务体系规划纲要（2015—2020年）》和《全国护理事业发展规划（2016—2020年）》，组织有关专家编写了中华护理学会专科护士培训系列教材。这套教材结合我国国情，根据医疗卫生和护理专业发展的实际需要，内容不仅涵盖了专科知识与技能，还融合了学科最新的研究热点与前沿信息，相信这套教材一定会在专科护士培养工作中发挥积极的作用。

　　希望广大护理人员，要树立大卫生、大健康的观念，以"人民健康为中心"，关注生命全周期、健康全过程，在深化医药卫生体制改革、改善人民群众就医体验及促进社会和谐方面发挥更大作用，为推进健康中国的建设做出更大贡献！

中华护理学会第26届理事长

2017年10月

前　言

随着健康中国建设进程持续深入，医药卫生体制改革不断深化，人民群众的健康需求快速释放，医学理论和诊疗技术迅速发展，给新时期护理事业发展带来严峻挑战和难得机遇。近年来，护理的专科化已经成为全球护理发展的热点领域，专科护士也成为各国护理人力资源关注的热点问题。目前，在国内各级医疗机构中，专科护士已经开展了包括专科护理会诊、护理门诊、危重症病人的个案护理等在内的多种专科护理服务，推动着护理专业的技术水平不断提高。

人才培养是专业发展的基础，对比发达国家成熟的专科护士培养与使用模式，国内的专科护士培养仍存在一些问题，其中培训教材水平参差不齐、内容滞后于专科发展等，严重限制了专科护士培训的规范化水平，进而影响护理专业的发展。人才培养，教材先行，为了给中华护理学会专科护士培训系列教材的通识课程提供指导，促进各级、各领域专科护理培训的同质化、科学化，受中华护理学会委托我们编写了《专科护理导论》。

本书从护理伦理与法律、人际沟通、护理评估、护理管理、护理教学、病人教育、护理科研设计与论文写作七个章节，概括性地论述了护理专业的基本理论、基本知识和基本技能，并将专科知识、技能与人文相渗透，帮助读者对护理专业有较为整体和系统地把握。本书编委由护理专业领域内的知名专家和拥有资深经验的临床护理人员组成，在中华护理学会的指导下，结合护理专业发展需求，我们参考最新的资料，加入许多学科前沿的内容，帮助读者开阔眼界，更好地获取知识，值得学习借鉴。

本书在编写过程中，得到了国内多家知名医院的临床护理人员及高校教授的积极参与和大力支持，在本书出版之际，在此一并表示诚挚的谢意！

李秀华　孙　红

2017 年 11 月

目 录

第一章 护理伦理与法律

学习目标

完成本章内容学习后,学生将能:
1. 复述护理伦理学的含义、护理伦理学理论基础。
2. 列出护理伦理的基本原则、护士的伦理与法律责任。
3. 描述护理伦理决策的影响因素和依据、护理工作中常见的伦理与法律问题。
4. 应用护理伦理决策过程。

第一节 伦理及护理伦理概述

一、伦理学

(一)伦理学的含义

"伦"是指人伦,即人的血缘辈分关系。"理"指事物的道理和规则。伦理就是指调整人与人之间相互关系的道理和规则。伦理学(ethics)则是研究道德形成、道德本质及其发展规律的科学。换言之,伦理学是专门研究调整人际关系问题的一门学问,是关于人际关系的道理和规则的科学。

(二)伦理与道德的关系

道德与伦理二者含义相近,内容相通,是同义概念,人们通常把二者叠加使用成"伦理道德",但是严格考查起来,二者又有所区别。道德侧重于实践,伦理侧重于理论;道德现象、道德关系是伦理思想的客观源泉,伦理思想是对道德现象、道德关系的抽象概括;道德是伦理学研究的对象,伦理学是关于道德问题的学说。

(三)伦理学的基本问题

伦理学的基本问题是道德和利益的关系问题。这一问题大致包括两方面的内容:其一是社会经济利益决定道德,还是道德决定经济利益,以及道德对社会经济有无反作用的问题。马克思主义认为,道德是社会历史产物,是一定社会经济关系的反映。在人类道德生活领域中,作为社会经济关系直接表现的利益是第一的,而反映利益关系的道德是第二的。所以说,利益决定道德,道德又反作用于利益。其二是道德如何反映和调节个人利益和社会整体利益关系的问题,即到底是个人利益服从社会整体利益,还是社会整体利益服从个人利益的问题。根据对这一问题的不同回答,形成了不同的道德体系及相应的原则和规范,也规定着不同道德活动的标准、方向和方法。

（四）伦理学的分类

根据研究方式的不同,伦理学可以分为描述伦理学、元伦理学、规范伦理学和应用伦理学四种类型,其中,规范伦理学是伦理学体系的核心和主体。

1. 描述伦理学（description ethics）　描述伦理学是对道德行为和道德信仰进行如实的描述,目的在于描述、解释道德现象或提出与伦理问题有关的本性理论,为伦理学研究提供经验材料和课题。

2. 元伦理学（meta-ethics）　元伦理学是运用逻辑学和语言学的方法分析道德概念、判断道德性质和意义的道德哲学理论。20世纪初产生的元伦理学又称理论伦理学,它主要研究道德体系的逻辑结构和语言。

3. 规范伦理学（normative ethics）　规范伦理学研究的是道德上的是非善恶标准,确立道德规范和论证道德判断,探讨道德规范以及判断对人类的行为、品质、制度和生活方式的直接影响,目的是找到并明确地表述一种合理的道德规范体系,以指导人类的道德实践。规范伦理学包括道德理论、道德原则、道德规范三个部分。规范伦理学内部有三大理论,即价值论、义务论和德性论（或叫美德论）。

4. 应用伦理学（applied ethics）　应用伦理学是把规范伦理学理论应用于实际道德问题的学科。20世纪70年代以来,应用伦理学研究有了迅速发展,出现了诸多应用伦理学学科,医学伦理学和护理伦理学都属于应用伦理学。

二、护理伦理学

（一）护理伦理学的概念

护理伦理学（nursing ethics）是研究护理道德的科学,是运用一般伦理学原理研究来解决护理实践中护理人员与病人（包含病人家属）、护理人员与其他医务人员、护理人员与社会之间关系的道德意识、规范和行为的科学。它属于伦理学的一个分支,是护理学和伦理学相交叉的边缘学科。护理伦理学既是规范伦理学,也是应用伦理学,即属于应用规范伦理学。

（二）护理伦理学的研究内容

护理伦理学研究的对象是护理道德,因此护理道德结构所包含的内容都是护理伦理学研究的内容,包括:①护理道德意识:社会要求护理职业在工作中调节护理关系应遵循的基本理论、原则、规范、范畴。如护理伦理学的基本理论和发展历史、情感、良心、慎独、信念、意志、理想、隐私、自主、知情同意等。②护理道德关系:即护患关系、护士与其他医务人员的关系、护士与社会的关系,护理关系中各方的权利和义务,处理各种护理关系的规范等。③护理道德活动:护理道德活动一般主要表现为个体的道德活动,比如个体如何进行道德行为选择,护士道德教育、修养和评价的方式、方法等。

护理伦理学研究的基本问题是护理临床实践中常面临的伦理问题。例如,如何建立和谐的护患关系,在对病人的照顾中如何帮助病人权衡利害得失;如何让病人充分知情;如何保护病人的自主权;如何与其他医护人员打交道;如何避免因医务人员之间的不和谐导致病人受到伤害;对病人的一些不良信息应该如何告知等。

（三）护理伦理学的特殊性

护理伦理学主要是在医学伦理学的框架下发展起来的,作为一门独立的学科,护理伦理学虽然历史短,但是基于护理工作的特点,护理伦理学仍具备自身的特点。护理实践与医疗实践不同,护理实践体现的是对病人的照顾与关怀;对病人的护理通常比医疗更直接,也更连续,使得护士与病人的关系要比医生与病人的关系更为密切,护士比医生更为了解病人,了解病人的意愿和利益所在;治病只是恢复健康工作的一部分,其中非常重要、不可或缺的是对病人的关怀照顾,而护士恰恰比医生更注重关怀照顾。若从人道主义角度解释,护理就是给人以关爱,这是纯粹的"善",而善则是"道德"概念所特有的含义,这说明护理是对人类和社会有益的善举,护理学是一门实践道德的专业。因此,护理伦理学的特殊性体现在其范畴方面,比如护理领域更强调关怀、圣洁、温柔、信任和合作等;在基本原则方面,它强调对生命不轻言放弃、平等、互补合作、甘于奉献等。

（吴欣娟）

第二节　护理伦理学的理论基础

在医学道德历史的发展当中,伦理思想不断发展和丰富,形成了系统的基础理论。这些基础理论是医学伦理学科体系的重要支撑,其中包括生命论、道义论、功利论、美德论、人道论,这些是我们必须理解与掌握的。随着护理学科的发展,护理伦理学也逐渐从医学伦理学中独立出来,成为生命伦理学中一个确定的研究领域。但医学和护理学的对象和目标是一致的,其专业伦理基础也是相通的,因此,这五大基础理论同样是学习护理伦理学必须理解与掌握的基础理论。

一、生命论

护理的职责是促进健康、预防疾病、恢复健康和减轻痛苦,护理实践活动与服务对象的生死问题有着紧密的联系。怎样认识生与死,怎样处理生与死的矛盾,是护理人员必然要思考、回答和解决的重要伦理问题。生命论则是关于人的生命的本质和意义的理论,是人对自身生命认识的一种伦理观。它用于解释怎样认识生与死,怎样处理生与死的问题。随着社会的进步和医学的发展,人们对生命有着不同的认识和看法。人类对自身生命的认识,历经了几乎与医疗护理同时发生、发展的漫长历史过程,总体上可以归纳为三种观点,即生命神圣论、生命质量论和生命价值论。它代表了不同历史时期人们对生命所持有的价值观念。

（一）生命神圣论

生命神圣论(theory of divine life)认为人的生命不可侵犯和具有至高无上的道德价值。其观点是:生命是神圣的,在任何情况下保存、延长生命都是道德的;不允许对生命和死亡有任何触动和侵犯;不允许对人体自身有任何改进和修补。生命神圣论思想在相当长的一段历史时期内,是古今中外宗教的、非宗教的人们普遍存在的一种伦理思想。这种最朴素的传统医学道德思想至今还深刻影响着医务人员的伦理价值取向。

生命神圣论在人类及其思想的发展史上具有重要价值。它唤醒了人们关心、重视人的生命的良知,促进了人类及其种族的生存、繁衍与发展。生命神圣论基于生命对于人只有一次,人死不能复生的客观性,一方面,提升了医学职业的神圣性与崇高感,使医学、护理学的社会使命和宗旨从道德上进一步强化,要求医护人员以救死扶伤为己任,同情、关心、尊重、爱护病人,竭力挽救病人生命,从而使医护人员的道德品质得到培养与锻炼;另一方面,生命神圣的信念鼓舞了广大医护人员不断探索生命的奥秘,为医学事业的发展贡献毕生。但生命神圣论的理论基础是道义主义的动机论,它认为无论生命处于何种状态,都应得到绝对尊重,它片面强调人的生命数量和生物学生命,对生命的认识过于简单抽象,这种局限随着社会的进步和医学科学的发展变得愈加明显。

（二）生命质量论

生命质量论（theory of life quality）是以人的自然素质的高低、优劣为依据来衡量生命对自身、他人和社会存在价值的一种伦理观念。它强调人的生命价值不仅在于生命存在本身,更在于生命存在的质量,人们不应单纯追求生命的数量和保持生命,更应关注生命的质量,以发挥人的潜能。根据自然素质和生理功能界定,可将生活质量分为三个层次。

1. 主要质量 指个体的身体和智力状态,用于满足个体自身生理及生存的基本需要,是一种低级的生命状态。这种质量程度如果过低,则不应继续维持其生存,如对于严重先天畸形与无脑儿等,应终止其生存的可能。

2. 根本质量 体现在个人对他人和社会的作用、生命的目的和意义上。当该质量低到失去生命的目的和意义时,应考虑是否该继续维持。

3. 操作质量 指用客观方法测定生命的质量,如利用智商、诊断学范围的标准来测定智力发育和生理状况。从伦理学角度讲,生命质量论除应依据人的生命质量好坏,还应从人类整体利益出发,对人类的生命个体实施有效道德控制。

生命质量论由传统的生命神圣论转向追求生命质量,为人口政策、环境政策、生态政策等的提出提供了理论依据。对长期困扰人们的生与死的权利及生与死的选择问题,提供了新标准及理论依据,为医护人员追求高质量的服务提供了促进作用。当然,生命质量论只从人的自然素质谈生命存在的价值,有其片面性和局限性,存在不合理、不科学的一面。因为有的人生命质量很高,而其存在的价值却很小;有的人生命质量很低,但其存在价值很大。因此,仅以生命质量高低来对生命的存在加以取舍,实际上抹杀了生命的神圣性,在一定程度上降低了人们对生命的敬畏感。

（三）生命价值论

生命价值论（theory of life value）是指主张以个体对他人、对社会以及对自己有何作用及意义为标准,来评价和确定人的生命的价值,从而合理地控制人口数量及质量,以保证人类和谐生存与科学发展的伦理观念。生命价值论成为现代生命伦理学的核心理念,是对前两种生命价值观的完善。它认为判断人生命价值的大小主要依据两方面:一是生命本身的质量;二是这个生命对他人及社会有何意义。前者决定生命的生物学内在价值,后者决定生命的社会学价值,即生命价值的目的和归宿。生命价值衡量标准主要指生命的社会价值,即从人的社会学生命角度,判定某一个体生命对他人及社会的意义。若这个人对他人和社会的贡献越多,则其生命就越崇高,价值也就越大。爱因斯坦曾说过:"一个人的价值应当看他贡献什么,而不应当看他取得什么"。还说:"一个人对社会的价值,首先取决于他的感情、思想和行动对增进人类利益有多大的作用"。

生命价值论使医学价值观更深刻、合理,标志着人类的生命观和伦理理念有了历史性转变。它是人类要求改善自身素质,以求更大发展的反映,是人类自我意识的新突破。它将传统护理伦理学单纯强调维护生命的理论格局,扩展到完整的伦理新格局,把个体生命利益与群体及人类的生命利益联系在一起,把动机和后果联系在一起,把珍惜生命与尊重生命质量和价值联系在一起,从而使护理伦理学体系更加科学与完善。

总而言之,生命神圣论、生命质量论、生命价值论这三种对生命认识的观点并非相互孤立、无法整合,而是在吸取合理、有价值的因素的基础上达成有机统一。生命之所以神圣就在于生命是有质量、有价值的,无质量、无价值的生命并不神圣,具有一定质量与价值的生命才是生命神圣的最基本原则。

二、道义论

(一)道义论的含义

道议论(deontology)又称"义务论",是传统医学伦理学的重要的道德范畴,也是护理伦理学的重要组成部分和理论基础。道义论是关于责任、担当的理论,具体研究道德准则和规范,即选择哪些标准来判断行为的是非以及行为者的道德责任。该理论强调动机的纯洁性和至善性,强调对义务的敬重和无条件服从,提出道德判断的对象是行为者的动机或行为所遵循的原则,而不是结果。

(二)道义论的意义与局限性

道义论强调生命神圣的思想,突出了道德的崇高性、绝对性和纯洁性,反对不择手段来达到医护目的。引导医务人员将道德责任变为行为动机,继而升华为道德责任感,即完成道德责任的他律向自律的转化。但随着医学及护理学科的发展,人们观念的转变,道义论也暴露出一定的局限性。首先,道议论过分强调义务与动机,使结果评价具有片面性。如医务人员采取的医疗护理措施,只要出于职业道德责任就是道德的,不管医疗护理措施给病人带来多大的伤害。其次,道义论过分强调医务人员单方面对病人的责任,护士处于护患关系的主导地位,而忽视病人权利,缺乏与病人的充分沟通。同时,道义论重视奉献,未强调病人责任,就可能忽略护理人员的正当权利,不利于调动护理人员的工作积极性。另外,道义论往往突出对病人个人尽义务,可能会忽略对他人和社会义务的统一,如医护人员从道义论角度出发不惜一切代价抢救有严重出生缺陷的患儿,增加了卫生资源消耗的同时也加重了产妇家庭和社会的负担。

三、功利论

(一)功利论的含义

功利论,也称功利主义(utilitarianism),是和道义论相对立的一种理论体系,是以行为的效果作为道德评价标准的伦理学说。"不管黑猫白猫,能抓到老鼠就是好猫"就具有一定的功利主义色彩。功利论是从人的趋乐避苦的生理性特点出发,发展到追求精神的快乐优于感官的快乐,功利论以一个行为能否为大多数人带来最大幸福作为评价的依据。在功利论看来,"杀人"这个行为的对错决定于后果,如果杀了某个人给世界带来的不幸可以比不杀这个人更少,那么杀这个人就是对的,反之,"杀人"就是错的。同理,医务人员可以帮助临终病人实施安乐死,只要这样做能使临终病人感到舒服。

(二)功利论的意义与局限性

功利论是一种社会抉择理论,它的诞生与发展不仅对社会的经济、法律、文化产生了深远影响,而且为医学和护理伦理学发展提供了新的动力和积极影响。功利主义提倡关注个人利益的同时注重总体利益,增强了人们的社会责任感。功利主义原则使人们在思考自己行为所带来的利益的同时,也思考行为可能带来的损害,有助于人们确定行为的正确方向,改善行为方式,从而有利于人们道德自律性的培养。

四、人道论

(一)人道论的含义

人道论(humanism)又称为人道主义,是关于人的本质、使命、地位、价值、个性发展等的思想体系和伦理理论。人道论强调以人为本,肯定人的价值,维护人的权利,并且用人的本性作为考察历史的尺度。

医学领域中的人道主义指在医疗护理活动中,特别是在医护患关系中表现出来的同情和关心病人、尊重病人人格与权利,维护病人利益,珍惜人的生命价值和质量的伦理思想。人道主义与医学的紧密结合造就了医学人道主义的理论与实践。医学人道主义吸收一般人道主义的精华,适用于医学实践领域,表现在尊重人的价值、人格和权利方面的一致性。

(二)人道论对护理伦理实践的影响

现代护理学的发展使得护士与医生之间的关系转变为不同学科之间的分工合作关系。在护理伦理实践领域中,护士在注重追求知识、公正、身份、伦理学的同时,更加注重以实现人类健康为出发点,爱护、关心、尊重服务对象所应享有的一切权利。具体表现在以下几方面:

1. 尊重服务对象的生命和生命价值　尊重生命是人道主义的基本思想。因为人是天地万物间最有价值的,生命对任何人来说只有一次,生的权利是人的基本权。另外,在护理病人的过程中还应注意保持和维护服务对象的生命质量和生命价值,对那些生命质量极低,社会为维持其生存所花代价太高的生命不应承担特殊救治义务。如对严重残疾新生儿的处置。

2. 尊重服务对象的人格和平等医疗权利　人人享有卫生保健,在医学面前人人平等是人道主义所追求的理想。在护理实践中,护士应当尊重不同病人的文化背景与宗教信仰,对于病人不同的生物、心理、社会、经济情况提供平等的、优质的、人性化的服务。另外,在护理实践中,对服务对象的尊重也是提高护理质量及护理效果的必需条件。

五、美德论

(一)美德论的含义

美德论(virtue ethics)又称德性论(character ethics),它关注的问题是道德上完美的人应是什么样子,人是如何实现道德完美理想,而不是道德要求人们应该做什么。美德论的出发点是人性、价格或人的本质,它关心的不是正确行为本身,而是做出道德行为的人的内心信念与特征。美德通常指人的道德品质,道德品质指一定社会的道德原则、规范在个人思想和行为中的体现,是人们在长期道德实践中培养形成的,表现出一种稳定的道德倾向和心理特征。

美德论主要有如下特点:①伦理认识的对象集中于独立个人的品德,以个体为道德的主体和载体,把道德和有道德的人等同起来,强调自由、自律和负责精神;②把品德价值作为衡量人价值的重要标准,把人的美德作为价值追求的目的,而不是作为达到其他目的之手段;③它认为道德表现于人的言谈举止,深藏于人的品性之中。故重视知、情、意等理性和非理性因素对行为选择的影响,以心理学为伦理学之基础;④重视品德范畴的体系构建和实际应用。

(二)美德论的意义和局限性

美德论的伦理学说重点突出了个体道德的自律性和人类学意义,尤其在中国,源远流长,盛而不衰。它对中国 20 世纪所有伦理学家都产生了不同程度的影响。时至今日,它倡导的思想品德教育和修养仍然受到广泛重视。但相对于研究社会道德的宏观伦理学,美德论是注重于个体道德研究的微观伦理学。它局限于个体人的道德完善,忽视社会环境对个体道德的制约性,没有把作为道德主体的人理解为社会关系的总和,不利于实现个体道德建设与社会道德建设的平衡发展。

（吴欣娟）

第三节　护理伦理的基本原则

一、护理伦理基本原则的含义

原则,是指人们观察、解决问题的准则或标准。护理伦理原则(nursing ethical principle)是在护理实践活动中用于调整护理人员与服务对象之间、护理人员与医务人员之间、护理人员与社会之间的关系所遵循的最基本的指导性准则。它也是构建护理道德规范最根本、最基础的根据与原则,贯穿于护理道德体系的始终,在护理伦理规范体系中处于首要地位。是护士进行护理行为选择,开展护理伦理监督、评价、考核、教育活动必须遵循的准则和最高要求。

二、护理伦理的具体原则

(一)尊重原则

1. 尊重原则的含义　尊重原则(principle of respect)是医学人道主义原则的最基本要求之一。临床护理实践的基础就是为病人服务,而服务的基本职业道德是对人的尊重。尊重有狭义与广义两种理解方式。狭义的尊重指尊重病人的人格,强调病人与家属的人格和尊严是独立平等的。广义的尊重是指不仅要尊重病人的人格,还要尊重病人的自主性以及自主选择的权利。当今护理实践中要遵循并认真贯彻的尊重原则,是从广义方面理解的,也就是说,护士除了要从人道主义的要求出发,尊重病人作为人应当享有的人格权力,还有尊重病人的自主性及其自主性选择权。

尊重原则是现代护患关系发展的必然趋势和客观要求,护士尊重病人,使病人感受到其自身价值,从而调动病人主动参与护理决策的主观能动性,有利于护理决策的合理性和顺利实施;护士尊重病人,能够保证病人的基本权益,增强病人对护士的尊重和信任,有利于建立和谐的护患关系。

2. 尊重原则对护士的要求　在临床实践中,护士要积极遵循并自觉遵守尊重原则,主要有以下几点:①尊重病人的人格权;②切实履行责任,协助病人充分行使自主权和自主选择权。在实施护理干预过程中,护士应主动提供适宜的环境和必要的条件,与病人和家属进行有效的沟通和交流,为病人提供准确、完整的医护信息,帮助病人和家属正确合理地选择与决策。

（二）不伤害原则

1. 不伤害原则的含义　不伤害原则(principle of non-maleficence)是指在诊疗护理过程中,不给病人带来本不应有的肉体和精神上的痛苦、损伤、疾病甚至死亡的原则。自有医学以来,不伤害病人的原则就一直被医护人员严格遵循,如在南丁格尔誓言中,强调护理人员应"勿为有损之事,勿取服或故用有害之药"。随着医学的进步与科技的发展,很多高科技的检查、治疗或护理手段被更加广泛地运用,这无疑有利于保护病人。从医学的角度上来说,凡是医疗护理上必需的或属于适应证范围的,所实施的各种诊治、护理手段都是符合不伤害原则的。但与此同时,如果运用不当,也会给病人带来伤害。

2. 不伤害原则对护理人员的要求　①重视病人的利益,培养为病人利益着想的意向,绝不能为个人利益滥用诊疗护理手段,坚决杜绝责任伤害;②具备扎实的专业知识与技能,认真负责的态度,避免或减少由于技术不精或粗心大意给病人造成的可控伤害,保证病人健康与生命安全;③对有危险或伤害的护理措施要进行评价与分析,仔细评估,审慎考虑,选择利益大于危险或伤害的护理措施。

（三）有利原则

1. 有利原则的含义　有利原则(principle of beneficence)是指护士始终把病人的健康利益放在首位,多为病人做善事,做有利于病人健康利益的事,在西方被称为行善原则。有利原则主张为病人的利益施加好处,其基本精神是选择好的护理行为,不做坏事,制止与护理宗旨相违背的行为。医学之父希波克拉底对医师主要的道德训诫是:"做对病人有益或至少不做对病人有害的事";南丁格尔女士则强调"护理病人时,应当关心病人的幸福,一方面要为病人做善事,另一方面则应预防伤害病人"。国际护士协会制定的护士规范则强调减轻病人的痛苦、保护病人的安全、增进病人的舒适是护理工作非常重要的一部分。

2. 有利原则对护理人员的要求　①树立全面的病人利益观,既要关注病人的健康、经济利益,又要关心病人的心理、社会利益;②为病人提供最优的护理服务,努力使病人受益:在多种可选护理方案中选择并实施对病人最有利的护理措施;③护士的行为对病人利害共存时,应权衡利害大小,慎重做出伦理决策,使护理行为给病人带来最大的益处与最小的危害,避免因决策失误造成对病人的伤害;④护士行为为病人带来益处的同时,不能有损他人利益和社会利益。

（四）公正原则

1. 公正原则的含义　公正原则(principle of justice)是指不同病人在有同样护理需求时,应得到同样的护理服务。这要求在护理服务中护士要公平、正直、合理地对待每一位病人。公正原则作为护理伦理原则之一,是现代医疗护理服务高度社会化的集中反映,其价值在于协调日趋复杂的医患、护患关系,合理解决日益尖锐的健康利益分配的基本矛盾。公正原则主要表现在人际交往的公正和医疗资源分配的公正两方面。在人际交往方面,要求护士应对病人一视同仁,平等地对待每一位病人;在医疗资源分配方面,以公平优先、兼顾效率为基本原则,优化配置和合理使用医疗资源。

2. 公正原则对护士的要求　①人际交往公正:护士在护理服务中应对所有病人一视同仁,公平公正地对待每一位病人,对每一位病人的人格尊严都给予同等的尊重,不能因职业、地位、财产状况的差异而区别对待。②资源分配公正:每一位社会成员都具有平等享受卫生资源的权利,而且具有参与卫生资源使用和配置决定的权利。在卫生资源的优化配置和合理使用中,应秉持公平优先、兼顾效率的基本原则。卫生资源的分配包括宏观分配和微观分配。宏观的分配目标是实现现有卫生资源的优化配置,保证人人享有基本医疗保健,在此基础上满足不同人群多层次的保健需求。微观分配是医护人员针对特定病人在临床实际工作中进行的资源分配。护理人员在医护团队中承担着重要任务,有很多机会参与到卫生资源分配的决策过程中,有时还可能会充当一位决策者的身份。在分配卫生资源时,护士应按照医学标准、社会价值标准、家庭角色标准、科研价值标准和余年寿命标准等进行综合权衡,以确定由谁优先享用稀有卫生资源。其中,医学标准是权衡过程的首要标准。由于护士是临床护理的一线工作者,与病人接触较多,也最了解病人对不同医疗措施的依从、反应及期望,护理人员有责任向医护团队提供病人的相关资料,协助团队人员做出公正的资源分配决策。

知识拓展

稀有卫生资源

稀有卫生资源是指在医疗实践中不易获得或不易保存、不易使用的、稀少的、紧缺的卫生资源。这种比较稀少的医疗资源根据是否来自于人体,可以分为来自人体的资源和非来自人体的资源两类。来自人体的资源是指从人体中直接获得的卫生资源,如血液、骨髓、移植的器官等。非来自人体的资源是指由人工制造的卫生资源或在自然界中发现的,例如药物、人工器官、呼吸器以及其他医疗设备等。

（吴欣娟）

第四节　伦理问题的决策依据及过程

护士在临床护理实践中面临着各种各样的选择和决策,这种决策不仅是临床诊疗、护理技术上的,还是医学护理伦理上的。护理伦理决策是一个复杂的过程,它建立在道德思考的基础上,并受护士的护理伦理知识、病人及家属价值观、医疗卫生法律等多种因素的影响。尤其是当护理伦理难题发生的时候,这种决策就显得尤为重要。

一、护理伦理决策

（一）护理伦理决策的含义

决策又称抉择(choice),是指根据问题和目标拟定多种可行方案,然后从中选出能达到目标的最优方案。我们每天都要做出大大小小的决策。如周末约会,你要决定穿哪件衣服;如果你是家庭主妇,你要决定准备怎样的晚餐;手头有一堆工作要处理,你要决定先做哪件;如果你照顾了一位癌症病人,你可能要面对是否告诉他实情的抉择……以上种种都需要我们寻求答案,而寻求答案做出决定的过程,就是决策的过程。

护理伦理决策就是指在护理病人的过程中做出的伦理决策,就是护理人员基于护理伦理学的理论、原则和规范,从护理伦理的角度来思考和分析问题,以做出恰当的、符合护理伦理的决定。正确理解护理伦理决策的含义,应把握以下几点:

(1)护理伦理决策必须基于病人病情、医院及医务人员的实际情况制定:不以病人病情为基础和脱离医院、医务人员实际设备技术条件的护理决策,不可能是准确有效的,通常是不符合护理伦理的。

(2)在护理伦理决策中确定的诊疗护理行为目标应适宜:护理人员确定的诊疗护理目标过低是一种失职,而诊疗护理目标过高,则将导致病人承担不必要的护理诊疗风险,或引发过度医疗护理增加病人的经济负担,也都不符合护理伦理。

(3)在拟订诊疗护理方案时,要求列出所有可能的解决方案:有的人往往只列出“做”或“不做”两种解决方案,不愿意考虑更多的可能。但解决问题的方法往往不止两个,即使看起来认为不可行的方法也应全部列出。“因为有时初看起来不行的办法,经过进一步考虑会发现是可取的或不得不采取的。”

(4)合乎伦理的诊疗护理决策方案应该是最优的:“最优”要求选择使病人受益与代价比例适当的诊疗护理方案。基本原则是使病人受益最大化并尽量降低病人所付出的代价。“受益”要考虑病人的疾病性质、病人意愿、医院和医务人员的自身条件、病人的经济状况等因素;“降低病人所付出的代价”,则需要综合考虑选择损伤小、痛苦小、副作用小、费用低、能尽快达到诊疗护理目标的方案。

(二)护理伦理决策的类型

根据决策主体的性质,护理伦理决策分为个人决策和团体决策两种方式。个人决策(individual decision-making)是指由个体护理人员自己做出的伦理决策,护理人员自身的伦理意识、伦理判断能力及职业道德素质等至关重要。团体决策(group decision-making)是指由团体(如伦理委员会)经过共同讨论之后做出的决策。对于团体决策,程序尤为重要。为平衡团体决策的利益,参与决策的成员一般需要有不同的背景。在通常或紧急情况下大多采用个人决策方式,当情况复杂需要各方面专家集思广益或牵涉到团体利益时,则应选择团体决策。

二、护理伦理决策依据

(一)护理伦理决策的影响因素

1. 护理伦理知识和技能　具有基本的护理伦理意识,掌握基本的护理伦理知识和护理伦理决策技能,是进行护理伦理决策的前提。护理人员通过护理伦理的学习,能在自己的护理行为中发现并分析伦理问题,掌握护理伦理学的基本理论和基本伦理原则,掌握本专业的护理伦理价值观,并使自己的价值观与之相符合,熟悉护理伦理决策的方法与技巧等。

2. 护理专业知识和技能　具有良好的专业知识和技能是进行正确护理伦理决策的另

一个重要前提。护理人员的护理技术行为是护患伦理关系建立的基础,护理人员只有掌握丰富的护理专业知识和熟练的护理专业技术,才能为病人提供高质量的护理,也才能从众多护理方案中确定出最佳,从而进行护理伦理决策。

3. 病人及家属的价值观　护理人员在进行护理伦理决策时,应充分考虑病人及家属的价值观。在强调尊重病人知情同意权和自主性的今天,做到这点尤为重要。护理人员应加强与病人及家属的沟通交流,了解他们的想法,并帮助他们摆脱某些不合时宜的价值观造成的不利影响。只有如此,最终的决策才能合乎护理伦理。

4. 卫生法律法规和政策　我国已颁布了大量的卫生法律法规,并制定了大量的相关政策,这些法律法规和政策成为护理人员护理行为的依据。护理人员必须熟悉这些法律法规和政策,在此基础上进行正确的护理伦理决策。

5. 医院的规章制度　为保证医疗护理工作的正常进行,各级医疗单位均在国家法律法规和政策的基础上,制定了各种规章制度,如"三查八对"制度和各种护理常规。这些规章制度也是护理人员规范自身护理行为的依据。护理人员必须熟悉这些规章制度,并在此基础上进行正确的护理伦理决策。

6. 医学(医院)伦理委员会　医学(医院)伦理委员会具有教育培训、制定规范、建议咨询、审查评价等功能。护理人员可将棘手的护理伦理决策个案提交给医学(医院)伦理委员会,使该决策由个人决策变为团体决策。医学(医院)伦理委员会成员来自不同专业,经过团体讨论,发挥集体智慧,能使决策更加可靠。护理人员也应创造条件,积极参加医学(医院)伦理委员会活动,甚至成为委员会的一员,在医学(医院)伦理委员会工作中提高自己的决策能力,有效地进行护理伦理决策。

（二）护理伦理决策的依据

正确的护理伦理决策需要依据科学的护士伦理守则。依据各国的护士伦理守则,才能做出科学、合理的护理伦理决策。

1. 护理伦理决策指导文献　护士无国界之分,但有民族文化之别。各国都在探索建立本质趋同的护士伦理守则。护士伦理守则是所有护理专业不可缺少的核心价值标志,是护理专业与其服务的人民之间形成的一种社会契约,对护理专业领域内的全体成员的一般服务行为发挥着重要的指导作用,也是护理伦理决策的参照依据。如中国学者于 2000 年提出的《21 世纪中国护士伦理准则草案》,美国护士协会(ANA)于 2015 年发布的最新版《护士伦理守则》,国际护士会(ICN)于 2005 年颁布的最新版《国际护士伦理准则》,中国国务院于 2008 年颁布的《护士条例》中关于"护士的权利和义务"等内容。

2. 护理伦理决策理论发展　护理伦理决策理论一直处在不断发展完善中。如我国的《护士条例》,经过多年的理论研究与社会实践经验总结得以颁布实施。各国的护理伦理守则也是经过多年的修改重订得以不断完善。劳务出口的中国护士,尤其是在民族医院内工作的护士,必须要懂得当地国家的护士伦理守则和民主文化习俗,它们是作好当地护理服务的决策依据。

3. 学习相关宗教理论生命观　各国的护士伦理守则充分吸纳民族文化和伦理道德思想,同时兼顾社会习俗和宗教信仰。在多民族国家,处理好各民族之间的相互关系,尊重个人的宗教信仰和爱好等,是影响护理伦理决策的重要因素。护士也有宗教信仰自由,即使护士本身没有确定的宗教信仰,但当其护理具有宗教信仰的病人时,也需要学习并了解宗教信仰的伦理要求,以做出恰当的伦理决策,否则就要遭受宗教伦理的谴责。

三、护理伦理决策过程与模式

(一)护理伦理决策过程

护理伦理决策过程是指护士或护士群体为了实现护理目标,而对未来一定时间内有关护理活动的伦理方向、内容及方式的选择或调整的过程。护士在工作中经常遇到道德两难的伦理争议问题,面对左右为难的道德抉择,这种情况即护理伦理困境。如,保护性医疗制度允许医护人员向病人保密病情,而知情同意规定则要求医护人员将病情、治疗措施和医疗风险如实告知病人,护士既要尊重医护人员的权威,又要尊重病人权利,此时该怎么办? 又如,临床药理试验要求"双盲"或"三盲":护士不能告知用药真相,违背了人体实验护理伦理规定。再如,孕妇要求堕胎,若护士尊重孕妇意见支持堕胎,则放弃了胎儿生命,生命伦理遭受践踏;病人要求安乐地离开世界,护士仍然执行医嘱让其痛苦地活着。临床护理伦理困境几乎每天都在发生,时刻需要护士做出决策。掌握和运用科学的决策过程,有助于护士做出正确的护理伦理决策。

护理伦理决策的基本过程包括以下几步:

1. 认知护理伦理困境　护理伦理困境是根据面临的问题来确定的,护士必须把握所要解决的问题的症结,认清伦理问题的本质,才能避免伦理决策失误。伦理决策的本质问题,即指在一定内外护理环境条件下,决策各方理想、预期解决的伦理目标。

2. 判断道德是非　道德是非判断即伦理分析,需要具备科学知识、先进文化和道德规范的深刻理解和支持。护士要具备正确的伦理观念,要能够比较多方的意见观点,会权衡利弊选择有利方案,以便进一步评估和决策。

3. 形成行为意向　行为意向即护理行为倾向。行为意向中包括对主流伦理思想的肯定、各方意见的统一和基本伦理评判标准的认可。护理行为意向的形成常采用经验判断法、意见综合法和循证调研法。

4. 评价伦理行为　选择最符合伦理原则、最有利于病人康复、最能减轻疼痛的方案,进行实施比较和评价。将评价信息及时反馈给伦理决策主体,以供调整方案、重新决策时参考。

经由理性的思考而做出伦理决策的过程,涉及判断和选择两个过程。在这些推理过程中,有许多因素会影响我们的决定。未经过护理伦理决策训练、缺乏护理伦理决策能力的护理人员,是不可能妥善解决其面临的伦理问题的。因此,护士应知道当面临伦理困境时该如何思考、思考哪些问题、怎样决定才是恰当的,并通过伦理决策训练培养护士的伦理决策能力,使护士在面对伦理问题时能做出适当的判断并采取公正的决定,能在解决问题的同时,又兼顾病人的最大利益,为病人提供高品质的服务。

(二)护理伦理决策模式

确立护理伦理决策模式,可以使护理伦理决策纳入一定的框架,使医师的伦理决策有规可循,从容自如,大大提高护理伦理决策效率。目前,多位学者提出了几种伦理决策模式。结合我国的实际情况综合考虑,护理人员可按护理伦理决策模式(图1-4-1)进行伦理决策。

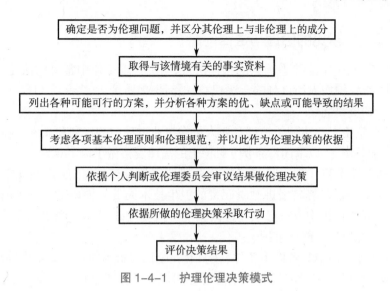

确定是否为伦理问题，并区分其伦理上与非伦理上的成分

取得与该情境有关的事实资料

列出各种可能可行的方案，并分析各种方案的优、缺点或可能导致的结果

考虑各项基本伦理原则和伦理规范，并以此作为伦理决策的依据

依据个人判断或伦理委员会审议结果做伦理决策

依据所做的伦理决策采取行动

评价决策结果

图 1-4-1　护理伦理决策模式

知识拓展

护理伦理决策模式

1. 阿洛斯卡（Aroskar, 1980）伦理决策模式　①收集相关资料，以确定是否有伦理问题的冲突存在；②根据决策理论来分析伦理困境；③根据伦理理论选择所要采取的行动。

2. 德沃尔夫（DeWolf, 1989）伦理决策模式　①感受到有伦理争议情况存在；②选择较喜欢或合适的意见；③应用各种因素支持较合适或喜欢的意见；④将所选择的意见提出并与其他相关人员沟通；⑤实行所选择的意见；⑥评价决策过程和他们的行动。

3. 席尔瓦（Silva, 1990）伦理决策模式　①收集及评估资料；②确立问题；③考虑可能的行动；④选择及决定行动的方案；⑤检讨及评价所作的决定及采取的行动。

4. 纽约州护士协会的护理执业和服务专案推荐的伦理决策模式　①叙述情境；②搜集与事实有关的资料；③澄清情境，重新定位；④根据个人理念和知识拟定可行的方案；⑤采取行动；⑥评价；⑦一般化以便将来使用。

（吴欣娟）

第五节　专科护理工作中的伦理和法律

护士被称为白衣天使，然而护士在履行保护生命、减轻病痛、促进康复的神圣职责时，如果缺乏道德和法律观念，有章不循、有法不依、有令不行、有禁不止，就会违背护士的职责，侵犯病人权益，甚至触犯法律。

一、护理工作常见的伦理与法律问题

在护理工作中,护士应熟悉国家的法律法规,明确护理工作中常见的法律问题,自觉遵纪守法,用法律来保护病人和自身的合法权益,提高护理质量。

(一)护士的资格问题

护士的法律资格是法律赋予护理专业人员在执业过程中的权利和义务。在我国,《中华人民共和国护士条例》(以下简称条例)对护士的法律资格做了以下规定:

1. 护士的执业资格 护士是指经执业注册取得执业证书,依照条例规定从事护理活动,履行保护生命,减轻病痛,增进健康职责的卫生技术人员。护理工作必须由具备护士资格的人来承担,要取得护士资格必须通过国家统一执业考试,取得《中华人民共和国护士执业证书》,经执业注册后方能从事护士工作。

申请护士执业注册应具备以下条件:①具有完全民事行为能力。②在中等职业学校、高等学校完成国务院教育主管部门和卫生主管部门规定的普通全日制3年以上的护理、助产专业课程学习,包括在教学、综合医院完成8个月以上的护理临床实习,并取得相应学历证书。③通过国务院卫生主管部门组织的护士执业资格考试。④符合国务院卫生主管部门规定的健康标准。⑤护士执业注册申请应自通过护士执业资格考试之日起3年内提出;逾期提出申请的,还应在符合国务院卫生主管部门规定条件的医疗卫生机构接受3个月临床护理培训并考核合格。

2. 护士的权利 护士权利是护士在护理执业中应享有的权利和应获得的利益。护士明确自身权利,依法执业,对促进护理工作顺利开展意义重大。

(1)人格尊严和人身安全不受侵犯的权利:护士在依法执业的过程中,人格尊严和人身安全受法律保护。《护士条例》第三十三条规定,对于扰乱医疗秩序,阻碍护士依法开展执业活动的,侮辱、威胁、殴打护士或有其他侵犯护士合法权益的行为,依照《治安管理处罚条例》的规定,由公安机关给予处罚;构成犯罪的,依法追究刑事责任。同时,《侵权行为法》第六十四条还规定,医疗机构及其医务人员的合法权益受到法律保护。干扰医疗秩序,妨害医务人员工作、生活的,应当依法承担法律责任。该规定宣示了对医疗机构及其医务人员合法权益的保障。

(2)安全执业的权利:《护士条例》第十三条规定,护士执业,有获得与其所从事的护理工作相适应的卫生防护、医疗保健服务的权利。从事直接接触有毒有害物质、有感染传染病风险危险工作的护士,有依法接受职业健康监护的权利;患职业病的护士有依法获得赔偿的权利。

(3)获得履行职责相关的权利:护士有获得与病人疾病诊疗、护理相关信息的权利和其他与履行护理职责相关的权利,有对医疗卫生机构和卫生主管部门的工作提出相关意见和建议的权利。

(4)获取专业技术职称和学习、培训的权利:按照国家有关规定,护士有获得与本人业务能力和学术水平相对应的专业技术职务、职称的权利;有参加专业培训、从事学术研讨和交流、参加行业协会和专业学术团体的权利。

(5)获得表彰、奖励的权利:《护士条例》第六条规定,国务院有关部门对在护理工作中做出了杰出贡献的护士,应当授予其全国卫生系统先进工作者荣誉称号或者颁发白求恩奖章,受到表彰、奖励的护士应享受省部级劳动模范、先进工作者待遇;对长期从事护理工作的护士应颁发荣誉证书。

(6)经济待遇权:经济待遇是社会给予某一项职业从业者的物质报酬,包括工资、津贴、福利等。这是护士维持个人和家庭生活,保持其工作能力的基本保障。护士在执业过程中享有按照国家规定获取工资报酬、享受福利待遇、参加社会保险的权利。任何单位和个人不得克扣护士工资,降低或取消护士的福利待遇。

3. 护士的义务　护士的义务是在护理工作中,护士对病人及社会应尽的执业要求,包括对病人的法律和道德的责任。护士依法履行的具体义务如下:

(1)遵守法律、法规、规章和诊疗护理规范的义务:这是护士从事护理工作的根本原则,也是护士必须向医疗卫生机构、病人、社会履行的最基本义务之一。护士在执业活动中,应当严格遵守医疗卫生法律、法规、部门规章和诊疗护理规范的规定,如"三查八对"制度、消毒隔离制度、疾病护理常规等,从根本上避免护理差错事故发生的可能,为病人提供安全、有效的护理。

(2)向病人解释和说明的义务:在护理活动中,护士应该将病人的病情、诊疗护理措施、医疗费用及预后等情况如实地告诉病人,及时回答病人提出的疑问和咨询。若因诊断结果不良如恶性肿瘤、精神性疾病等,需对病人实行保护性医疗。

(3)尊重和保护病人隐私的义务:由于治疗护理的需要,护士在工作中不可避免地会接触到病人的隐私,护士有为病人保密的责任和义务。同时,未经病人同意,护士不得复印或转发病历,不得将病人的个人信息泄露给与治疗护理无关的其他人员。如护士泄露或者公开谈论病人的隐私,则侵犯了病人的隐私权,病人可追究护士的法律责任。

(4)正确执行医嘱的义务:护士在护理工作中应按规定核对医嘱。确认医嘱准确无误时,应及时正确地执行;当医嘱违反法律、法规、规章或诊疗技术规范时,则应及时向开具医嘱的医生提出;必要时,应当向该医生所在科室的负责人或医疗卫生机构负责医疗服务管理的人员报告。如果护士明知医嘱有误却不提出或由于疏忽大意未发现而执行并酿成严重后果的,将与医生共同承担相应的法律责任。

(5)及时救治病人的义务:护士在执业过程中,如果发现病人病情危急,应立即通知医生对病人进行抢救。在紧急情况下为抢救垂危病人生命,护士应为病人先实施必要的紧急救护,如吸痰、止血、建立静脉通路、胸外心脏按压和人工呼吸等,待医生到达后,护士应立即汇报抢救情况并积极配合医生抢救。

(6)如实记录和妥善保管病历的义务:病历是记录病人病情、进行医学观察研究或提供医学证明的重要依据,也是处理医疗纠纷时重要的法律证据,具有法律效力。护士应按卫生行政部门规定的要求如实记录并妥善保管病历资料。

(7)参与突发公共卫生事件救护的义务:护士肩负着保护人民群众生命安全的使命。《护士条例》第十九条规定,护士有义务参与公共卫生和疾病预防控制工作。发生自然灾害、公共卫生事件等严重威胁公众生命健康的突发事件,护士应当服从县级以上人民政府卫生主管部门或者所在医疗卫生机构的安排,参加医疗救护。

(二)执行医嘱的法律问题

医嘱是医生根据病人病情需要拟订的书面嘱咐,由医护人员共同执行。护士在执业中应当正确执行医嘱,观察病人的身心状态,对病人进行科学的护理。

1. 严格执行三查八对的给药原则,仔细核查医嘱无误后,认真及时准确执行医嘱,不可随意篡改或无故不执行医嘱。

2. 若护士发现医嘱有明显错误,有权拒绝执行,并向医生提出意见;反之,若明知该医嘱可能给病人造成损害,仍照旧执行的,护士将与医生共同承担法律责任。

3. 当病人对医嘱提出疑问时,护士应首先核实医嘱的准确性,必要时可向医生反映,再决定是否执行。

4. 当病人病情发生变化时,护士应及时通报医生,并根据自己的知识和经验与医生进行协商,确定是否继续或暂停或修改医嘱。

5. 慎对口头医嘱和"必要时"等形式的医嘱。护士一般不执行口头医嘱或电话医嘱。在抢救、手术等特殊情况下,如必须执行口头医嘱,护士应向主管医生复述一遍口头医嘱,双方确认无误后方可执行。在医嘱执行完毕后,护士应及时记录医嘱的时间、内容、病人当时的情况等,并请主管医生及时补上书面医嘱。

（三）分级护理中的法律问题

根据病人病情的轻、重、缓、急及自理能力,医生会给予病人不同级别护理医嘱,由护士执行。护理级别通常分为4个等级:特级护理、一级护理、二级护理及三级护理。执行分级护理时需要医护协调,但不同医生对分级护理的认识不一致,掌握的尺度也不同。若医生开具过多不必要的一级护理将增加护士工作量,且护士无法按要求巡视病人、提供护理及书写护理记录。或护士未领会分级护理的真正内容时,会导致护理级别流于形式,致使部分真正需要特级护理、一级护理的病人护理措施不到位,影响护理服务质量。分级护理若划分不当、执行不力,一旦发生意外引发纠纷,护士很难举证证明自己无过失。

（四）护理文件书写中的法律问题

护理文件是护士通过评估、诊断、计划、实施等护理活动获得的文字、符号、图表等资料的总和,是经护士归纳、分析、整理形成的文件。护理文件是病历的重要组成部分,它既是医护人员观察诊疗效果、调整治疗护理方案的重要依据,也是检查衡量护理质量的重要资料。为避免护理文件中的法律问题,护士应注意以下几点:

1. 客观规范书写文件 护理文件书写的基本要求是:客观、真实、准确、及时、完整、规范。护理文件书写应使用蓝黑墨水、碳素墨水,需复写的病历资料可以使用蓝或黑色油水的圆珠笔。计算机打印的病历应符合病历保存要求。病历书写应使用中文,通用的外文缩写和无正式中文译名的症状、体征、疾病等可以使用外文。病历书写应规范使用医学术语,病历文字工整,字迹清晰,表述准确,语句通顺,标点正确。书写过程中若出现错字,应用双线画在错字上,保留原记录清楚、可辨,并注明修改时间,修改人签名。不得采用刮、粘、涂等方法掩盖或去除原来的字迹。若因抢救急危病人未能及时书写病历,有关医护人员应在抢救结束后6小时内据实补记,并加以注明。护士记录不认真、漏记、错记等都可能导致误诊误治,引起医疗纠纷,如体温曲线不全或失真就可能导致某一发热性疾病的误诊,甚至因误诊导致疾病恶化。病历一律使用阿拉伯数字端正书写日期和时间,采用24小时制记录。在记录护理文件过程中,应逐页、逐项填写,每项记录前后均不得留有空白,以防后期添加。

2. 认真执行规范签名 护理病历应当按照规定内容书写,并由相应护士签名。护士完成执业注册后才具有相应的治疗护理资格。当执业护士执行完医嘱后应清楚地在相应护理文件书上签全名。上级护士有审查修改下级护士书写病历的责任。实习护士、试用期护士书写的病历,应当通过本医疗机构注册护士的审阅、修改并签名。进修护士由医疗机构根据其胜任本专业工作实际情况认定后方可书写病历。见习、实习护士应在执业护士的指导下完成护理操作,并由指导护士签名,见习、实习护士不得在病历中独立签名。

3. 妥善保管护理文件 护理文件是认定护士执行职务是否合乎法律规范的重要档案和证据。病历资料应当完整,由专人妥善保管并及时归档,避免遗失、被抢和被盗。医疗机构应建立病历借入借出的登记管理制度。《侵权责任法》第六十一条明文规定:"医疗机构及其医务人员应当按照规定填写并妥善保管住院志,医嘱单,检查报告,手术及麻醉记录,病历资料,护理记录,医疗费用等。"医护人员对医疗文书和资料负有保管和提供查询的义务。对"隐匿或者拒绝提供与纠纷有关的病历资料"、"伪造、篡改或者销毁病历资料"的行为直接推定为医疗过失。由卫生行政部门责令其改正或对负有责任的主管人员和其他直接责任人员依法给予行政处分或纪律处分。

（五）药品管理中的法律问题

病房应有严格的药品管理制度,特别是麻醉药品。麻醉药品应由专人保管。麻醉药品主要指哌替啶、吗啡类药物。若护士利用自己职务之便,将这些药品提供给不法人员倒卖或吸毒者自用,就在行为事实上构成了参与贩毒、吸毒罪及盗窃公共财产罪。因此,护理管理者必须严格贯彻执行药品管理制度,并经常向有条件接触这类药品的护士进行法律教育。另外,护士还负有保管及使用贵重药品、医疗用品和办公用品等的责任。绝不允许护士将这些物品占为己有。否则,情节严重者,可被起诉犯盗窃公共财产罪。

二、护士的伦理和法律责任

护士在执业过程中,应遵循护理伦理规范和法律要求,为病人提供科学、安全的治疗和护理。但若护士违反护理伦理原则和法律规范,给病人造成了权利的损害,则应承担相应的伦理责任和法律责任。

（一）护士的伦理责任

护士伦理责任（ethical responsibility of nurse）,是指护士违背良知和护理伦理的要求,形成护理伦理过失,造成病人人身损害及其他合法权益受到损害,应承担的医疗损害责任。护理伦理损害的责任类型主要包括:

1. 违反信息告知的损害责任 病人在医疗机构接受医疗服务,即有对自己病情和医疗措施的知情权,医疗机构则有义务告知病人病情和所采取的医疗措施。违反信息告知的损害责任,指的是医疗机构及医护人员未对病人充分告知或说明其病情,未对病人提供及时有用的医疗建议的医疗损害责任。承担这种医疗损害责任的前提是医疗机构及医务人员违反医疗良知及医疗伦理,没有详尽对病人所负的告知、说明及建议等应积极提供医疗信息的义务,损害病人知情权。

2. 违反病人同意的损害责任 违反病人同意的损害责任,是医疗机构及其医务人员违反了尊重病人自主决定意愿的义务,在未经病人同意的情况下,积极采取某种医疗措施或者消极地停止继续治疗的医疗损害责任。这种医疗损害责任类型,违背了病人的知情同意权和自我决定权。

3. 违反保密义务的损害责任 由于护患关系的特殊性,护士知晓病人患病情况及其他个人重要信息,这些都是病人的重大隐私信息。病人有权维护自己的隐私不受侵害,护士及相关知情人员也负有保密义务。护士随意泄露病人隐私，违背护理道德，应当承担违背保密义务的损害责任。如某女性不希望他人知晓自己实行流产手术，若护士不慎泄露该隐私，则会给病人带来精神压力和伤害，甚至导致病人社会评价降低。医疗机构及其医务人员泄露病人隐私或者未经病人同意公开其病历资料，造成病人损害的，应当承担侵权责任。

4. 违反管理规范的损害责任　科学、有效的护理管理是保证病人获得优质护理的基本前提。违反管理规范的损害责任，是指医疗机构及医护人员违反护理管理规范，造成病人权利损害的医疗损害责任，如抢救室管理不当，抢救器械的完好率未达100%，将无效的呼吸机安置给急需呼吸机的病人，导致病人因救护不及时而死亡。该类行为违反了护理良知和伦理，使病人受到损害，医疗机构及医护人员应承担相应责任。

（二）护士的法律责任

根据行为人违反卫生法律规范的性质和社会危害程度不同，护理违法行为可分为民事违法、刑事违法和行政违法三种。其所承担的法律责任也有不同，分别是民事责任、刑事责任和行政责任。

1. 民事责任　民事违法是指护士违反卫生法律规范，侵害公民、法人和其他组织的合法权益，应当承担相应的法律责任的行为。

（1）侵权行为：侵权行为是行为人侵害他人的人身和财产并造成损害的行为。护理工作中涉及的侵权行为常包括护士侵犯病人的隐私权、知情同意权、生命健康权等。构成侵权民事责任需具备：①损害事实存在；②行为人有过错；③行为的违法性；④行为人的过错与损害事实间有直接的因果关系。护士与病人的接触比其他医务人员更为密切，故更应注意防止侵权行为的发生。如病人高度信任护士，希望护士为其阅读信件，若护士将书信的内容随意谈论、传播扩散，则损害了病人的合法权利，侵犯了病人的隐私权。当给病人造成一定的损害后果时，护士还将根据侵权行为和后果的严重程度承担相应的法律责任。

（2）违约行为：是指根据医疗服务合同的约定，护士没有履行或没有完全正确地履行合同约定的义务所应承担法律责任的行为，如违反医疗服务合同中有关护理等级的约定、时间的约定或承诺，造成病人权利受到损害的行为。病人就医后就与医院形成医疗合同关系，若医疗机构及其医务人员未尽到合同约定的责任和义务，给病人身体或财产带来损害的，则构成违约。如病人在医院发生烫伤、跌倒等情况，而医疗机构及医护人员未尽到相应的义务，给病人造成了不同程度的损害后果，则需要承担违约法律责任。根据《民法通则》规定，承担民事责任的方式有停止侵害，排除妨碍，消除危险，返还财产，恢复原状，修理、重作、更换，赔偿损失，赔偿违约金，消除影响，恢复名誉，赔礼道歉等。

但根据《侵权行为法》第六十条规定，因下列情形之一造成病人损害的，医疗机构不承担赔偿责任：①病人或者其近亲属不配合医疗机构进行符合诊疗规范的诊疗；②医务人员在抢救生命垂危的病人等紧急情况下已经尽到合理诊疗义务；③限于当时的医疗水平难以诊疗。在第一项情形中，若医疗机构及其医务人员也有过错的，则应承担相应的赔偿责任。

（3）医疗过失：医疗的目的在于治病救人，但在医疗过程中稍有疏忽，就可能危及病人的健康甚至生命。护士在护理活动中负有护理技术上的高度注意义务，在对病人的检查、协助诊断、治疗护理及术后照护的护理行为中，如果不符合当时的护理专业知识和技术水平可导致护理技术过失。判断标准通常以医疗法律、法规以及医疗诊断规范和常规为客观标准。护理技术损害责任应当具备的构成要件包括违法行为、损害事实、因果关系和医疗过失。医护人员因过失侵犯了病人人身权而依法应当予以赔偿的法律事实,包括医疗差错与医疗事故。医疗差错是在诊疗护理过程中,医护人员虽有失职行为或技术过失,但未给病人造成死亡、残疾、组织器官损伤导致功能障碍等不良后果。医疗事故则指医护人员在诊疗护理工作中,违反医疗卫生管理法律、行政法规、行政规章和诊疗护理规范、常规,由于医务人员的过失造成病人人身损害的事故。

医疗事故的构成要件包括:①行为必须发生在医疗活动中;②责任主体是依照《医疗机构管理条例》取得《医疗机构执业许可证》的医疗单位,行为人承担与其职责行为相关的责任;③医疗机构及其医护人员主观上存在过失,即行为人应当预见行为会引起某种不利后果,但由于疏忽大意没有预见或虽预见但因轻信能够避免;④医疗事故须有符合规定的损害程度;⑤过失行为和医疗损害之间必须存在因果关系,若无因果关系,则不能认定为医疗事故。

有下列情形之一则不属于医疗事故:①在紧急情况下为了抢救垂危病人生命而采取紧急医学措施造成不良后果的;②在医疗活动中由于病人病情异常或者病人体质特殊而发生了医疗意外的;③在现有医学科学技术条件下,发生无法预料或无法防范不良后果的;④无过错输血感染造成不良后果的;⑤因患方原因延误诊疗导致不良后果的;⑥因不可抗力造成不良后果的。

医疗事故根据对病人人身造成的损害程度可分为4级。一级医疗事故指造成病人死亡、重度残疾的;二级医疗事故指造成病人中度残疾、器官组织损伤导致严重功能障碍的;三级医疗事故指造成病人轻度残疾、器官组织损伤导致一般功能障碍的;四级医疗事故指造成病人明显人身损害或其他后果的。

2. 刑事责任 刑事违法也称犯罪,是指行为人触犯刑事法律依法受到刑法处罚的行为,是严重的违法行为,具有严重的社会危害性,应受到严厉的刑法处罚。根据行为人主观意愿的不同,犯罪可分为故意犯罪和过失犯罪。故意犯罪是明知自己的行为会发生危害社会的结果,并且希望或放任这种结果发生而构成犯罪;过失犯罪是行为人应当预见自己的行为可能发生危害社会的结果,因疏忽大意而没有预见或已预见但轻信能够避免,以致发生不良结果而构成的犯罪。如护士自信病人1个月前曾注射过青霉素无过敏反应,便在没有做皮试的情况下为病人使用青霉素,导致病人发生严重过敏反应并死亡,该护士的行为严重侵犯了病人的生命健康权,已构成犯罪。与医护人员有关的常见犯罪类型有非法组织卖血罪、医疗事故罪、非法行医罪、破坏节育手术罪等。

(1)医疗事故罪:医疗事故罪是医务人员在诊疗护理工作中,违反规章制度和诊疗操作常规,严重不负责,造成就诊人死亡或严重损害就诊人健康的行为。医疗事故罪的主观方面是"过失"。所谓过失,即指应当预见自己的行为可能发生危害社会的结果,因疏忽大意没有预见,或已预见而轻信能够避免。医疗事故罪在客观方面表现为严重地不负责任,造成就诊人死亡或者严重损害就诊人健康的行为。

(2)渎职罪:渎职是护士在执业活动中不负责任,违反规章制度和护理常规致使病人受到严重伤害甚至死亡的违法行为。常见的渎职现象有:①病情观察中的问题:病情观察不仔细、不及时,未能及时发现病情变化,使病人失去抢救时机;②安全问题:对意识障碍、昏迷、老人和小儿等未能采取必要的安全防护措施,发生外伤、坠床等严重意外伤害;③查对制度中的问题:未执行查对制度造成严重治疗差错;④护理措施中的问题:护理措施选择或实施不当以致造成严重不良后果；⑤离岗问题：擅自离岗，延误病人抢救，造成不良后果；⑥报告的问题：隐瞒错误，不上报，不及时采取补救措施，后果严重；⑦交接班的问题：交接班不仔细，遗漏重要医嘱和危重病人的特殊处理，造成严重后果。

（3）故意伤害罪：是指达到刑事责任年龄并具备刑事责任能力的自然人，非法故意伤害他人身体，造成伤害程度在轻伤以上的行为。伤害行为只要出于故意并造成人身伤害，即构成故意伤害罪。若因正当防卫等合法行为而伤害他人身体的，则不构成故意伤害罪。

3. 行政责任　行政违法是指护士违反医疗行政管理法规，依法应当追究行政责任的行为。行政违法行为尚未构成犯罪，但应承担具有惩戒或制裁性的法律后果，主要包括行政处罚和行政处分两种。行政处罚指卫生行政机关或法律法规授权组织在职权范围内依据法律规定的内容和程序对违反卫生行政管理秩序的公民、法人和其他组织实施的一种惩戒或制裁。行政处分指行政机关或企事业单位依据行政隶属关系，对违反卫生行政管理秩序、违反政纪或失职人员给予的行政制裁。行政处分有：警告、记过、记大过、降级、降职、撤职、留用察看、开除8种。

三、护理学发展中的伦理和法律问题

我国护理法制建设发展近年来已取得了重要成果，但与西方发达国家相比，护理法律法规仍不尽完善。随着护理实践的不断发展、护士角色的拓展以及人们维权意识的增强，护士比以往任何时候都更容易遭遇伦理困境和面临法律风险，也凸显出护理伦理和法律方面的诸多问题。

（一）护理专业发展和护士角色变化带来新的伦理和法律问题

现代科技的发展促进医学护理技术的不断进步，如器官移植、试管婴儿等。护理专业化进程不断推进，护理科研不断完善，护士的角色与功能范围日益扩大。随着新技术的发展和运用，必将产生新的护理伦理和法律问题。在发展过程中，护士了解护理伦理学以及不同专业发展所引起的一系列问题，对防止和减少护理中的潜在问题，给予正确的判断和科学的决策能够起到重要作用。

（二）护理法制建设相对滞后

护患纠纷是医患纠纷的重要组成部分，近年来大幅上升。护士工作范围广、接触病人多，使其在工作中容易作为直接责任人或间接责任人被病人投诉或起诉，也使得护患纠纷比一般医患纠纷发生率高，原因复杂，处理难度大。当前我国的护理法规大多参照医疗法规制定执行，《护士条例》在保护护士权益和规范护士执业行为方面起到了一定作用，但各级医疗机构对《护士条例》的重视程度和执行力度还需加强，并且需要建立与之相适应的法律法规指引和规范，从而保护护患双方权益，保障护理学科健康发展。

（三）护理法规与维权中的伦理困境

1. 自我保护和病人利益最大化的冲突　护患关系法律化以后，护士自我保护与病人利益最大化就成为临床护理伦理决策常常面临的困境。护理专业法律的滞后和不完善使护理人员抗风险能力减低，这就可能造成护理工作中"防御护理"，即护士在临床实践中可能会为规避法律和纠纷问题，不愿意从事高风险的技术操作，造成工作主动性和创造性减低。这不仅不利于护理学科专业范围的拓展和护理专业性、自主性、独立性建立，也会影响病人的健康利益。

2. 知情同意与医疗保护的矛盾　知情同意是每一位病人的基本权利,对于癌症等不治之症病人,国内的医护人员的传统做法是回避隐瞒,或采取告知家属的方式,并冠之为实施医疗保护。但在病人维权意识逐步增强的今天,面对这类病人,到底是"实话实说",还是"回避隐瞒",常令许多护士难以做出抉择。另外,受医疗费用等因素的影响,保险公司、病人单位等其他医疗费用出资方也会对病人的知情同意权带来影响,上述所有都使护士在保护病人知情同意权时陷入两难境地。

（吴欣娟）

第二章 人际沟通

学习目标

完成本章内容学习后,学生将能:

1. 复述人际沟通、语言沟通、非语言沟通、人文关怀、人文护理的概念。
2. 列出人际沟通的功能、分类和影响因素。
3. 描述人际沟通的作用和意义。
4. 掌握语言及非语言沟通的技巧、人文护理及人文关怀在人际沟通中的应用方法。

第一节 人际沟通概述

随着社会经济的快速发展和全球化进程的进一步加快,人与人之间的人际沟通变得日益重要。人与人、人与群体、群体与群体都需要传递和交流信息、思想和情感,有效的人际沟通可以使彼此理解和认同,而只有很好地理解人际沟通的基本知识,才能更好地进行有效的沟通。

一、人际沟通的概念与类型

(一)人际沟通的概念

人际沟通(interpersonal communication)是指人与人之间彼此传递和交流思想、情感和知识等信息的过程,它是个人获得自我认知、理解和调节自我和他人情绪以及如何与他人合作共事等方面信息的重要途径。应具有以下三层含义:

1. 沟通可以传递信息　沟通可以使信息通过一定的渠道由发出者传递到既定对象,如果没有传递的过程,那么沟通就无从谈起。

2. 沟通所传递的信息需要被充分理解　即信息的接收者感知到的信息与发出者发出的信息完全一致。沟通过程中传递的只是信息符号,而非信息本身。沟通双方对同一符号的理解相同,才可保证沟通的进行,准确理解信息是实现有效沟通的基础。

3. 沟通是通过信息传递、互动形成反馈的过程　人际沟通是一门很复杂、很重要的学问和修养,其本质表现为有意义的、双方互相关联的活动过程。沟通的双方在一段时间内,有目的地进行一系列活动,表现出一系列行为。其重点是一定要"有意义",双方都有责任存在,表现为"是否彼此了解、是否能够相互信任"。其内容表现为"是什么",其意图传达的理由是"为什么",以及对此沟通的评价"有多重要"。

（二）人际沟通的类型

总体来说，人际沟通有两种类型，即语言性沟通和非语言性沟通，是人与人之间交流信息的过程，这两种类型将在接下来的章节进行详细介绍。

1. 语言沟通　语言沟通是人际沟通的主要形式，又可分为有声语言沟通和无声语言沟通两种类型。有声语言是指用声音的形式表现出来的人类的语言，即口头语言。有声语言沟通包括两人间的交谈、几个人之间的讨论，以及做报告、进行演讲等。无声语言又称为态势语，是有声语言的重要补充。无声语言沟通指的是书面语言和聋哑人的手语。

2. 非语言沟通　非语言沟通指的是伴随语言沟通时使用的一些非语言行为，运用除语言信息外的其他信号进行沟通，包括表情、手势、眼神、触摸、姿势、时间、空间等，具有较强的表现力、吸引力。

二、人际沟通的功能和影响因素

（一）人际沟通的功能

人际沟通可看作是作为社会人存在的最基本的生存能力，它与人们的生活密切相关，且具有一定的功能，可以大致概括为以下三个方面：

1. 心理功能　人际沟通不仅能够满足我们的人际需求，也为我们提供了解自己的机会，因而具有心理功能。

（1）人际沟通满足人际需求：人是社会中的人，其最根本的特性是社会性，因而具有人际沟通的需求。我们需要与他人进行沟通，就像需要水和食物一样，失去和他人沟通的机会，很多人会出现心理失调。在日常生活中，我们常用一定的时间去和他人交流，哪怕是谈论一些无关紧要的琐事，也会觉得愉快，因为这样的交谈满足了我们与他人进行人际沟通的需求。

（2）人际沟通提供了解自我的机会：人们还有判断自己观点正确与否及对自己的能力大小做出评价的需要。但在通常情况下，并不存在用于判断和评价自己的客观标准和手段，这时人们便通过人际沟通和切实行动将自己的观点、能力以及其他方面与他人进行比较，产生对自我的评价。在这一过程中，人们常可听到他人对自己的评价，从而增加了自我评价的客观性。例如，通过与病人的沟通，护士了解护理措施的有效性；通过病人的反馈和同事的评价，护士了解自己工作的情况。

2. 社会功能　人际沟通提供的社会功能是社会存在与发展的动力之源，人是一种社会性存在的高级动物，每个人都是社会中的人，都生活在群体之中。人与人之间对交流与和睦共处的需求犹如人需要水和空气一样重要。我们通过人际沟通，了解他人的意向，发展与他人之间的关系，交换自己的观点，调整自己的行动；在此过程中了解他人的同时也被他人了解。例如，通过和某人的交流，我们会决定和此人保持怎样的关系：是仅限于认识的人，还是有更深的发展，或者觉得这人可以成为我们长久的朋友。另一方面，无论我们和谁，保持了怎样的关系，这种关系都不是一成不变的。因为我们还通过人际沟通，使已经形成的关系得以保持和不断发展。所以，人际沟通具有其社会功能。

3. 决策功能　在我们日常生活和工作中，有许多时候是需要我们做出决策的，这些决策中，有些是我们自己思考的结果，而有些是在和他人商量的基础上共同做出的。由此可见，人际沟通提供给我们一种决策的影响力，其决策功能表现在：

（1）人际沟通使有限的信息通过交换而变得丰富：正确和有效的信息是做出决策的关键，我们通过和他人的沟通交流而获取信息，并通过这些资讯而进行有效的决策。例如，病人问护士："这种药的作用是什么呢？"护士回答病人："这是降压药，它可以使您的血压得到一定的控制。"通过这样的信息交流，病人所做的决策便是：愉快地将药吃下去。这是一个典型的通过信息交换而引起决策的例子。

（2）影响他人以及被人影响：我们所做的决策中，有许多是需要别人同意或合作的，因此沟通在决策中的另一项功能便是影响别人，或被别人影响。例如，护士指导病人进行活动时，说服病人按照已制定的计划进行活动，以保障病人安全和活动的有效性等。

（二）人际沟通的影响因素

人际沟通的过程受多种因素的影响，包括环境因素、参与者因素、信息因素、渠道因素、干扰因素以及理解因素，其中起主要作用的因素是环境因素和参与者因素。只有明确各种因素对沟通的影响，才能利用积极因素、避免阻碍因素，从而实现有效的沟通。

1. 人际沟通的环境　人际沟通中的环境是指人际沟通过程所处的环境，具体包括物理环境、社会环境、历史背景。舒适的环境能够保证沟通的正常进行，不适的环境会影响沟通的有效性。

（1）物理环境：指沟通时的位置，沟通总是在一定的环境下进行的，沟通场所中的声音、光线、温湿度、装饰等物理因素都会影响沟通的效果。

1）位置：沟通者之间的身体距离以及二者的座位，代表着他们之间的人际距离。若沟通参与者之间的距离过近，会增加双方的紧张感和不舒适感，进而产生心理压力，降低沟通的有效性。若距离过远，又会使沟通者双方亲切感降低，不利于沟通的进行。因此在进行人际沟通的过程中，应保持合适的人际距离。

2）声音：不同的场所因音量的不同而使谈话内容具有不同的意义，过大的噪声可以使发送的信息受到干扰而失真，使接收者无法得到正确的信息。例如，在静雅的餐厅和嘈杂的市场内所进行的谈话，即使内容相近，也会因环境不同而有不同的意义。此外，长期处于噪声的环境中，可使人们的听力下降、易烦躁，进而影响沟通者对信息的理解和接受程度。因此，为保证沟通的效果，在进行人际沟通时，应选择安静的场所。

3）光线：光线过强或过弱都会影响人们的视觉而影响到沟通的进行。例如，环境过于昏暗时，沟通参与者会因为看不清对方的表情、动作等非语言信息，而使沟通者获得的信息不全面，从而使从一个人的传递不利于沟通双方对信息的准确理解。因此为使沟通顺畅地进行，应选择光线柔和自然的环境。

知识拓展

人际距离

是指人与人之间的空间距离。它不仅是人际关系密切程度的一个标志，也是人际沟通中传递信息的载体。美国人类学家爱德华·霍尔（Halla）把人际交往中的距离描述为四种：

①亲密距离：身体的距离从直接接触到相距 45cm 之间，是人际沟通中最小的间隔或无间隔的距离。

②个人距离：适合于朋友、熟人或亲戚之间，一般相距在 45cm~1.2m 之间。

③社交距离：是一种社交或礼节性的较为正式的关系，进行一般社交活动时，交谈双方相距在 1.3~3.6m 之间；工作或办事的社交聚会上，交谈者一般保持 1.3~2m 的距离。

④公共距离：是一种大众性、群体性的沟通方式，一般在 3.6m 以上。

（2）社会环境：主要指环境的隐秘性及安全性，当沟通的内容涉及个人隐私时，若不具备环境的隐秘性，则会使沟通参与者产生焦虑，不愿意进行交流。这种情况下，应选择的沟通环境应尽量保护隐私性，如在无人干扰的房间、保证没有无关紧要的人员在场或利用屏风遮挡等。此外，沟通的意义也会因所处社会环境的不同而有所差异。在工作场所、朋友聚会、宴会、家庭等不同的社会情境场合，人们沟通的内容与方式是不同的。例如：护士之间沟通时，可以使用专业术语，而护士与病人之间的沟通，就不适合使用过多的专业术语，避免产生沟通障碍。

1）心理因素：指每个人带到沟通中的心情和感受，而这往往能影响沟通的进行。心情好时与心情不好时，沟通的方式会有所不同。人们的心情往往会影响到沟通，一般情况下，在心情好时，易于沟通，心情不好时难以实现有效的沟通。例如：一位刚因晋升失败而难过沮丧的护士，面对病人的提问，可能失去惯有的耐心而对病人不理不睬，低落的情绪成为他们之间沟通的内在干扰因素。

2）文化因素：影响多数人行为的共同信仰、价值观以及生活规范或沟通规则。虽然共同信仰和价值观是文化的重要特征，但是影响人们进行人际沟通的是文化中的生活规范或沟通规则。人们所受的文化知识教养和品行修养不同，会使人们之间的认知、价值观、想法、兴趣等有所差异，而这些差异会影响沟通的方式。文化的影响常通过习俗、具有共同文化的人群的行为、语言、手势、观念和态度等表现出来，例如，在中国和在日本对菊花的理解和送人菊花的场合有所不同。不同种族、民族、文化背景的人可由于生活方式、习俗、认知或习惯的不同，人际沟通的方式常有所不同。因此作为护士，在人际沟通的过程中，必须学会尊重并接受病人的文化差异和沟通方式。

（3）历史背景：指常对人物、事件起作用的历史情况或现实环境。在进行人际沟通时，沟通参与者之间是否有相同的经历、是否认识、是否达成共识等均可影响到沟通，例如，在和家人或好友沟通时，常不需要清晰地表达出所有信息，对方就可明白我们所说的意思，因为过去的沟通信息已成为现在沟通的历史背景。

2. 人际沟通过程中的参与者因素　参与者是人际沟通过程中最为重要的主体，包括信息的发出者和信息的接收者。沟通过程中任何一方出了问题，都会影响到沟通的顺利进行。例如，作为信息发出者，如果出现信息表达不清、传递不全，则可能会产生歧义；而信息接收者如果忽视信息、错误理解、有意地歪曲或拒绝接受，则可能会使沟通无法进行。每个人都有其不同的沟通方式以及理解方式，个人的差异会影响其沟通方式、效果等。

（1）参与者的生理因素：沟通参与者的个人生理因素会影响信息的发送和接收能力。疲乏、饥饿、疼痛等暂时性的生理不适，会使沟通参与者很难将精力集中在沟通上。而永久性的生理缺陷会使沟通参与者某种沟通的能力减弱甚至丧失。例如，聋、盲等感觉功能不全或丧失的人不能通过听觉、视觉等直接进行信息的传递；智力发育不健全的人则在理解信息等方面存在困难。对于暂时性生理不适的人应设法缓解或解除不适，之后再进行沟通；对于永久性生理缺陷的人，则需要采取特殊的沟通方式。

（2）参与者的心理因素：包括沟通参与者的认知、能力、情绪与态度、需要与兴趣、气质与性格等因素。

1）认知：指一个人对待周围环境中事件所持的观点。由于个人经历、受教育程度、生活环境等不同，每个人的认知范围、深度和广度及认知所涉及的领域都有所不同。沟通参与者的认知情况重叠的越多，双方就越容易相互理解。

2）能力：沟通参与者的表达和理解能力对沟通的有效性有很大的影响。表达能力通常会影响沟通者的编码能力，若编码不准确或措辞不当，会使接收者难以正确理解信息的含义而导致误解、曲解等。理解能力一般影响的是沟通者的解码能力，若解码不准确也会使接收者不能准确接收所发出的信息。不良的表达与理解能力会使沟通参与者不能实现有效的沟通。

3）情绪与态度：情绪是指人对客观事物的态度体验及相应的行为反应，是沟通过程中的感情色彩因素，它直接影响沟通的效果。态度是指人对其接触的客观事物所持的相对稳定的心理倾向，对人的行为具有指导作用。稳定的情绪和诚恳的态度有利于沟通参与者信息的表达和交流。若沟通参与者任何一方有不良情绪存在，如焦虑、抑郁、恐惧等，或缺乏真诚的态度都会干扰信息的传递、影响沟通参与者对于信息的发出和接收，进而影响沟通的有效性，甚至使沟通无法进行。

4）需要与兴趣：需要是人们活动积极性的源泉，兴趣是人们积极研究某些事物的认识倾向。当沟通参与者都有沟通的需要和兴趣时，会积极主动地关注对方，增强沟通能力，有利于沟通的有效进行。

5）气质与性格：在沟通的过程中，人的气质、性格会不同程度地表现出来；不同气质、性格的人在沟通时其表现方式不同。主动型的人在沟通中常采用积极主动的方式，而被动型的人在沟通中常采用消极、被动的退缩方式。内向型性格的人一般不善于沟通，但他们有可能建立更深厚的情感；外向型性格的人多健谈、善于沟通，但在沟通程度上会受到影响。因此，在沟通过程中应注意气质与性格因素对沟通造成的影响，并适当加以调整。

（3）参与者的社会经历：人们的社会经历会影响人们在生活中表达自己思想的方式，也会影响其解释他人思想的方式，从而影响到沟通。对于一个在严厉的家庭中长大的孩子，在家庭中不许随便说话的经历，很可能使这个孩子在成人之后难以自如地和他人进行沟通。

（4）参与者所掌握的有关沟通的知识和技巧：经过教育、训练等，人们有机会学习表达思想、感情的种种语言和非语言沟通技巧，从而更加善于表达自己的观点和想法。

3. 人际沟通过程中所受的干扰　人际沟通中所受的干扰指的是在人际沟通过程中，影响我们对信息分享的内在和外在刺激。其中包括内在干扰、外在干扰以及语意的干扰。

（1）内在干扰：妨碍沟通进行的思想和感情属于内在干扰范畴。例如在听别人说话时，你却在担心明天的考试，所以没有把别人的话听进去或和别人说话之前，因为其他事情而情绪不佳,和别人交谈的过程中你也一直沉浸在自己的情绪中,以至于无法很好地听别人说话,这便是内在干扰因素。

（2）外在干扰:存在于沟通环境中的景物、声音或其他的刺激干扰了人们的有效倾听,称为"外在干扰"。有时外在干扰是除沟通情景之外的其他声音,例如:和别人说话时,旁边巨大的机器声音会影响沟通的进行。此外,视觉有时也会成为外在干扰。例如别人在教你一种操作时,你的注意力却集中在正在播放的电视节目上,也是外在的干扰。

（3）语意干扰:在编码过程中,使用和实际意义不符的语句,将会妨碍我们对沟通内容的了解。例如,护士对一位女性病人旁边的中年男性说:"请问是病人父亲吗? 麻烦去帮她拿化验单吧"。病人会因为护士称呼自己的丈夫为父亲而停留在护士所说的"父亲"这一词汇上,忽略了护士后面的话。这就是语意的干扰在作怪。

三、人际沟通的作用和意义

（一）人际沟通的作用

人是一种社会性的动物,个人与个人、个人与群体、群体与群体都需要传递与交流情感、思想和信息。人际沟通是一门很复杂、很重要的学问和修养,具有良好的人际沟通观念和能力是成功的关键。美国社会学家卡耐基曾经说过:"一个人事业的成功,只有15%是由于他的专业知识和技能,而85%则依靠他的人际关系和沟通能力"。

概括起来讲,有效的沟通可以使人彼此了解、相互理解、彼此谅解、相互认同,其作用可概括为以下四点:

1. 分享信息,交流思想　即人们通过沟通交流交换传递信息。当今社会是信息化的社会,人只有置身于社会环境中,通过社会获得支持性的信息,才能够不断地得以修正和发展,而获取信息的重要渠道就是沟通。通过沟通可以使人们信息灵通、视野开阔、思维敏捷。英国著名作家萧伯纳曾说过:"如果你有一个苹果,我有一个苹果,彼此交换,我们每个人仍只有一个苹果;如果你有一种思想,我有一种思想,彼此交换,我们每个人就有了两种思想。"这生动形象地说明了沟通在分享信息、交流思想中的重要作用。

2. 表示态度,交流情感　充分有效的沟通可以增进感情的交流,使沟通者双方了解彼此真实的想法,促使其产生愉悦的心情,进而获得亲密感、安全感和信任感等。

3. 建立和协调人际关系　人际关系是靠交往和沟通建立起来的,人与人之间一旦出现问题或产生矛盾,也必须靠交流和沟通来加以协调解决。反之,如果大家互相挖墙脚,会导致身心受到极大的伤害,更甚者将造成心理的失调。

4. 自我认知,自我完善　人的自我认知水平是在持续的人际沟通和交往中形成、发展和提高的。正所谓"以人为镜",人只有与他人多交流,才能更加公正地认识自己的优缺点,客观地评估自己的能力、水平和正确认识自己在别人心目中的地位。所以只有通过正确地沟通,才能比较正确地认识自我。在做到正确认识自我的基础上,人们可以通过多种方式自我改造,努力提高自己,实现自我完善。

（二）人际沟通的意义

人际沟通虽然是人与人之间在日常生活中十分普遍的一种活动形式,但双方沟通必有其意义。无论是老师跟学生的谈心交流,还是护士与病人之间看似闲聊的交谈,都有其意义。可以说,在任何的人际沟通过程中,都会产生意义。人际沟通的意义主要体现在以下三

个方面:

1. 人际沟通的内容 人际沟通的内容是指人际沟通的过程中所传达出来的特殊信息,也就是说,沟通者双方要沟通什么。例如护士为病人进行相关疾病知识的介绍,护士说:"我接下来要跟你讲一些关于你所患糖尿病的知识,好吗?"在此健康教育过程中,这些有关糖尿病的相关知识便是护士与病人进行沟通的内容。没有沟通的内容,便不能称为人际沟通。

2. 人际沟通的意图 指的是沟通者双方为什么要进行人际沟通。前述的护士为病人进行健康教育的沟通过程中,护士的沟通意图就是使病人对与其疾病相关的知识有一定的了解,为病人提供良好的服务的同时提高其依从性,并完成护士的工作内容。

3. 人际沟通的意义 由沟通者双方共同决定人际沟通是沟通者之间的互动过程,所以沟通的意义是由沟通者双方共同决定的。例如,当护士对病人进行健康教育后,如果病人表现出极大的兴趣,并表示自己学到了很多以前不了解的知识,这样的回应说明了沟通的一种意义;反之,如果病人对护士的话毫无反应,并表示不知道护士这么做的意义,则表示此次沟通的另外一种意义。由此可见,护士的话有无意义,是通过病人的反应来表现出不同的意义,而病人的话则要通过护士的回应来显示出新的意义。

(吴欣娟)

第二节　护士的非语言沟通

人际沟通并非仅在人们想要沟通的时候才产生,此外,它既可以通过语言表达,也可以体现在人们的非语言方式之中。美国心理学家艾伯特·梅拉比安曾提出这样一个公式:信息的全部表达 =7% 语调 +38% 声音 +55% 表情。这说明语言表达在沟通中只起着方向性及规定性的作用,而非语言沟通能准确地反映人的思想及感情,它具有语言所不能替代的功能,在人际沟通中占有十分重要的位置。所以,在强调人性化服务理念的今天,我们更不能忽视非语言沟通在护患关系中的作用。那么,到底什么是非语言沟通呢?

一、非语言沟通的概念

非语言沟通(non-verbal communication)是一种不通过词句,而是在沟通中借助某些媒介,如动作、手势、眼神、表情等,来传递信息的过程。非语言沟通也包括副语言、表情形态、触摸、空间距离等多种表现形式,它所表达的信息常很不确定。非语言沟通大多是人们的非自觉行为,它们所传递的信息往往都是在交际主体不自觉的情况下显现出来的,因而比语言更具真实性和可信性。很多研究表明在沟通过程中,百分之三十五的社会信息是由语言传递的,其余的百分之六十五往往是由非语言传递的。这说明非语言沟通在交际中有着十分重要的作用。

二、非语言沟通的运用

在当今这个发展迅猛的信息社会中,人与人之间的交流和沟通,并非仅仅只局限于通过语言和文字这种单一的沟通方式来进行,而是更多的利用大量非语言文字的形式来进行信息文化之间的交流、沟通、传播。因此非语言沟通在人际沟通中的作用是不言而喻的。良好的非语言沟通可以美化人的形象,达到有声语言所达不到的效果。同时,非语言沟通只能通过个人的视觉和感觉来体会沟通的内涵,所以,势必会受到沟通对象、文化、环境等的影响。用不好,可能会弄巧成拙。因此,我们在人际交往过程中运用非语言沟通应注意一些技巧和方法。

（一）文雅优美的姿态

姿态在人际交往中起着非常重要的作用,医护人员举止端庄、语言文明,可以给病人留下美好的印象,取得病人的信任。良好的站姿、端庄的坐姿、稳健的行姿等,这些优雅的姿态,实际上是一种无声的语言,往往比有声语言更具魅力。如南丁格尔所说:"护士就是一个没有翅膀的天使",能给病人带来幸福、安宁、健康。

护士在护理工作中需要始终保持优美的体态,例如在与病人沟通时,应表现出自信直挺的姿势,注意手势大方、得体,避免一些失礼行为（如指手画脚、拉拉扯扯、手舞足蹈等）导致信任感缺失,也避免频繁改变姿势,以免让病人觉得漫不经心和不耐烦,从而伤害病人的自尊心。另外,在为病人进行操作时,护士在遵循人体力学原则的同时,也要注意动作的优美,要做到轻、柔、稳、准。

新的医学模式告诉我们,心理因素、社会因素成为人类疾病产生、转归、防治不可忽视的原因,医护人员在服务对象尤其是病人面前,应严格按照要求规范自己的仪表、举止,以利于病人保持良好的心理状态,对疏导病人不良情绪,提高护患沟通质量,提高护理质量有很重要的作用。

（二）自然从容的表情

表情是人的思想感情和内在情绪的外在表现,其作为情绪情感的生理性表露,一般是不随意的但又受自我意识的调控。面部是最能传情达意的部分,在人际沟通时,若能有意识的使用面部表情的优势,那么许多问题将会迎刃而解。

微笑是社会工作中常用且非常有效的表情。护士关心式的微笑,对病人极具感染力,在一定程度上可以减轻病人的痛苦和压力。病人焦虑时,护士面带微笑地与其交谈,本身就是有效的安慰剂;病人恐惧时,护士镇定从容的微笑,能给病人以镇静和安全感。但是护士的微笑一定要掌握场合和分寸,并非在任何情况下都要面带微笑,这要视情况而定,例如病人疼痛难忍或者因病不治时,护士对病人或其家属就不能面带笑容,应对他们表示同情。

医护人员和常人一样都有喜怒哀乐,但绝不能将自己不良的情绪在病人面前随意地表露出来,而引发病人的不良心态,影响他们的治疗信心。例如护士在面对病人时,必须控制有关惊慌、紧张、厌恶、害怕接触的表情,以避免病人误将这些表情与自己病情恶化情况相联系。

（三）端庄的仪表

护士自然得体、高雅大方的仪表、服饰与护士角色相适应,体现了护士特有的精神风貌,也象征护士的自信、凝集着护士的骄傲和希望。护士的着装应以庄重、典雅为美,保持衣着整洁,举止端庄,保持精神焕发。帽子要戴端正,头发应保持清洁,符合工作要求,不宜披头散发。此外护士的双手应该洁净、柔软,给服务对象带来舒适感,指甲不能留的过长。端庄的仪表,整洁得体的服饰,沉着冷静的举止,认真细心的态度有利于缩短护患之间的距离。

护士在工作时应化淡妆,容貌修饰自然,这样显得更加精神,提高自信力。淡妆上岗,不但是尊重病人的一种表现,也可展示护士群体的素质和美感,有利于在工作中树立良好的威望,赢得病人的信任,减轻病人的心理压力。

（四）良好的沟通环境

前面我们讲到环境的选择也能向人们传递某种信息。例如选择熟悉的、休闲的环境,表示沟通可以轻松、随便地进行;选择封闭的环境,表示交流可能带有私密性。和亲朋好友的交谈一般比较轻松,而在会议室或谈判桌前的沟通则非常正式和严肃。

近年来,医院里的白墙已越来越多地被绿色和淡蓝色所取代;儿科病房的墙上贴着孩子们喜欢的卡通人物;护士换上了粉色或绿色的工作服;走廊和病房摆放着绿色植物和鲜花。这些都消除了过去的白衣、白帽、白墙、白床给病人带来的紧张和恐惧,向病人传递了温暖亲切的信息。

总之,非语言沟通的合理运用可以提高沟通的有效性。护士既要学会非语言沟通信号在不同场合的使用,更要学会观察、捕捉交往对象所表现的非语言信号,因为正确判断各种情况下非语言信号所表达的意思是一个复杂过程,没有一本包罗万象的非语言行为词典。特定环境下的非语言行为只有特定的意义,护士如能恰到好处地使用,对护理工作将有极大的益处。

南丁格尔说:"护理是科学和艺术的结合"。护士应积极培养良好的职业道德,对服务对象、对护理本身不断地领悟、尊重和理解,注意提高观察病人非语言行为的能力,学习从病人的面部表情、动作姿势等非语言行为来判断病人的需要,从而不断地丰富、完善增强沟通能力,及时主动地为病人提供服务。只要做个有心人,不断提高自己的观察、理解和判断能力,就能沟通得更好。

（吴欣娟）

第三节 护士的语言沟通

语言沟通作为沟通的一种主要形式,在沟通中占有重要的地位。语言是传递信息的第一载体。生活中,人们常通过语言表情达意,交流思想,协调关系。社会的发展离不开沟通交流。离开语言,人们之间的沟通就很难进行,社会的发展也无从谈起。

一、语言沟通的概念

语言沟通(verbal communication)是指沟通者以语言或文字的形式将信息发送给接收者的过程,是以思维和沟通为基本功能的行为,可分为口头沟通和书面沟通两种形式。口头沟通是采用口头表达的形式进行沟通,包括说话、交谈、演讲、讨论、汇报、电话和传闻等,是人们最常用的交流方式。书面沟通是利用文字的形式进行沟通,包括阅读、写作、信件、合同、协议、通知、布告、期刊等,其中最常见的是阅读和写作。书面沟通一般比较正式、具有权威性、便于保存,同时具有查备功能。

二、语言沟通的运用

护士在临床护理工作中,经常需要通过语言沟通来采集病史、收集资料、核对信息,开展心理护理、健康教育等。语言沟通是护患交流过程中的主要沟通形式,护士运用良好的语言沟通能力与服务对象沟通有利于双方的情感交流,有利于护理目标的实现。因此,护士在与病人进行语言沟通过程中,应遵循以下六个原则:

（一）目标性

护患之间的语言沟通是一种有意识、有目标的沟通活动。护士无论是向病人询问事由、说明事实,还是提出要求,均应做到目标明确、有的放矢,这样才能有效地达到沟通的目的。

（二）规范性

无论是与病人进行口头语言沟通还是书面语言沟通,护士均要根据对方的认知水平和接受能力用通俗易懂的言语和形象贴切的比喻,循序渐进地向对方讲授健康知识。沟通过程中护士应尽量使用口语化的语言,忌用医学专业术语或医院内常用的省略语。此外,护士还应做到发音准确、吐字清楚、用词得当、语法规范,同时要有系统性和逻辑性。

（三）尊重性

尊重是确保人际沟通能够顺利进行的首要原则。在与病人进行沟通的过程中,护士应尊重病人,将恭敬、友好置于第一位,切不可伤害他人的尊严,更不能侮辱他们的人格,称呼病人要用尊称。

（四）治疗性

护士的语言可以起到辅助治疗、促进康复的作用,也可以产生扰乱病人情绪、加重病情的后果。因此,在护患沟通过程中,护士应语言得当,帮助病人树立恢复健康的信心,避免使用任何不利于病人健康的语言伤害病人。不要把效果不确定的内容或民间传闻纳入健康指导,不能歪曲事实,不要把治疗效果扩大化,也不要为了引起病人的重视而危言耸听。

（五）情感性

在语言沟通过程中,护士应做到态度谦和、语言文雅、语音温柔,始终以真诚的态度,加强与病人的情感交流。更应做到视病人如亲人,急病人之所急,想病人之所想,真正用心为病人进行服务。

（六）艺术性

在沟通过程中,掌握语言的艺术性并学会灵活运用,是实现有效护患沟通的途径之一。例如根据不同的沟通对象的文化背景、性格特点等有针对性地选择合适的表达内容与形式。富有艺术性的语言沟通能使病人感到亲切、自然,不仅可以拉近医护人员与病人和家属的距离,还可以化解医患、护患之间的矛盾。

（吴欣娟）

第四节 护士的沟通技巧

护理学是以医学知识为基础的专业,与人文社会学科密切相关,是直接与人打交道的综合性应用学科。在日常护理工作中,人际沟通是不可缺少的要素,在护理人员与病人的互动过程中发生的任何事情,例如搜集病人基本资料、与病人家属沟通、为病人进行治疗操作和其他护理活动等,均需要与病人进行沟通,取得病人的理解和配合。而在整个沟通过程中,没有沟通技巧、不了解护患沟通中的注意事项则很难达到预期的沟通目标。

一、护士的沟通技巧

总的来说,良好的护患沟通,除了取决于护士良好的基本素质和融洽的人际关系外,还取决于恰当地运用各种沟通技巧。护士与病人进行沟通时常用的技巧有倾听、核实、提问、阐释、沉默、移情、鼓励等。

(一)学会倾听

倾听指的是交谈者全神贯注地接收和感受对方在交谈中所发出的全部信息(包括语言的和非语言的),并做出全面理解及积极反应的过程。倾听贯穿于整个交谈过程,是一个主动引导、积极思考、澄清问题、建立关系和参与帮助的过程,是获取信息和提取信息的重要渠道。

卡耐基曾说过:"如果你想成为一个谈话高手,必须首先是一个专心听讲的人,因此善于沟通的人,必是一个善于倾听的人"。倾听不仅用耳朵,还要用眼睛,更要用头脑和心灵。在护患交谈过程中,要求护士应具备专心倾听的能力,并注意以下几点:

1. **做好准备**　护士与病人进行沟通时,不能把沟通当成任务,要发自内心地愿意和病人交流,保持耐心和同情心,始终做到态度诚恳,并提前了解病人的基本情况,为病人留下良好的印象。

2. **目的明确**　在与病人交谈时,护士应善于寻找病人传递信息的价值和含义,从病人传递出的语言和非语言信息中,专注并筛选出有价值的信息并予以关注。

3. **控制干扰**　沟通易受多种因素干扰,护士应预见性地控制沟通过程中可能出现的干扰因素,尽量降低外界的干扰,例如在沟通开始前,选择一个安静舒适的环境。

4. **眼神交流**　在沟通的过程中,护士应善于用目光来表达自身的情感与思想,与病人保持适当的眼神交流。这种倾听策略既表达了对病人的尊重,又可集中注意力,从而使沟通更有效。

5. **姿势投入**　护士应面向病人,保持合适的距离和自然放松的状态。身体可稍微向病人方向倾斜,注意表情、手势和动作等不应过于夸张,以免病人产生畏惧或厌烦心理。

6. **辅助性回应**　护士应适时适度地给病人发出反馈。护士可通过微微点头,轻声应答"嗯"、"是的"、"然后呢"等,以表示自己正在用心倾听。

7. **判断慎重**　在倾听时,护士不要急于做出判断,应引导病人充分诉说,以全面完整地了解情况。

8. **耐心倾听**　病人诉说时,护士不要随意插话或打断病人的话题,一定要待病人说完后再阐述自己的观点。无意插话或有意制止病人说话均为不礼貌的举动,在沟通过程中均应避免。

9. **提取信息**　护士应综合信息的全部内容提取病人谈话的主题,要善于运用自己的听觉、视觉等器官,选择性获取病人的非语言信息,以更准确地了解其真实想法。

(二)及时核实

核实是指在交谈过程中,为了验证自己对内容的理解是否准确所采用的沟通策略,是一种反馈机制。核实一方面可以确保护士接收信息的准确性,另一方面也可以使病人感到自己的诉说得到护士的重视,利于建立良好的护患关系。护士可通过重述、澄清两种方式进行核实。

1. 重述 是指交谈中倾听者对讲话者的话语进行复述、核对的一种交谈技巧,包括病人重述和护士重述两种情况,即:护士将病人的话重复一遍,待病人确认后再继续交谈;护士可以请求病人将说过的话重述一遍,等护士确认自己没有听错后再继续交谈。恰当的重复可引发对方的积极思维,加强对方继续诉说的自信心,让对方感觉自己的诉说已经被对方理解和接收到,对促进交谈的顺利进行具有重要意义。应特别注意的是,重述仅表示承认了对方的叙述,不要对对方所说的话进行判断。例如病人说:"昨晚我头痛得厉害,还有点恶心。"护士重复说:"您刚才说您昨晚头痛、恶心,是吗?"

2. 澄清 护士根据自己的理解,将病人一些表述模棱两可、含糊不清或不完整的言语描述清楚,并与病人进行核实,从而确保所获取信息的准确性。例如可以用下列话语来引导:"您刚才说的话,是这个意思吗?""根据我目前的理解,您的意思是……""您刚才说的,我可以这样理解吗?"等。通过澄清,有助于交谈双方弄清最重要的关键问题是什么,以便下一步工作时集中精力先解决关键问题。

（三）适时提问

提问是收集信息和核对信息的重要方式,也是确保沟通可以围绕主题持续进行的基本方法。有效地提问可以使护士获取更多、更准确的资料。提问一般分为开放式提问和封闭式提问两种方法。在沟通时,护士可根据不同的情况选择不同的提问方式。

1. 开放式提问 又称敞口式提问,即所问问题的回答没有范围限制,病人可根据自己的感受、观点自由回答,护士可从中了解病人的真实想法和感受。常用"为什么"、"如何"、"能否"等提问词语,如"您术后感觉怎么样?""哪些情况下会使您的咳嗽加重或减轻?"开放式提问会引导病人到一个特定的范围,但不过分限制病人回答的内容,其优点是护士可获得更多、更真实的资料;缺点是花费的时间较长,容易偏离主题,护士要能够通过适当的诱导方式,让病人的话题重新回到主题上来。

2. 封闭式提问 又称限制性提问,是将问题限制在特定的范围内,并且经常可以用一个词来回答,例如预期回答"会"或者"不会"。病人回答问题的选择性很小,通过简单的"是"、"不是"、"有"、"无"等即可回答。如"您今天感觉好些了吗?""早晨起床会头痛吗?"它的优点是病人可以直接做出回答,不需要发挥,使护士在短时间内即可获得所需要的有价值的信息,花费时间相对较少;缺点是病人应答的自由空间小,没有机会充分表达自己的想法和释放自己的情感,不利于沟通的发展和深入进行。

（四）做好阐释

阐释是叙述并解释的意思。病人来到医院这个陌生的环境,常常心存许多问题或疑虑,例如病情的严重程度及其预后情况、住院期间的各种注意事项等。这就需要护士掌握并运用阐释技巧来解答病人的各种疑问、解释某项护理操作的目的及注意事项、针对病人存在的健康问题进行健康指导。阐释有利于病人认识问题,了解信息,减轻或消除病人的陌生感、恐惧感,从而采取有利于健康的生活方式。护士在运用阐释技巧时,应注意以下基本原则:

1. 尽可能全面地了解病人的基本情况,有利于准确理解病人的思想和表达。

2. 将需要解释的内容转化为通俗易懂的语言向病人阐述,有利于病人理解和接受。

3. 使用委婉的语气向病人表达自己的观点和看法,使病人可以选择接受、部分接受或拒绝。

（五）学会移情

移情是站在他人的角度感受、理解他人的感情。移情是分享他人的感情，而不是表达自我感情，也不是同情、怜悯他人。理解他人的感受并不代表我们与其有相同的感受，对护理人员而言，"同情"或"怜悯"可能会影响到个人对待病人的态度，可能会有差异地对待自己有正向偏好和负向偏好的病人。但面对病人就医，护理人员必须尽量排除个人情感因素，杜绝反感、排斥病人的情绪，真正为病人考虑，端正自己对待病人的态度。在与病人沟通时，为了更加深入地了解病人、准确地掌握病人信息，护士应从病人的角度理解、体验其真情实感。

护患沟通中的移情可起到以下的作用：

1. 有助于护士收集信息的准确性 护士站在病人的立场，并设身处地地为病人着想，就能理解病人生病后出现的不寻常的心理状态，如急躁、易怒、冷漠、不易沟通等。移情越充分，理解病人的感受就越真实，收集到的病人信息就越准确。

2. 有助于病人自我价值的保护 当人生病时，通常比常人更强烈地具有被尊重、被理解的心理。如果护士不关注病人的心理需要，不关心病人，病人就会感觉到孤单和被遗弃以及自身无价值。护士在与病人进行沟通的过程中，运用移情策略，有利于真正理解病人的感受，关心、尊重病人。病人感知到自身存在的价值，便会更加积极主动地与医护人员配合，尽快恢复健康，回归社会，实现自身价值。

3. 有助于护士走出自我关注 移情可以使护士在亲密的人际水平上，更准确地观察和理解病人的思想和感情。学会关注环境与他人，发展爱心、宽容、合作、尊重、善解人意等人格品质，建立健康的人际关系。

（六）偶尔沉默

沉默是指交谈时倾听者对讲话者的沟通在一定时间内不做语言回应的一种交谈技巧，它属于一种特殊的语言交流。研究显示，应用沉默或停顿可以很容易并且自然地辅助病人叙述更多。在倾听过程中，护士可以通过沉默起到以下四个方面的作用：①表达自己对病人的同情和支持；②给病人提供思考和回忆的时间、诉说和宣泄的机会；③缓解病人激动的情绪和行为；④给自己提供思考、冷静和观察的时间。

在护患沟通过程中，护士可通过运用沉默并配合眼神、点头等非语言沟通手段，来鼓励病人倾诉、整理思绪和表达情感。适当的沉默不仅是有效沟通的重要组成部分，而且是沟通参与者双方梳理和调整思绪的有效工具。但如果滥用沉默技巧，长时间保持沉默，会使对方感到压抑、矫揉造作、难以捉摸，使谈话难以进行下去，甚至会影响护患关系。这就要求护士不但要善于运用沉默技巧，也要学会打破沉默的方式和方法。例如"您能告诉我您现在的想法吗？"这种说法允许病人继续进行思考，并能进一步表达想法。

（七）不断鼓励

鼓励是指护士通过交流，帮助病人增强信心的一种沟通技巧。在与病人沟通的过程中，护士要根据病人的不同情况，适时运用鼓励性语言，可以增强他们战胜疾病的信心。鼓励性的语言对病人是一种有力的支持，护士可以通过介绍一些他人战胜疾病的例子鼓励和安慰病人。例如护士可以说："您要有信心，您看之前老李的病情比您要重，现在不也好转出院了吗？只要您积极配合治疗，您的病也会治好的。"还可以说："您配合得很好。"等。应注意的是，护士要明确希望病人达到的目标是什么，鼓励才会有效。尤其对慢性病病人，更需要经常结合治疗中的具体处境和实际问题给予鼓励。

二、护患沟通过程中的注意事项

护患沟通的有效性直接或间接地影响着病人治疗与护理的效果。因此,在与病人的沟通过程中,我们应注意以下几个问题:

(一)选择恰当的交谈环境和时机

当护士主动与病人进行交谈时,应根据谈话的内容选择合适的交谈环境,如地点、温度、光线、隐秘性、有无噪声干扰等,同时注意根据病人的生理、心理状况选择适宜的交谈时机。

(二)尊重理解病人,以诚相待

护士在与病人沟通过程中,应将尊重病人放在首要位置。无论病人的年龄、职业、地位、经济条件、身体状况等,均应礼貌、真诚、友善地对待病人,做到面带微笑、语言谦和。其次,护士应体谅病人的生理痛苦、心理压力、经济负担,多从病人的角度考虑、分析问题。

(三)注意非语言信息的传递

护士不仅要熟练掌握护患沟通的技巧,还要重视沟通过程中非语言信息的合理运用。护士的姿态、表情、情绪、语调等均能传达对病人的尊重、关注程度,从而影响沟通的效果。

(四)避免使用刺激性语言和专业语言

语言是传递信息的符号,是进行护患沟通的重要工具,护士若经常对病人说一些安慰性、鼓励性、积极暗示性和健康指令性的语言,在一定程度上可改变病人不良的心理状况,对病人疾病的好转和康复具有积极的促进作用。反之,护理人员的不良语言则可产生消极作用。此外,护士应根据病人的文化程度,考虑其对疾病和健康的认知能力,用通俗易懂的语言与病人进行沟通,避免使用医学术语。

(吴欣娟)

第五节　人文关怀与人文护理

随着医疗卫生事业的迅猛发展和医学服务质量需求的提高,“以人为本”为内涵的生物 - 心理 - 社会现代医学模式逐渐代替了传统医学模式,护理学作为医学的重要分支,也由以疾病为中心的护理,转向以人、环境、健康为基本内容的整体护理。现代护理发展的趋势不仅要求护理人员改变传统护理观念,更要求其提高人文关怀意识,在临床护理工作中融入人文关怀,重视人文护理在提高护理服务和质量的作用,不断提高人文关怀的能力和水平。

一、人文关怀

(一)人文关怀的概念

人文关怀是对人的生存状态的关注,对人的尊严与符合人性的生活条件的肯定和对人类的理解与自由的追求。它要求把人、人性从封建神学的迷信中解放出来,反对野蛮、愚昧的世界观,提倡人的个性发展与思想解放。其核心表现为对人精神价值的重视以及对人性的根本关怀。通俗地讲:人文关怀就是关注人、关心人、重视人的个性、满足人的需求和尊重人的权力。

人文关怀强调尊重人、关心人、理解人、信任人，充分激发人在工作中的积极性和自觉性，使最平凡、最普通的社会成员的个人利益、权利、人身安全、意愿表达等个人行为受到关注和呵护。它要求我们护理人员，在临床工作中，不管服务对象来自哪个社会阶层，有何种背景，都应该尊重每一个病人，善待每一个生命；要关注病人，关心病人，重视病人的个性，满足病人合理的需求，尊重病人的隐私；说到底，就是一句话—— 一切以病人为中心。

（二）人文关怀的重要性

关怀照顾是护理专业的核心和精髓，美国学者 Leininger 博士曾说过没有关怀就没有护理，护理的本质就是关怀。医疗是最富有人性色彩的服务，病人来医院就医，正处于生命中脆弱的时刻，此时此刻，病人最渴求的就是人性的温暖，而最能赢得病人心的就是人文关怀。因此在临床护理工作中，护士应具备人文关怀的意识和提供人文关怀的能力。随着社会的不断发展，人们的健康需求不断提高，在临床工作中实施人文关怀的重要性越来越大，主要体现在以下三个方面：

1. 人文关怀是人的本质属性要求 马克思曾说过"人的本质并不是单个人所固有的抽象物，在现实性上，它是一切社会关系的总和"。人是一个具有生物、心理、社会和文化属性的人，我们应该把人视为一个整体来看待，不仅要考虑其生理的需求，更要关注其身心、社会、文化的需求。而人文关怀在尊重人的需要和权利的基础上，提高人的生命质量，是涵盖了生理需求、社会属性需求和自我发展层面的关怀，是对人全方位的关怀和照护。

2. 人文关怀是护理的魅力所在 护理服务的对象是具有复杂情感需求的人，对人进行护理时，必须充分体现人文关怀的元素。从南丁格尔创立护理专业之日起，护理工作便与人道主义精神和以关心病人、关爱生命为核心的职业道德密切联系在一起。护理因融入了人文关怀，其内涵才丰富深刻，其独立性、专业性得以体现，护理队伍建设得以加强。护理工作因融入了人文关怀才显得伟大高尚，并被人们所称颂——"白衣天使"、"生命的守护神"。

3. 人文关怀是调和护患关系的润滑剂 护理人员应该善于与病人交流沟通，及时了解病人身心需求才能做到想病人所想，并尽可能站在病患的角度为其考虑，通过与护理对象之间亲密接触且经常接触，建立和谐亲密的医患关系。

（三）人文关怀在护理工作中的体现

人文关怀在护理工作中集中体现为"以人为本"，把对病人的关怀作为一切护理工作的出发点和归宿，包括理解病人的文化背景、尊重病人的生命价值、表达护士的关爱情感、协调病人的人际关系、满足病人的人性需要等。由于护理工作是一项实践性很强的工作，人文关怀思想只有与实践紧密结合，在护理服务中呈现高品质，才能更好地体现护理人文关怀的真正价值。那么在临床工作中，护理人员如何把人文关怀融入促进健康的各个层面，从而让病人在接受促进健康信息的同时，感受生命健康的快乐呢？

1. 树立以病人为中心的服务观念 护理人员应强化人文关怀意识，牢固树立以病人为中心的服务理念，使之成为一种自觉行为，真正把人文关怀应用到日常护理工作中，做到想病人之所想，急病人之所急，变"要我服务"为"我要服务"，变"病人等我"为"我迎病人"，为病人提供全方位、优质的护理服务。

2. 巩固专业护理技术 护理操作是临床护理工作的重要内容，在实际操作中体现护理的专业性，是实现护理人文关怀的技术基础，也是提供高质量护理的出发点。高超护理技术与人文关怀的完美结合是整体护理不断深化的体现,因此在临床护理工作中护士要规范护理行为,夯实基础护理,提高业务素质。

3. 尊重病人的生命价值、人格尊严和个人隐私 随着人们对健康需求及生存期望值的提高,护理人员不仅要满足病人求生存求健康的需求,还应关注病人的心理需求和精神需求,尊重病人的人格尊严和个人隐私,意识到病人个人尊严不能因生命活动力降低而递减,护理工作者有责任帮助病人维护人格尊严。

4. 加强沟通,做好健康教育 整体护理作为一种理念,已渗透到临床工作的各个方面,护理人员不仅要关注病人的生理状况,亦要重视其情感和心理状况并对其保持敏感性。护理人员应在充分了解病人的社会经历、文化程度、疾病种类和病情严重程度等的情况下,理解和尊重病人,与病人多沟通,密切询问病人的生理和心理感受,了解病人的需要、需求、期望和感受,并对其进行个性化服务和健康教育。

5. 重视细节管理,细节决定成败 护理人员的人性化服务体现在每一个细微之处,往往一个微笑、一句温暖的话语可起到药物无法替代的作用。从语言到行动,专业性行为和(或)活动中每一个细节,都要让病人切身感受到人文关怀的温暖。对此,护理人员在说话、行动时要做到说话轻、走路轻、关门轻、操作轻;对各项操作要稳、准、轻、快,不断提高自身修养,将端庄的仪表、美好的语言、得体的行为体现在为病人提供的人性化服务中。

二、人文护理

人文护理是一门艺术,它集中体现在护理过程中对病人生命和人格的尊重,高度重视病人对护理的感受,及时发现病人的内在需求,弥补了传统护理的不足,将关心和关爱作为护理的核心思想,在护理实践工作中得以彰显。

(一)人文护理的概念

人文护理是护理人员围绕"以病人为中心"的服务理念,从人的本性和生活角度出发,将人文哲学的思想融于护理实践当中,以最大限度满足病人对生理、心理以及精神上的需求为目的所进行的服务。人文护理是人文精神在护理工作中的体现,是哲学与护理学的有机结合,其核心是护理,现象是"护理人文"。

人文护理的目标是为病人(不健康的人)提供生理、社会、文化等方面的护理服务及护理教育,它的任务已超出原有的只对疾病的护理,而且扩展到从健康到疾病的全过程,护士工作的场所也从医院扩展到社区和家庭,这就要求护士的言行更符合病人的健康服务需求。

人文护理应该体现在护理过程的点点滴滴,病人从入院时起,护士就应提供热情周到的服务,例如将病人送至病房的床边,并积极向病人及家属熟悉病区环境和住院期间的注意事项,向病人介绍主治医生及采取的医疗措施等。除此之外还应及时了解病人的心理需求为其提供心理指导并安慰和鼓励病人,增强其战胜疾病的信心。

(二)人文护理的重要性

1. 加强人文护理是临床整体护理的需要 整体护理重视病人生理、心理需要,将人类学、社会学、伦理学、心理学等多学科融合于护理学中,强调护理工作的全面性、连续性和完整性。加强护理管理,完善护理程序,强化护士的责任心等都是整体护理向纵深发展不可缺少的促进要素,而人文护理则始终是整体护理向纵深发展的内在动力和灵魂。

2. 加强人文护理由护理专业的特点所决定 护理服务的对象是人,护理学本质属性就包含人文性,它是研究并最终服务于人的科学,是自然科学与人文社会科学高度综合的复合体。现代研究表明,病人在患病期间,除了对生理需要更强烈外,当然也存在不同程度安全的需要、爱与归属的需要、尊重和自我实现的需要。人文文化的渗入使医学与技术形成某种协调,从而完善科学技术,完成人文与科技的互补。

(三)强化人文护理的措施

由于多年来护理过于技术化的倾向以及护理人力资源的客观不足,限制了护理作为一种特殊服务行业所应体现的人文关怀。面对护理行业"重技术、技能,轻服务和人文关怀"的现状,我国于2010年初在全国开展了主题为"夯实基础护理,提供满意服务"的优质护理服务示范活动。其中在重点工作中明确提出,要求将"以病人为中心"的护理理念和人文关怀融入对病人的护理服务中,加强与病人的沟通交流,为病人提供人性化护理服务。那么如何使护理人员充分认识人文护理的重要性,强化人文护理呢?

1. 深化"人文意识",为病人提供全面优质的护理服务　人文关怀是优质护理的重要特征,在护理工作中要广泛开展"学习人文精神,深化整体护理"的学习活动,使护理人员充分认识到人文护理的必要性和重要性,深刻把握人文护理的内涵,在临床工作中形成"关心病人、尊重病人、以病人为中心"的人文环境和氛围。

2. 努力加强培训学习,不断提高护理人员的综合素质　要加强业务学习,把学习推向多元化。护理人员不但要学习医学基础知识、专业理论知识,还要学习心理学、法学、美学、伦理学以及预防保健知识,要积极进行实践,努力增强工作的针对性。积极进行换位思考,定期举行诸如"假如我是病人"类活动,使护理工作者充分体验作为一名病人所产生的一系列需求。

3. 创建优良环境,努力提高护理质量水平

(1)努力创造温馨的人文氛围,一方面要在硬件设施上下功夫,使住宿环境上让病人感到家的温暖。开展人文护理时在注重住院环境改善的同时应考虑人性的要求和尊重病人的隐私。为此,我们应该营造一种充满人性化的、以病人利益和需求为中心的人文环境。在改善硬件设施的同时,开展护士礼仪、形象、行为的规范化和人文化的培训。

(2)努力创建温馨的亲情环境:首先要把病人当作亲人来看待,除关心和解决他们的生活需要外,要着重在一切护理服务中体现对病人的尊重,即尊重病人的隐私和其他权利。要关爱病人,主动帮助病人解决困难,为病人建立家庭与社会的支持。其次要把病人看成正常人来看,有人际交往,获得信息的需求,除了合理地安排病人会客、娱乐外,护理人员有责任回答病人对用药、治疗、费用各个方面的提问。解除病人疑虑,特别要保质保量地做好护理健康指导,为病人提供专业预防保健知识,改变病人不健康的生活方式和行为方式,使病人能以积极乐观的态度和行之有效的方法正确对待疾病和健康问题。

(3)创建热情的服务环境:一方面要积极想病人之想,做到细致入微地关心病人。护理服务最理想的状态是能够敏锐地察觉出各种病人不同层次的需求并予以满足。除了了解病人的文化背景、民族信仰、生活习惯需求层次因人施护外,还应认真评估判断出每位病人身心护理问题,制订出个体化护理方案,认真实施,真正把整体护理落到实处,使每位病人处于心身的最佳康复状态。另一方面要树立质量就是生命的观念,确保护理安全。护理人员要为病人提供优质、高效、便捷的服务。规范护士各种操作规程,努力提高护士业务素质。在病情观察上要唤起护士责任意识,培养其有意注意的品质,以形成护士敏锐的观察能力。鼓

励和倡导护士团队协作精神,弥补和防范护理缺陷,强调护理的前瞻性和预见性,积极预防和解决病人潜在的和现存的护理问题,最大限度地保证病人的安全。

事实上,共建和谐社会理念,人性化服务的倡导早已经深入人心。人文关怀成为人们使用频率最高的词汇之一,也成为社会各行各业的管理理念和服务思想。这当中,自然也包括医疗服务行业。护理工作中体现人文关怀已成为必然趋势,这就要求我们护理人员在临床工作中,把对病人的关怀作为一切护理工作的出发点和归宿。

（吴欣娟）

第三章 护理评估

完成本章内容学习后,学生将能:
1. 复述护理评估的方法。
2. 列出护理评估的内容。
3. 描述量表在护理评估中应用的注意事项。
4. 应用护理评估的方法为病人进行评估。

第一节 概 述

一、护理评估的定义

护理评估是有计划、有目的、系统地收集、分析、记录病人的资料,以发现其对于自身健康问题的生理、心理及其社会适应等方面的反应,确定其护理需求,从而做出护理诊断的过程。

二、护理评估的意义

护理评估能准确地帮助护士评估病人的病情,并加强日后的护理决策及行动,能提供一个有力的专业判断,从而保证护理质量。

（一）为制订护理方案提供依据

疾病对机体的损害达到一定程度后,机体会产生相应的反应,护士可以通过对病人的身心表现及其发展过程的评估,为确定护理问题、制定护理方案提供依据,同时也可为医生诊断疾病和确定治疗方案提供信息。

（二）及时发现病情变化,预防病情恶化

病人在治疗的过程中可能会出现病情突变或发生各种并发症,护理评估可以及时发现病人的先兆表现,以便采取积极的治疗护理措施,尤其对于危重病人的抢救阶段,及时的评估和准确地决策可以使病人转危为安。

（三）评价护理干预效果

在病人的整个护理过程中,护士应通过细致的护理评估来及时了解护理方案的干预效果,对于尚未解决的和新出现的护理问题进行评估,以及时调整护理方案,最终达到解决现存的和潜在的护理问题的目的。

（四）预测疾病的发展趋势和转归

病人病情的轻重常与病人的病情表现有一定的关系，因此及时、准确地评估有助于预测疾病的发展趋势和转归，如发现病人原有的症状减轻或消失，常常提示病人的病情好转；如发现病人在原有症状的基础上出现新的症状，常常提示病人的病情出现恶化。

（邵　欣）

第二节　护理评估方法

一、问诊

（一）概述

问诊（inquiry）是护士通过对病人或知情者进行系统且目的明确的交谈，获取健康资料，并对资料进行综合分析做出临床判断的一种评估方法。是收集健康资料最常用、最基本的方法。成功的护理问诊是确保护士获得完整、准确健康资料的关键要素。

（二）问诊的重要性

1. 疾病的病理过程是组织器官结构与功能发展变化的过程，通常疾病早期病人可有自觉症状而无体征或辅助检查异常。问诊能了解病人早期的临床异常，获得诊断依据。

2. 部分疾病的症状具有特征性，仅通过问诊就能较准确地做出诊断，如感冒、支气管炎、心绞痛、消化性溃疡等。

3. 通过问诊获得的健康资料对护理诊断有重要意义，经验丰富的护理人员可通过问诊提出针对性的护理诊断。

4. 问诊是护患沟通、建立良好护患关系的重要时机，正确的方法和良好的问诊技巧，有利于护患之间建立和谐、信任的护理性关系。

（三）问诊的方法与技巧

问诊的方法技巧与获取病史资料的数量和质量密切相关，涉及一般交流技能、收集资料、护患关系、医学知识、仪表礼仪，以及提供咨询和健康教育等多个方面，熟练掌握问诊的方法与技巧极为重要。

1. 问诊前准备　确定交谈的目的及主要内容；预测在交谈过程中可能出现的问题及可采取的应对措施；选择合适的时机，一般在病人入院事项安排就绪后进行；选择安静、舒适的环境同时注意保护病人隐私。

2. 问诊开始　由于对医疗环境的生疏和对疾病的恐惧，病人常有紧张情绪，护士应营造宽松和谐的氛围以缓解其不安的情绪。首先有礼貌地称呼对方并作自我介绍，包括姓名、职称以及在护理过程中的角色，向病人说明问诊的目的及所需的大概时间。

3. 采用合适的提问方式

（1）开放式提问：常用于问诊开始时，也可在现病史、过去史、个人史等每一部分开始时使用，病人可就有关问题进行详细的描述，以便获取某一方面大量资料。护士根据提供的信息，再重点追问一些重点问题。缺点在于病人可能抓不住重点而离题，占用大量时间。

（2）封闭式提问：用于收集或确认一些特定的有关细节，还可在病人存在焦虑、语言受限和身体不适等情况下使用。缺点是不利于病人表达自己的感受及提供详细信息，使获得资料不够准确和全面。

（3）在询问敏感问题时，可采取委婉的提问方式，以降低病人对回答此类问题的顾虑。

4. 避免使用医学术语　护士应使用常人易懂的词语代替难懂的医学术语，否则容易造成误解、中断问诊。

5. 及时核实信息　为确保所获得资料的准确性，在问诊过程中应对含糊不清存在疑义的内容进行核实。常用的核实方法有：澄清、复述、反问、质疑和解析。

6. 采用接受和尊重的态度耐心倾听病人的陈述，使病人感到自己的话受到重视而愿意继续交谈下去。切不可生硬打断病人的叙述，更不能用护士自己主观的推测去取代病人的亲身感受，对病人的话不予以评判或给予不切实际的保证。对病人不愿回答的问题，不可强迫其回答。

7. 问诊结束　当已获得所需资料，即将结束谈话时，应感谢病人的配合，以简单、扼要的方式对病人所叙述的内容进行总结、复述，告知病人或以体语暗示护患合作的重要性，对病人提出的要求作必要的解释和指导。

二、身体评估

身体评估（physical assessment）是护理人员运用自己的感观或借助简单的工具如听诊器、血压计、体温表等，对病人进行细致的观察与系统的检查，客观地评价其健康状况的一组最基本的检查方法，是获取护理诊断依据的重要手段。护理人员所做的身体评估以获得病人现存或潜在的护理问题及护理诊断为目的。

身体评估的基本方法包括视诊、触诊、叩诊、听诊和嗅诊。要熟练掌握和运用这些方法并使结果准确、可靠，不但需要扎实的医学基础知识和护理专业知识作指导，更需反复的临床护理实践和丰富的临床护理经验。

（一）视诊

视诊（inspection）是检查者利用视觉来观察病人全身及局部状态的检查方法。视诊可分为全身视诊和局部视诊。全身视诊适用于年龄、性别、意识状态、发育、营养、面容、表情、步态、体位等；局部视诊适用于皮肤、黏膜、头颅、胸廓、腹部、关节外形等。视诊时一定要有适宜的光线，最好在自然光下进行，光线太强或太弱均对评估结果有影响。

视诊方法简单，适用范围广，常能提供重要的评估资料。护士需具备丰富的医学知识及护理学知识，通过深入、细致、敏锐的观察，将局部和全身表现结合起来，才能发现有重要意义的临床征象，避免出现视若无睹的现象。

（二）触诊

触诊（palpation）是检查者利用手的触觉来感知被评估部位有无异常的检查方法。触诊可使视诊中发现的异常征象更加明晰，进一步确定视诊不能观察到的异常征象，如温度、湿度、震颤、包块位置及大小等。手的不同部位对触觉的敏感度不同，其中指腹对触觉较为敏感，掌指关节的掌面对震颤较为敏感，手背皮肤对温度较为敏感，因此触诊时多选用这些部位。触诊的适用范围很广，可遍及全身各部位，尤以腹部触诊最常用。

1. 触诊方法根据检查目的不同，触诊时施加的压力有轻有重，可将触诊分为浅部触诊和深部触诊。

（1）浅部触诊法（light palpation）：将一手置于被检查部位，用掌指关节和腕关节的协同动作以旋转或滑动方式轻压触摸，可触及深度约为 1cm（图 3-2-1）。适用于体表浅在病变如关节、软组织、浅部动脉、静脉、神经、阴囊及精索等的评估。浅部触诊一般不引起病人痛苦或痛苦较轻，也多不引起肌肉紧张，有利于腹部的检查，常在深部触诊前进行。

（2）深部触诊（deep palpation）：用单手或双手重叠，由浅入深，逐渐加压达深部，触及深度常常在 2cm 以上，有时可达 4~5cm（图 3-2-2）。主要用于评估腹腔病变和脏器情况。根据评估目的和手法的不同可分为以下几种。

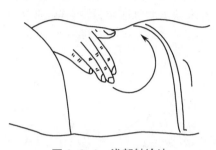

图 3-2-1　浅部触诊法

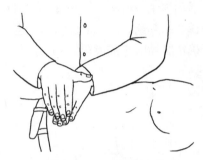

图 3-2-2　深部触诊法

1）深部滑行触诊（deep slipping palpation）：检查时嘱病人张口平静呼吸，尽量放松腹肌，检查者用右手并拢的二、三、四指末端逐渐触向腹腔的脏器或包块，并在其上做上下左右滑动触摸。常用于评估腹部深部包块和胃肠病变。

2）双手触诊法（bimanual palpation）：将左手掌置于被检查脏器或包块后并将被检查部位推向右手方向，使其位于双手间更接近体表，有利于右手触诊。主要用于评估肝、肾、脾及腹腔肿物。

3）深压触诊法（deep press palpation）：用一个或两个并拢的手指逐渐深压腹壁被评估部位，用于探测腹腔深部病变的部位或确定腹腔压痛点，如阑尾压痛点、胆囊压痛点等。

4）冲击触诊法（ballottement）：又称浮沉触诊法。以并拢的手指取 70°~90° 角置于腹壁相应部位，作数次急速而较有力的冲击动作，通过指端以感触腹腔脏器或包块的浮沉。仅适用于大量腹水肝、脾及腹腔包块难以触及时的评估。

2. 触诊的注意事项

（1）检查前应向病人解释检查目的及需配合的事项。检查时手应温暖，手法轻柔，以减轻病人情绪和肌肉的紧张，取得其配合，以免影响检查结果。

（2）病人通常取仰卧位，双手置于体侧，双腿稍屈，腹部放松。也可根据检查目的采取站立位、侧卧位、肘膝位等。

（3）检查者一般站于病人右侧，面向病人，以利于检查过程中随时观察病人表情。

（三）叩诊

叩诊（percussion）是用手指叩击身体某表面部位，使之震动而产生声响，根据震动和声响的音调特点来判断被检查部位的脏器有无异常的一种检查方法。多用于确定脏器边界，胸腔积液或积气情况，腹腔内有无积液及量等。另外，用手或叩诊锤直接叩击被检查部位，观察反射情况和有无疼痛反应也属叩诊。

1. 叩诊方法　根据叩诊的目的和叩诊的手法不同可分为直接叩诊法和间接叩诊法两种。

（1）直接叩诊法（direct percussion）：评估者右手中间三手指并拢，用其掌面直接拍击被检查部位，借助于拍击的反响和指下震动感来判断病变情况的方法。适用于胸部和腹部病变范围较广的病变，如大量胸腔积液、腹水及气胸等。

（2）间接叩诊法（indirect percussion）：临床上应用最广泛的叩诊方法。评估者将左手中指第二指节紧贴于叩诊部位，其他手指稍微抬起，勿接触体表；右手指自然弯曲，用中指指端叩击左手中指末端指关节处或第二节指骨远端，因为此处易与被检查部位紧密接触，并对被检查部位的震动较敏感。叩击方向应与叩诊部位的体表垂直，力量适中，以腕关节与掌指关节的活动为主，动作灵活、短促、有弹性（图 3-2-3）。叩击后右手中指应立即抬起，以免影响对叩诊音的判断。同一部位叩诊可连续 2~3 下，若未获得明确印象，可再连续叩击 2~3 次。适用于确定脏器大小或界限。

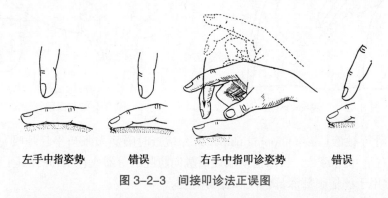

左手中指姿势　　　错误　　　右手中指叩诊姿势　　　错误

图 3-2-3　间接叩诊法正误图

2. 叩诊音（percussion sound）　指被叩击部位所产生的声响。由于被叩击部位组织或器官的致密度、弹性、含气量及与体表的距离的不同，叩击所产生的叩诊音会在频率、振幅、持续时间等不同，在临床上分为清音、浊音、鼓音、实音和过清音，见表 3-2-1。

表 3-2-1　叩诊音及其特点

叩诊音	音响强度	音调	持续时间	正常出现部位	临床意义
清音	强	低	长	正常肺部	无
浊音	较强	较高	较短	心、肝被肺覆盖部分	肺炎、肺不张
鼓音	更强	高	较长	肺泡区和腹部	气胸、肺空洞
实音	弱	高	短	心脏、肝	大量胸腔积液肺实变
过清音	最强	最低	最长	无	阻塞性肺气肿

（1）清音（resonance）：是一种音响较强、音调较低、振动时间较长的叩诊音，为肺部正常叩诊音，提示肺组织的弹性、含气量、致密度正常。

（2）浊音（dullness）：是一种与清音相比音响较弱、音调较高、振动时间较短的叩诊音。正常情况下，当叩诊被少量含气组织覆盖的实质脏器时产生。病理状态下，可见于肺炎引起的肺组织含气量减少。

（3）鼓音（tympany）：是一种较清音音响更强，振动时间也较长的叩诊音。正常情况下，在叩击含有大量气体的空腔脏器时产生，如胃泡区和腹部。病理状态下可见于肺内空洞、气胸、气腹等。

（4）实音（flatness）：是一种较浊音音响更弱、音调更高、振动持续时间更短的叩诊音。正常情况下，在叩击心和肝等实质脏器时产生。病理状态下可见于大量胸腔积液或肺实变。

（5）过清音（hyperresonance）：是一种介于鼓音和清音之间的叩诊音，与清音相比，音响更强、音调更低。正常成人不会出现的一种病态叩击音。临床上可见于肺组织含气量增多、弹性减弱时，如肺气肿。

3. 叩诊的注意事项

（1）保持环境安静，以免影响对叩诊音的判断。

（2）根据叩诊部位的不同，选取适当的叩诊体位。

（3）应充分暴露被检查部位，叩诊时注意对称部位的比较。

（4）叩诊时除关注叩诊音响的变化外，还应注意不同病灶震动感的差异。

（5）根据不同的检查部位、病变组织性质、范围大小或位置深浅等情况决定叩诊的力量。病灶范围小、部位浅表时宜轻叩；病灶范围大，部位深时需用中度力量叩诊。

（四）听诊

听诊（auscultation）是检查者利用听觉听取被检查者身体各部分发出的声音，判断其正常与否的检查方法。听诊在心和肺的检查中尤为重要。

1. 听诊方法　根据检查者是否使用听诊器，分为直接听诊法和间接听诊法。

（1）直接听诊法（direct auscultation）：检查者直接将耳朵贴于被检查者的体表上进行听诊，此方法可听见的体内声音很弱，目前只在一些特殊或紧急情况下使用。

（2）间接听诊法（indirect auscultation）：借助于听诊器的一种检查方法。此法方便，可以在任何体位时应用，而且对脏器活动的声音有一定的放大作用，听诊效果好。其应用范围广，除用于心、肺、腹的听诊外，还可听取身体其他部位的血管音、关节活动音、骨折面摩擦音等。

2. 听诊的注意事项

（1）环境应安静、避风、温暖，避免外界噪声以及寒冷致肌肉震颤产生的附加音，影响听诊效果。

（2）听诊器件应直接接触皮肤以便获得确切的听诊效果，切勿隔着衣服听诊。

（3）根据病情和听诊部位的不同，选取适当的体位。

（4）要正确使用听诊器，听诊前应注意检查听诊器，确保耳件方向正确，硬软管管腔通畅。

（5）注意力要集中，听诊肺部时要摒除心音的干扰，而在听诊心音时也需摒除呼吸音的干扰，必要时可要求病人控制呼吸配合听诊。

（五）嗅诊

嗅诊（olfactory examination）是检查者通过嗅觉辨别发自病人的异常气味与健康状况关系的一种方法。根据疾病的不同，来自病人皮肤、黏膜、呼吸道、胃肠道、排泄物、分泌物、脓液和血液等的气味其特点和性质也有差异，嗅诊可为临床诊断提供具有重要意义的信息。

临床常见的异常气味及其临床意义为：

（1）汗液：酸性汗液见于风湿热和长期服用水杨酸、阿司匹林等解热镇痛药病人；狐臭味见于腋臭病人。

（2）痰液：恶臭味痰液提示厌氧菌感染，见于支气管扩张或肺脓肿；血腥味见于大量咯血病人。

（3）呕吐物：酸臭味提示食物在胃内时间过长，见于幽门梗阻；粪臭味可见于长期剧烈呕吐或肠梗阻病人。

（4）粪便：腐败性臭味见于消化不良或胰腺功能不良病人；腥臭味粪便见于细菌性痢疾；肝腥味粪便见于阿米巴痢疾。

（5）尿液：浓烈氨味见于膀胱炎；鼠尿味见于苯丙酮尿症；腐臭味见于膀胱癌晚期。

（6）脓液：恶臭味可见于气性坏疽或厌氧菌感染可能。

（7）呼吸气味：刺激性蒜味见于有机磷杀虫药中毒；烂苹果味见于糖尿病酮症酸中毒；氨味见于尿毒症；肝腥味见于肝性脑病病人。

三、辅助检查

（一）实验室检查

实验室检查是运用实验室的方法及技术，对病人的血液、体液、分泌物、排泄物和组织细胞等标本进行检验，获取反映病原学、病理学和脏器功能状态等有关资料。为疾病的预防、诊断、治疗及预后评价等方面提供客观依据。

实验室检查是护理评估的一个重要组成部分。大部分实验室检查的标本需由护士去采集，标本的采集、储存、运送方法正确与否，可直接影响检验结果的准确性，因此护士必须正确掌握标本采集的原则、操作及注意事项，正确解释实验室检查结果，全面准确地评判病人的健康状况，确定护理诊断，制定相应的护理措施。

1. 血液一般检查　主要是对血液细胞成分的数量和质量进行检查，主要包括红细胞计数、血红蛋白浓度、血细胞比容、红细胞平均指数、白细胞总数及分类计数、血小板计数等。

（1）红细胞检查的临床意义

1）红细胞计数和血红蛋白测定：正常范围参考值见表3-2-2。常见的异常情况有：①红细胞和血红蛋白相对性增多：见于频繁呕吐、腹泻、大量出汗、大面积烧伤、尿崩症等。②红细胞和血红蛋白绝对性增多：见于生理性如胎儿及新生儿、高原地区居民；病理性如阻塞性肺气肿、肺源性心脏病、发绀性先天性心脏病以及真性红细胞增多症等。③红细胞和血红蛋白减少：生理性减少见于妊娠中后期和老年人；病理性减少如缺铁性贫血、再生障碍性贫血、溶血性贫血等。根据贫血的严重程度可将贫血分为轻度贫血：血红蛋白 <90g/L；中度贫血：血红蛋白 90~60g/L；重度贫血：60~30g/L，极度贫血：<30g/L。

表3-2-2　健康人群血红蛋白和红细胞参考值

人群	参考值	
	血红蛋白	红细胞数
成年男性	120~160g/L	$(4.0~5.5) \times 10^{12}/L$
成年女性	110~150g/L	$(3.5~5.0) \times 10^{12}/L$
新生儿	170~200g/L	$(6.0~7.0) \times 10^{12}/L$

2）红细胞形态学检查：正常红细胞呈双凹圆盘状，直径 6~9μm。红细胞形态学检查有助于对贫血的病因及鉴别诊断提供依据。

3）血细胞比容及红细胞平均指数：①血细胞比容测定：血细胞比容（hematocrit，HCT）主要用于诊断贫血及判断其严重程度。HCT 增高见于各种原因所致的血液浓缩、红细胞绝对增多；HCT 减少见于各种原因的贫血，将 HCT、RBC 及 Hb 结合起来，计算红细胞各项平均值可为贫血的鉴别诊断提供依据。②红细胞三种平均指数：根据平均红细胞容积（mean corpuscular volume，MCV），平均红细胞血红蛋白含量（mean corpuscular hemoglobin，MCH），平均红细胞血红蛋白浓度（mean corpuscular hemoglobin concentration，MCHC）可对贫血进行形态学分类，见表 3-2-3。

表 3-2-3　贫血的形态学分类

形态学分类	MCV（fl）	MCH（pg）	MCHC（g/L）	病因
正常细胞性贫血	80~100	27~34	320~360	再生障碍性贫血、急性失血、急性溶血、骨髓病性贫血
大细胞性贫血	>100	>34	320~360	恶性贫血、巨幼细胞贫血
小细胞低色素性贫血	<80	<27	<320	缺铁性贫血、铁粒幼细胞性贫血
单纯小细胞性贫血	<80	<27	320~360	慢性感染、炎症、肝病、尿毒症、恶性肿瘤所致的贫血

4）网织红细胞计数：网织红细胞（reticulocyte）参考值：百分数 0.5%~1.5%，绝对值（24~84）× 10^9/L；反映骨髓造血功能，增多常见于溶血性贫血、急性失血、缺铁性贫血；减少常见于再生障碍性贫血，同时可作为贫血治疗的疗效观察指标。

（2）白细胞检查的临床意义：各类白细胞正常百分数及绝对值见表 3-2-4。

表 3-2-4　各类白细胞正常百分数和绝对值

细胞分类	百分数（%）	绝对数（× 10^9/L）
中性粒细胞（N）	50~70	2~7
嗜酸性粒细胞（E）	0.5~5	0.05~0.5
嗜碱性粒细胞（B）	0~1	0~0.1
淋巴细胞（L）	20~40	0.8~4
单核细胞（M）	3~8	0.12~0.8

1）中性粒细胞（neutrophil，N）：①中性粒细胞增多：生理性，如新生儿、妊娠及分娩时、饱餐、剧烈运动、剧痛、激动、极度恐惧等；病理性，如急性感染尤其是急性化脓性感染、严重的组织损伤或坏死、急性大出血、急性中毒以及恶性肿瘤等。②中性粒细胞减少：某些感染如伤寒杆菌、流感、病毒性肝炎、风疹感染时；血液系统疾病如再生障碍性贫血、粒细胞缺乏症、部分急性白血病等；化学药物副作用或放射性损伤等；脾功能亢进；某些自身免疫性

疾病。

2）嗜酸性粒细胞（eosinophil, E）：①嗜酸性粒细胞增多：过敏性疾病如支气管哮喘、食物过敏、荨麻疹等；寄生虫病如血吸虫、钩虫等；皮肤病如湿疹、银屑病等；血液病如慢性粒细胞白血病、恶性淋巴瘤、嗜酸性粒细胞白血病等。②嗜酸性粒细胞减少：常见于伤寒、副伤寒、手术后、应用肾上腺皮质激素后。

3）嗜碱性粒细胞（basophil, B）：增多见于慢性粒细胞白血病、嗜碱性粒细胞白血病、骨髓纤维化等。

4）淋巴细胞（lymphocyte, L）：①淋巴细胞增多：生理性增多见于儿童期；病理性增多多见于某些细菌或病毒感染，如麻疹、风疹、流行性腮腺炎、病毒性肝炎、结核等；淋巴细胞性白血病、淋巴瘤；组织移植后的排斥反应。②淋巴细胞减少：主要见于放射病、免疫缺陷性疾病、长期应用肾上腺皮质激素或促肾上腺皮质激素。③异性淋巴细胞增多：见于传染性单核细胞增多症、流行性出血热、病毒性肝炎等。

5）单核细胞（monocyte, M）：增多见于某些感染如感染性心内膜炎、疟疾、肺结核和急性感染恢复期；某些血液病如单核细胞白血病、多发性骨髓瘤、淋巴瘤等。减少无临床意义。

（3）血小板计数的临床意义

1）血小板计数（platelet count, PLT）的参考范围：（100~300）× 10^9/L。

2）血小板减少：见于血小板生成减少如再生障碍性贫血、白血病、骨髓纤维化等；血小板破坏或消耗增多如特发性血小板减少性紫癜，弥散性血管内凝血等；血小板分布异常如肝硬化、输入大量库存血或血浆引起的血液稀释。

3）血小板增多：见于骨髓增生性疾病如慢性粒细胞白血病、真性红细胞增多症；反应性增多如急性或慢性炎症。

（4）出血与凝血检测

1）出血时间（bleeding time, BT）测定：指皮肤损伤出血到自然停止出血所需的时间。BT的长短主要反映血小板数量、功能及血管通透性、脆性的变化。①参考范围：出血时间测定器法：（6.9±2.1）分钟，超过9分钟为异常。②BT测定的临床意义：BT延长见于血小板数量减少或功能异常，如原发性和继发性血小板减少性紫癜、血小板无力症等；血管结构异常，如遗传性出血性毛细血管扩张症、尿毒症；严重缺乏凝血因子，如弥散性血管内凝血、血管性血友病。

2）凝血时间（clotting time, CT）测定：指离体血液发生凝固所需要的时间，判断内源性凝血机制有无异常。①参考范围：试管法4~12分钟；硅管法15~32分钟。②CT测定的临床意义：CT延长见于血友病、严重的肝损伤、弥散性血管内凝血、应用肝素等抗凝药物。CT缩短主要见于高凝状态、高血糖、高脂血症。

3）血浆凝血酶原时间（plasma prothrombin time, PT）测定：指在乏血小板血浆中加入Ca^{2+}和组织因子，测定其凝固所需要的时间，该试验常作为外源性凝血活性的综合筛查指标。①参考范围：11~13秒，超过正常对照组3秒以上有临床意义。②PT测定的临床意义：PT延长见于先天性Ⅰ、Ⅱ、Ⅴ、Ⅶ、Ⅹ凝血因子缺乏病、肝实质损伤、抗凝物质过多、阻塞性黄疸、维生素K缺乏等；PT缩短见于血液高凝状态，如DIC，心肌梗死，脑血栓形成等。

4）活化部分凝血酶原时间（activated partial thromboplastin time, APTT）测定：指在乏血

小板血浆中加入部分凝血活酶、Ca^{2+} 及解除因子的激活剂,观察凝固时间,该试验常作为内源性凝血活性的综合性筛查指标。①参考范围:32~43 秒,超过正常对照值 10 秒以上为异常。②APTT 测定的临床意义:APTT 延长见于先天性凝血因子异常,如血友病;后天性凝血因子缺乏,如严重肝病、维生素 K 缺乏、DIC 等;循环抗凝物增加,如系统性红斑狼疮。APTT 缩短可见于 DIC 高凝期及血栓性疾病。

2. 尿液检查

(1)一般性状检查

1)尿量:正常成人 24 小时尿量约为 1000~2000ml。测定尿量的临床意义为:

①增多:成人 24 小时尿量多于 2500ml 为多尿(polyuria)。生理性多尿见于饮水过多、精神紧张、使用利尿剂等;病理性多尿见于糖尿病、尿崩症、急性肾功能不全多尿期、慢性肾炎、慢性心力衰竭、高血压肾病等。②减少:成人 24 小时尿量少于 400ml 为少尿(oliguria);24 小时尿量少于 100ml 为无尿(anuria)。见于肾前性,如各种原因所致的休克、严重脱水、心力衰竭等;肾性,如急性肾小球肾炎、慢性肾炎急性发作、急性肾衰竭少尿期、慢性肾衰竭等;肾后性,如各种原因所致的尿路梗阻。

2)尿液外观:正常尿液为淡黄色至深黄色、清晰透明。观察尿液外观的临床意义为:①无色:见于尿量增多,如饮水或输液过多、尿崩症、糖尿病等。②深黄色:见于阻塞性黄疸及肝细胞性黄疸,为胆红素尿。服用呋喃唑酮、黄连素、大黄等药物后尿液也可呈深黄色。③淡红色或红色:为肉眼血尿,尿中含血量超过每升 1ml,常见于泌尿系统炎症、肾结核、肾肿瘤、肾或泌尿道结石、出血性疾病等。④茶色或酱油色:为血红蛋白尿,见于溶血性贫血、恶性疟疾、阵发性睡眠性血红蛋白尿、血型不合的输血反应等。⑤乳白色:脓尿和菌尿,见于肾盂肾炎、膀胱炎、尿道炎等;脂肪尿,见于肾病、挤压伤、骨折、肾病综合征等;乳糜尿,主要见于丝虫病。

3)尿液气味:正常尿液的气味来自发挥性酸和酯类,尿液久置后,尿素分解可产生氨臭味。新鲜尿液有氨味见于慢性膀胱炎及尿潴留;烂苹果味见于糖尿病酮症酸中毒;蒜臭味提示有机磷农药中毒;鼠臭味提示苯丙酮尿症。

(2)化学检查

1)尿液酸碱度:在普通饮食情况下约为 6.5,可在 4.5~8.0 之间波动。其临床意义为:①病理性酸性尿见于酸中毒、糖尿病、低钾血症、痛风、白血病等。②病理性碱性尿见于碱中毒、泌尿系感染、尿潴留、高钾血症、应用碱性药物等。

2)蛋白尿(proteinuria):指尿中蛋白的含量超过 150mg/24h。正常情况下蛋白尿定性试验为阴性;定量实验 <80mg/24h。其临床意义为:①生理性蛋白尿:见于剧烈活动、发热、受寒、精神紧张、交感神经兴奋引起的暂时性、轻度蛋白尿。②病理性蛋白尿:肾性蛋白尿包括肾小球性蛋白尿、肾小管性蛋白尿以及混合型蛋白尿;肾前性蛋白尿如本周蛋白及血红蛋白等;肾后性蛋白尿主要见于膀胱炎及尿道炎症等。

3)尿糖:正常人尿中可有微量葡萄糖。当血糖 >8.88mmol/L,超过肾糖阈,尿葡萄糖定性为阳性,称为葡萄糖尿(glucosuria)。正常情况下定性试验为阴性;定量为 0.56~5.0mmol/24h 尿。其临床意义为:①血糖增高性糖尿:常见于内分泌系统疾病,如糖尿病、甲状腺功能亢进、库欣综合征、嗜铬细胞瘤、肢端肥大症等。②血糖正常性糖尿:又称肾性糖尿,多见于慢性肾炎、肾病综合征、间质肾炎和家族性糖尿等。③暂时性糖尿:生理性糖尿,见于进食大量碳水化合物或静脉输注大量葡萄糖后；应激性糖尿见于脑血管意外、颅脑损伤、急性心肌梗死等时。

4）尿酮体：正常情况下为阴性。尿酮体阳性见于糖尿病酮症酸中毒；服用双胍类降糖药；高热、严重呕吐、腹泻、饥饿、酒精性肝炎、肝硬化等。

5）尿胆红素与尿胆原：正常情况下尿胆红素定性阴性；尿胆原定性为阴性或弱阳性。其临床意义为：①尿胆红素增加见于肝内外胆管阻塞，如胆石症、胰头癌、门脉周围炎等；肝细胞损害如病毒性肝炎、酒精性肝炎等；先天性高胆红素血症。②尿胆原增加见于肝细胞性黄疸和溶血性黄疸，减少见于阻塞性黄疸。

（3）显微镜检查

1）细胞：正常情况下红细胞：玻片法 0~3 个 /HP,定量检测 0~5 个 /μl；白细胞：玻片法 0~5 个 /HP；定量检测 0~10 个 /μl。其临床意义为：①红细胞：红细胞增多常见于急性肾小球肾炎、急进性肾炎、慢性肾炎、狼疮性肾炎、肾结石、泌尿系统肿瘤、急性膀胱炎、肾结核等。②白细胞：白细胞增多提示泌尿系统有化脓性炎症，如肾盂肾炎、膀胱炎。淋巴细胞白血病、肾移植术后尿中可见淋巴细胞增多。③上皮细胞：大量鳞状上皮细胞伴白细胞增多见于泌尿生殖系统炎症；移行上皮细胞可在肾盂、输尿管及膀胱颈部炎症时增多；肾小管上皮细胞见于急性肾小管坏死、肾移植排斥反应、慢性肾炎、肾梗死等。

2）管型（cast）：是尿液中的蛋白质、细胞或细胞碎片在肾小管、集合管中凝固而形成的圆柱状蛋白聚体。其临床意义为：①透明管型（hyaline cast）：偶见于正常人浓缩尿中。增多见于肾病综合征、急慢性肾炎、恶性高血压及心力衰竭等。②细胞管型（cellular cast）：红细胞管型可见于急性肾小球肾炎、慢性肾炎急性发作、急性肾小管坏死、肾出血、肾移植术后排斥反应等；白细胞管型多见于急性肾盂肾炎、间质性肾炎等；上皮细胞管型提示肾小管病变，如急性肾小管坏死等。③颗粒管型（granular cast）：见于慢性肾炎、肾盂肾炎或药物中毒等原因所致的肾小管损伤。④脂肪管型（fatty cast）：常见于肾病综合征、慢性肾炎急性发作及其他肾小管损伤性疾病。⑤蜡样管型（waxy cast）：提示严重的肾小管变形坏死，见于慢性肾小球肾炎晚期、肾功能不全及肾淀粉样变性等。⑥细菌管型（bacterial cast）：含有大量细菌、真菌、白细胞的管型，见于感染性肾疾病。⑦宽幅管型（broad cast）：又称肾衰竭管型，见于慢性肾衰竭病人，提示预后不良。

3）结晶体（crystal）：经常出现在新鲜尿中并伴有较多红细胞，应怀疑有结石可能；胆红素结晶见于阻塞性黄疸和肝细胞性黄疸；酪氨酸和亮氨酸结晶见于急性重型肝炎、白血病、急性磷中度；胆固醇结晶见于肾淀粉样变性、尿路感染及乳糜尿病人；磺胺类药物结晶见于大量服用磺胺药物者。

3. 粪便检查

（1）一般性状检查

1）量：正常人每日排便 1 次，排便量随进食量、食物种类及消化器官功能状态而异，约100~300g。

2）颜色与性状：正常成人的粪便排出时为黄褐色圆柱形软便，病理情况下有如下改变：①鲜血便：见于肠道下段出血性疾病，如直肠息肉、直肠癌、肛裂及痔疮等。②柏油样便：见于各种原因引起的消化道出血。服用药用炭、铋剂、铁剂时也可排除黑便，但无光泽且隐血试验阴性，应注意鉴别。③白陶土样便：见于各种原因所致的胆管阻塞。④细条样便：提示肠道狭窄,多见于直肠癌。⑤黏液脓血便:常见于结肠炎、细菌性痢疾、阿米巴痢疾、直肠癌等。⑥稀糊便或水样便:见于各种感染性和肺感染性腹泻。⑦米泔样便:呈白色淘米样,量大,见于霍乱和副霍乱。

3)气味:正常粪便中含有蛋白质的分解产物如吲哚、粪臭素及硫化氢等,故有臭味。粪便恶臭见于慢性肠炎、胰腺疾病、消化道大出血、结直肠癌溃烂等;血腥臭味见于阿米巴肠炎;酸臭味见于脂肪和糖类消化不良。

4)寄生虫体:肉眼可见蛔虫、蛲虫、绦虫,钩虫虫体在粪便冲洗过后可检查发现。

（2）显微镜检查

1)细胞:①红细胞:正常粪便中无红细胞,肠道下段炎症或出血时,如菌痢、肠炎、结肠直肠癌、直肠息肉等可见红细胞。②白细胞:正常粪便中无或偶见少量白细胞,主要为中性粒细胞。肠道炎症,如细菌性痢疾时白细胞可增多;过敏性肠炎,肠道寄生虫病病人粪便中可见嗜酸性粒细胞。③巨噬细胞:见于细菌性痢疾和溃疡性结肠炎。④肠黏膜上皮细胞:见于肠道炎症。

2)寄生虫卵及原虫:寄生虫卵见于寄生虫感染,常见的有蛔虫卵、血吸虫卵、钩虫卵、鞭虫卵、蛲虫卵等;肠道寄生原虫有阿米巴、鞭毛虫、孢子虫等。

3)食物残渣:观察粪便中的食物残渣,有助于了解消化功能。

（3）隐血试验:隐血试验(occult blood test, OBT)是指消化道少量出血时,粪便外观无异常改变,肉眼和显微镜不能证实的出血,需要用化学法或免疫法检测才能证实。正常情况下为阴性。隐血试验结果对消化道出血有重要诊断价值,消化道肿瘤如胃癌、结肠癌、直肠癌呈持续阳性,而消化道溃疡呈间歇阳性。

4. 痰液检查

（1）一般性状检查

1)痰量:正常人无痰或咳少量泡沫状痰。痰量增多见于慢性支气管炎、支气管扩张、肺脓肿、肺结核、肺炎等。

2)颜色:正常痰液为无色或灰白色。病理情况下痰色有以下改变:①红色或红棕色:血性痰见于肺癌、肺结核、支气管扩张等;粉红色泡沫样痰见于急性肺水肿;铁锈色痰见于大叶性肺炎、肺梗死。②黄色或黄绿色:见于化脓性支气管炎、金黄色葡萄球菌肺炎、支气管扩张、铜绿假单胞菌感染等。③棕褐色:见于阿米巴肺脓肿、慢性充血性心力衰竭肺淤血时。④灰色或黑色:见于锅炉工、矿工、长期吸烟者等。

3)性状:①浆液性痰:稀薄伴有泡沫,见于肺水肿。②黏液性痰:见于支气管炎、支气管哮喘、早期肺炎等。③脓性痰:见于呼吸道化脓性感染,如支气管扩张、肺脓肿及脓胸向肺组织溃破等。④血性痰:见于肺癌、肺结核、肺梗死、支气管扩张及急性肺水肿等。

4)气味:正常痰液无特殊气味。血性痰可带有血腥味;肺脓肿、晚期肺癌、支气管扩张合并厌氧菌感染时常有恶臭。

（2）显微镜检查

1)红细胞:见于呼吸道疾病及出血性疾病,如支气管扩张、肺结核、肺癌等。

2)白细胞:白细胞增多见于呼吸系统化脓性炎症、支气管哮喘、过敏性支气管炎、肺吸虫病等。

3)上皮细胞:见于慢性支气管炎。

4）肺泡巨噬细胞：吞噬炭末的炭末细胞见于各种尘肺或吸入较多烟尘者；吞噬含铁血黄素的心力衰竭细胞见于心力衰竭引起的肺淤血、肺梗死及肺出血。

5）寄生虫及虫卵：肺吸虫病病人可找到肺吸虫卵，阿米巴肺脓肿病人常可找到阿米巴滋养体。

6）脱落细胞：通过巴氏染色或 HE 染色，可发现肺癌病人痰中带有脱落的癌细胞，对肺癌有较大的诊断价值。

7）细菌：痰涂片革兰染色可检测细菌和真菌，抗酸染色可识别分枝杆菌；细菌培养和药物敏感试验结果可指导临床用药。

5. 脑脊液检查 脑脊液（cerebrospinal fluid，CSF）是来源于脑室和蛛网膜下腔的无色透明液体，正常成人脑脊液总量约为 120~180ml。血液和脑脊液之间的血脑屏障对物质的通透性具有选择性，并维持中枢神经系统内环境的相对稳定。病理状态下血脑屏障被破坏，脑脊液发生改变。脑脊液检查对中枢神经系统器质性病变的诊断具有重要意义。

（1）一般性状检查

1）颜色：正常脑脊液为无色透明液体。病理情况下有以下改变：①红色：常因出血引起，主要见于穿刺损伤、蛛网膜下腔出血和脑室出血。②黄色：见于脑及蛛网膜下腔陈旧性出血、椎管阻塞、多发神经炎、脑膜炎等。③乳白色：多因白细胞增多所致，常见于各种化脓性脑膜炎。④微绿色：见于铜绿假单胞菌、肺炎链球菌、甲型链球菌感染所致脑膜炎。⑤褐色或黑色：见于脑膜黑色素瘤等。

2）透明度：正常脑脊液清晰透明。其变化的临床意义为：①清晰透明或微浊：见于病毒性脑膜炎、流行性乙型脑炎、神经梅毒等，细胞数轻度增加。②毛玻璃样混浊：见于结核性脑膜炎，细胞数中度增加。③乳白色混浊：见于化脓性脑膜炎，细胞数明显增加。

3）凝固性：正常脑脊液不含纤维蛋白原，静置 24 小时不会凝固。急性化脓性脑膜炎静置 1~2 小时即可出现凝块或沉淀；结核性脑膜炎静置 12~24 小时可见液面有纤细的网状薄膜；蛛网膜下腔阻塞时，脑脊液因蛋白质含量显著升高，可呈黄色胶冻状。

（2）化学检查

1）蛋白质测定：正常情况下定性为阴性或弱阳性，定量腰椎穿刺 0.20~0.45g/L，小脑延髓池穿刺 0.10~0.25g/L，侧脑室穿刺 0.05~0.15g/L。其临床意义为蛋白质含量增加可见于：①经系统病变使血脑屏障通透性增加：化脓性脑膜炎时明显增加，结核性脑膜炎时中度增加，病毒性脑膜炎时轻度增加。②脑脊液循环障碍：如脑部肿瘤或椎管内梗阻等。③内免疫球蛋白合成增加：如神经梅毒、多发性硬化症等。

2）葡萄糖测定：正常范围为 2.5~4.5mmol/L（腰池）。脑脊液中的葡萄糖降低主要是由于病原菌分解葡萄糖所致，常见于中枢神经系统感染性疾病，如化脓性脑膜炎，糖含量可显著减少或缺如；结核性脑膜炎、隐球菌性脑膜炎的脑脊液糖含量亦有轻度降低；病毒性脑膜炎、脑脓肿时糖含量无显著变化。

3）氯化物测定：正常范围为 120~130mmol/L（腰池）。氯化物明显减少见于结核性脑膜炎；化脓性脑膜炎时减少不如结核性脑膜炎明显；非中枢系统疾病，如呕吐、腹泻、脱水等造成血氯降低时，脑脊液氯化物也可减少。

（3）显微镜检查

1）参考范围：正常脑脊液无红细胞，仅含少量白细胞，成人（0~8）×10^6/L，儿童

（0~15）×10^6/L。

2）临床意义：①化脓性脑膜炎：细胞数显著增加，主要以中性粒细胞为主。②结核性脑膜炎：细胞数中度增加，中性粒细胞、淋巴细胞及浆细胞同时存在。③病毒性脑炎、脑膜炎：细胞数仅轻度增加，以淋巴细胞为主。④新型隐球菌性脑膜炎：细胞数中度增加，以淋巴细胞为主。⑤脑膜白血病：细胞数可正常或稍高，以淋巴细胞为主，可找到白血病细胞。⑥脑室和蛛网膜下腔出血：为血性脑脊液，红细胞明显增加，还可见各种白细胞，以中性粒细胞为主。⑦脑寄生虫病：细胞数可升高，以嗜酸性粒细胞为主。

6. 浆膜腔积液检查 人体的胸腔、腹腔和心包腔统称为浆膜腔。生理状态下，腔内有少量液体，起润滑作用。病理情况下，浆膜腔内液体增多称为浆膜腔积液（serous membrance fluid）。

（1）一般性状检查

1）颜色：漏出液多为透明淡黄色；渗出液颜色随病因而变化，如红色多为血性积液，见于恶性肿瘤、结核性胸（腹）膜炎、风湿性及出血性疾病、外伤或内脏损伤等；淡黄色脓性见于化脓菌感染；绿色见于铜绿假单胞菌感染；乳白色系淋巴管阻塞引起。

2）透明度：漏出液多为清晰透明，渗出液因含有大量细胞、细菌等呈不同程度的混浊。

3）比重：漏出液比重多低于1.018，渗出液多高于1.018。

4）凝固性：漏出液中纤维蛋白原含量少，一般不易凝固；渗出液因含有纤维蛋白原等凝血因子、细菌和组织裂解产物，往往自行凝固或出现凝块。

（2）化学检查

1）黏蛋白定性试验：漏出液常为阴性，渗出液多为阳性。

2）蛋白质定量：漏出液蛋白质含量常 <25g/L，渗出液蛋白质含量常 >30g/L。

3）葡萄糖定量：漏出液中葡萄糖含量与血糖近似；渗出液中因含有细菌或细胞酶的分解作用，葡萄糖含量减少，尤其是化脓性细菌感染时明显减少甚至无糖；结核性与癌性含量常减少。

4）乳酸测定：有助于细菌感染与非细菌感染性积液的鉴别，乳酸含量 >10mmol/L 时，高度提示为细菌感染。

5）乳酸脱氢酶测定：化脓性胸膜炎乳酸脱氢酶活性显著升高，可达正常的 30 倍。癌性积液中度增高，结核性积液略高于正常。

（3）显微镜检查

1）细胞计数：漏出液白细胞数常 <100×10^6/L，渗出液白细胞数常 >500×10^6/L。

2）细胞分类：漏出液中细胞主要为淋巴细胞和间皮细胞。渗出液各种细胞增多的临床意义如下：中性粒细胞增多，见于化脓性积液及结核性积液的早期；淋巴细胞增多，常见于慢性炎症、结核性或癌性积液；嗜酸性粒细胞增多，常见于过敏性疾病或寄生虫病引起的积液。

3）脱落细胞检查：在浆膜腔中检出恶性肿瘤细胞是鉴别原发性或继发性癌肿的重要依据。

（4）漏出液与渗出液鉴别见表 3-2-5。

表 3-2-5 漏出液与渗出液的鉴别要点

项目	漏出液	渗出液
原因	非炎症所致	炎症、肿瘤、化学或物理性刺激
外观	淡黄、浆液性	不定，可为血性、脓性、乳糜性等
透明度	透明或微混	多混浊
比重	<1.018	>1.018
凝固性	不自凝	能自凝
黏蛋白定性	阴性	阳性
蛋白质定量	<25g/L	>35g/L
葡萄糖定量	与血糖相近	常低于血糖
细胞计数	常 $<100 \times 10^6$/L	常 $>500 \times 10^6$/L
细胞分类	以淋巴细胞为主	根据不同病因，分别以中性粒细胞或淋巴细胞为主
细菌学检查	阴性	可找到病原菌

7. 肾功能检查

（1）肾小球功能检查

1）内生肌酐清除率（endogenous creatinine clearance rate, Ccr）即单位时间内肾排出某物质的总量与同一时间该物质血浆浓度之比，用以测定肾小球滤过功能。正常情况下为80~120ml/min。其临床意义为：①判断肾小球损害的早期敏感指标：成人 Ccr<80ml/min 时提示肾小球滤过功能已有损害，但血肌酐、尿素氮仍可在正常范围。②评估肾功能损害程度：Ccr 51~70ml/min 为轻度损害；31~50ml/min 为中度损害；<30ml/min 为重度损伤；<20ml/min 为肾衰竭；<10ml/min 为终末期肾衰竭。③移植术是否成功的观察指标：移植术后 Ccr 会逐渐回升，若回升后又下降，提示发生排异反应。④指导临床治疗及护理：Ccr 30~40ml/min 时应限制蛋白质的摄入量；Ccr<30ml/min 时应用噻嗪类利尿剂常无效；Ccr<10ml/min 时应及早进行透析治疗。

2）血清肌酐（serum creatinine, Scr）：正常情况下为 59~104μmol/L。当肾小球滤过率（glomerular filtration rate, GFR）降至正常 1/3 时，Scr 明显升高，因此 Scr 增高是反映肾实质损害的中晚期指标。慢性肾衰竭时，Scr 可用于评价肾功能：肾衰竭代偿期，Scr<178μmol/L；肾衰竭失代偿期，Scr>178μmol/L；肾衰竭期，Scr>445μmol/L。

3）血清尿素氮（blood urea nitrogen, BUN）：正常情况下为 3.2~7.1mmol/L。血中尿素氮升高常见于：①器质性肾功能损害：各种肾脏疾病所致的慢性肾功能衰竭均可引起 BUN 增高。急性肾功能受损，GFR 降至 50% 以下，BUN 才升高，因此 BUN 不能作为早期肾功能指标。对于慢性肾衰竭病人，BUN 增高程度与病情一致，肾衰竭代偿期，BUN<9mmol/L，肾衰竭失代偿期 BUN>9mmol/L，肾衰竭期 BUN>20mmol/L。②肾前性因素：血容量不足，肾血流量减少，GFR降低，导致尿素排出减少，血中尿素浓度升高。见于大量腹水、脱水、心功能不全、肝肾综合征、急性失血等。③蛋白质分解或摄入过多：如消化道出血、甲状腺功能亢进、严重创伤、烧伤等。

（2）肾小管功能检查

1）肾脏浓缩和稀释试验：正常人 24 小时尿量为 1000~2000ml；昼尿量/夜尿量为（3~4）：1；夜尿量<750ml；尿液比重>1.020；最高与最低比重差>0.009。其临床意义为：

①少尿伴高比重：见于急性肾小球肾炎及血容量不足引起的肾前性少尿。②多尿伴低比重：24小时尿量超过2500ml,夜尿增多,低比重尿,提示远段肾单位的浓缩功能丧失,见于慢性肾炎、慢性肾盂肾炎、慢性肾衰竭等。

2）尿渗透压测定：正常情况下禁饮后尿渗量为600~1000mOsm/(kg·H_2O),平均800mOsm/(kg·H_2O);血浆渗量:275~305mOsm/(kg·H_2O),平均300mOsm/(kg·H_2O);尿渗量/血浆渗量为(3~4.5):1。其值可用于判断肾脏浓缩功能,禁饮尿渗量在300mOsm/(kg·H_2O)左右时称为等渗尿;<300mOsm/(kg·H_2O)为低渗尿;正常人禁饮8小时尿渗量<600mOsm/(kg·H_2O),尿/血浆渗量比值≤1,均提示肾浓缩功能障碍,见于慢性肾盂肾炎、多囊肾、尿酸性肾病等慢性间质性病变。

8. 肝功能检查

（1）蛋白质代谢检查

1）血清总蛋白(total protein, TP)、白蛋白(albumin, ALB)、球蛋白(globulin, G)、白蛋白与球蛋白比值(A/G)测定：正常情况下血清总蛋白60~80g/L,白蛋白40~55g/L,球蛋白20~30g/L,白蛋白与球蛋白比值(1.5~2.5):1。

其临床意义为：①血清总蛋白及白蛋白降低：见于白蛋白合成障碍,如各种肝炎、肝硬化、肝癌等慢性疾病引起的肝功能减退;蛋白质摄入不足或消化不良;蛋白质丢失过多,如肾病综合征、严重烧伤、急性大失血等;蛋白质消耗增加,如重症结核、甲亢、恶性肿瘤等。②血清总蛋白及球蛋白增高：见于慢性肝病,如自身免疫性肝炎、肝硬化、慢性酒精性肝炎等;M球蛋白血症,如多发性骨髓瘤、淋巴瘤等;自身免疫性疾病,如系统性红斑狼疮、风湿热、类风湿关节炎等;慢性炎症和慢性感染,如结核、疟疾、麻风病等。③A/G倒置：见于严重肝功能损伤及M蛋白血症,如中重度持续性肝炎、肝硬化、原发性肝癌等。

2）血清蛋白电泳测定：正常情况下白蛋白0.62~0.71,α_1球蛋白0.03~0.04,α_2球蛋白0.06~0.10,β球蛋白0.07~0.11,γ球蛋白0.09~0.18(醋酸纤维素膜法)。其临床意义为：①肝脏疾病：轻症急性肝炎时,电泳结果无明显变化,慢性肝病时,可见白蛋白、α_1、α_2、β球蛋白减少,γ球蛋白增加。②肝外疾病：肾病综合征表现为白蛋白浓度降低,α_2、β球蛋白显著增高;多发性骨髓瘤表现为β、γ球蛋白区出现单克隆区带;自身免疫性疾病表现为白蛋白浓度降低,γ球蛋白增高。

（2）胆红素代谢检查

1）血清总胆红素、直接胆红素与间接胆红素：正常情况下总胆红素(STB)3.4~17.1μmol/L;直接胆红素(CB)0~6.8μmol/L;间接胆红素(UCB)1.7~10.2μmol/L。根据其值可判断有无黄疸,鉴别黄疸类型见表3-2-6。

表3-2-6 三种黄疸的鉴别

分类	STB	CB	UCB	CB/STB	尿胆红素	粪便颜色
梗阻性黄疸	↑↑↑	↑↑↑	↑	>0.5	强+	变浅/白色
溶血性黄疸	↑↑↑	↑	↑↑↑	<0.2	−	加深
肝细胞性黄疸	↑↑↑	↑↑	↑↑	0.2~0.5	+	变浅/正常

注:↑↑↑表示明显增加;↑↑表示中度增加;↑表示轻度增加

2）血清总胆汁酸：正常情况下总胆汁酸 0~10μmol/L。胆汁酸增高见于急、慢性肝炎病人肝细胞有损伤或胆汁淤积时。

（3）血清酶学检查

1）血清转氨酶测定：用于肝脏检查的转氨酶主要是丙氨酸氨基转移酶（alanine aminotransferase，ALT）和天门冬氨酸氨基转移酶（aspartate aminotransferase，AST），为肝细胞受损时最灵敏的血清标志物。正常情况下 ALT 10~40U/L；AST 10~40U/L；ALT/AST ≤1。其临床意义为：①急、慢性病毒性肝炎，ALT 和 AST 显著增高。②非病毒性肝炎如脂肪肝、肝硬化、肝癌以及胆道疾病等，ALT 和 AST 也明显增高。③肝外组织存在实质性损害时，如心肌梗死、多发性肌炎、肺炎、肾炎、手术、外伤等，ALT 和 AST 也明显增高。

2）血清碱性磷酸酶（alkaline phosphate，ALP）测定：正常情况下为 30~120U/L（磷酸对硝基苯酚速率法）。其临床意义为：①生理性增高见于妊娠晚期和生长发育中的儿童，ALP 轻度增高。②肝胆疾病：胆道梗阻性疾病时 ALP 显著增高，以肝实质病变为主的肝胆疾病，如肝炎、肝硬化，ALP 轻度增高。③黄疸的鉴别诊断：阻塞性黄疸时 ALP 明显增高，ALT 仅轻度增高；ALT 活性很高，ALP 正常或稍高可能为肝性黄疸；溶血性黄疸时 ALP 可正常。④骨骼系统疾病如骨细胞瘤、骨折恢复期、佝偻病，内分泌系统疾病如甲状旁腺功能亢进、高维生素 D 血症，ALP 也明显增高。

3）血清 γ- 谷氨酰转移酶（gamma glutamyl transpeptidase，GGT）测定：正常情况下为 11~50U/L（硝基苯酚速率法 37℃）。其临床意义为：①原发性或继发性肝癌：GGT 显著增高，是肝癌诊断的重要标志物。②胆道梗阻：GGT 增高幅度与梗阻性黄疸程度平行。③肝炎及肝硬化：急慢性病毒性肝炎、进行性肝纤维化、肝硬化失代偿期 GGT 增高。④鉴别 ALP 增高来源：ALP、GGT 同时增高为肝病；ALP 增高，GGT 不增高为肝外疾病。

9. 临床常用生化检查

（1）血糖及代谢物检测

1）空腹血糖：正常情况下为 3.9~6.1mmol/L。其临床意义：①血糖增高见于糖尿病、皮质醇增多症、甲状腺功能亢进、嗜铬细胞瘤、应激性高血糖、高糖饮食、剧烈运动等。②血糖减低见于胰岛疾病如胰岛功能亢进、胰腺癌等；肝糖尿储存缺乏性疾病如肝硬化、肝癌、重症肝炎等；饥饿、急性酒精中毒等；肾上腺皮质功能减退、甲状腺功能减退等。

2）口服葡萄糖耐量试验：正常情况下空腹血糖 <6.1mmol/L；服糖后 30~60 分钟，血糖达峰值，<11.1mmol/L；2 小时 <7.8mmol/L；3 小时恢复至正常水平；尿糖均为阴性。其临床意义为：①空腹血糖 ≥7mmol/L（两次结果）、糖耐量试验峰值 ≥11.1mmol/L 时可诊断糖尿病。②空腹血糖为 6.1~7.0mmol/L，2 小时血糖为 7.8~11.1mmol/L 时为糖耐量受损。③糖耐量试验还受年龄、饮食、应激、药物等许多因素影响，应注意区别。

3）糖化血红蛋白测定：正常情况下为 4%~6%，糖尿病病人 >6.5%。糖化血红蛋白反映近 2~3 个月血糖的平均水平，可作为监测糖尿病病人血糖控制和诊断的标准之一。

（2）血清脂质及脂蛋白检测

1）血清总胆固醇（total cholesterol，TC）测定：正常情况下为 2.9~6.0mmol/L。其临床意义为：①TC 升高：胆固醇是动脉粥样硬化的重要危险因素，升高见于动脉粥样硬化所致的心、脑血管疾病，胆管梗阻、甲状腺功能减退、肾病综合征、糖尿病等。②TC 降低：见于肝硬化、恶性肿瘤、贫血、营养吸收不良、甲状腺功能亢进等。

2）血清甘油三酯（triglyceride，TG）测定：正常情况下≤1.70mmol/L。其临床意义为：①TG升高：TG是冠心病发病的危险因素之一，其升高可见于高脂蛋白血症、胆道梗阻、糖尿病、痛风、甲状腺功能减退、胰腺炎等。②TG降低见于低脂蛋白血症、营养不良、甲状腺功能亢进、严重肝脏疾病等。

3）血清高密度脂蛋白（HDL）与血清密度脂蛋白（LDL）测定：临床上一般检测HDL胆固醇（HDL-C）和LDL胆固醇（LDL-C）含量来反映脂蛋白水平。正常情况下HDL-C>1.04mmol/L；LDL-C<3.12mmol/L。HDL-C降低、LDL-C增高与冠心病发病呈正相关。

（3）心肌酶和心肌蛋白检测

1）肌酸激酶（CK）及其同工酶测定：肌酸激酶主要存在于骨骼肌、心肌及脑组织中。肌酸激酶有三种同工酶：CK-MM、CK-MB、CK-BB。正常情况下CK：男性38~174U/L，女性26~140U/L（酶偶联法37℃）；CK同工酶：CK-MM：94%~95%；CK-BB：极少或无；CK-MB：<5%。其临床意义为：①CK：是早期诊断急性心肌梗死的灵敏指标，溶栓治疗时CK值有助于判断溶栓后的再灌注情况；增高可见于进行性肌萎缩、病毒性心肌炎、脑血管意外等；减低见于长期卧床、甲状腺功能亢进、激素治疗等。②CK同工酶：CK-MM增高是检测肌肉损伤最敏感的指标；CK-BB增高与神经系统疾病的损伤严重程度、范围和预后成正比；CK-MB增高是诊断心肌梗死最灵敏、特异的指标。

2）乳酸脱氢酶（LD）及其同工酶测定：乳酸脱氢酶广泛存在于肝、心脏、骨骼肌、肾脏、肺、脾等组织细胞中。LD有LD_1、LD_2、LD_3、LD_4、LD_5五种同工酶。正常情况下LD：104~245U/L（连续检测法）；LD同工酶：$LD_2>LD_1>LD_3>LD_4>LD_5$。其临床意义：①LD增高见于心脏疾病、肝脏疾病、恶性肿瘤等。②LD同工酶：急性心梗以LD_1增高为主；肝脏疾病以LD_5增高为主；肺癌以LD_3增高为主；阻塞性黄疸以LD_4增高为主。

3）心肌肌钙蛋白测定：心肌肌钙蛋白包括心肌肌钙蛋白I（cTnI）和心肌肌钙蛋白T（cTnT），存在于心肌细胞胞质中。正常情况下cTnI：<0.2μg/L，>1.5μg/L可诊断AMI；cTnT：0.02~0.13μg/L，>0.5μg/L可诊断AMI。cTnI和cTnT是目前临床常用的诊断心肌损伤的指标。AMI发生4~6小时，不稳定性心绞痛发生微小心肌损伤时，cTnI和cTnT可增高。

（4）血清电解质

1）血清钾测定：正常情况下为3.5~5.3mmol/L。其临床意义为：①高钾血症见于肾上腺皮质功能减退、急慢性肾功能不全、少尿、大面积烧伤、严重溶血、挤压综合征、代谢性酸中毒、摄钾过多超出排钾能力等。②低钾血症见于钾摄入不足、严重腹泻、呕吐、肾上腺皮质功能亢进、代谢性碱中毒、使用排钾利尿药等。

2）血清钠测定：正常情况下为135~145mmol/L。其临床意义为：①高钠血症见于肾上腺皮质功能亢进、醛固酮增多症、尿崩症、严重脱水等。②低钠血症：肾性原因如肾功能损害时渗透性利尿、肾上腺功能低下及急、慢性肾衰竭等引起低钠血症；非肾性原因如呕吐、腹泻、大量出汗和烧伤等。

3）血清氯测定：正常情况下为96~106mmol/L。其临床意义为：①高氯血症见于低蛋白血症、腹泻、呕吐、大量出汗、呼吸性碱中毒、肾上腺皮质功能亢进、摄入过多等。②低氯血症见于摄入不足、呕吐、使用大量利尿剂致丢失过多、水摄入过多、呼吸性酸中毒、肾上腺皮质功能减退等。

4）血清钙测定：正常情况下为2.25~2.75mmol/L。其临床意义为：①高钙血症见于摄入过多、甲状旁腺功能亢进、服用维生素 D 过多、多发性骨髓瘤、骨转移癌等。②低钙血症见于摄入不足、甲状旁腺功能减退、维生素 D 缺乏、慢性肾炎、尿毒症、坏死性胰腺炎等。

（5）血气分析

1）血液 pH：正常情况下为 7.35~7.45。pH<7.35 为失代偿性酸中毒，pH>7.45 为失代偿性碱中毒。血液中 pH 可判断酸血症或碱血症，但不能区分是呼吸性或代谢性酸碱失衡。

2）动脉二氧化碳分压（$PaCO_2$）：正常情况下为 35~45mmHg。$PaCO_2$ 是酸碱平衡呼吸因素的唯一指标，当 $PaCO_2$>45mmHg，提示为呼酸代碱的呼吸代偿；$PaCO_2$<35mmHg，提示为呼碱代酸的呼吸代偿；$PaCO_2$>70mmHg 时可引起肺性脑病。

3）动脉氧分压（PaO_2）：正常情况下为 95~100mmHg。PaO_2 为 60~80mmHg 时提示轻度缺氧；PaO_2 40~60mmHg 时表明中度缺氧，提示呼吸衰竭；PaO_2<40mmHg 提示重度缺氧；当 PaO_2 降至 20mmHg 时生命难以维持。

4）动脉氧饱和度（SaO_2）：正常情况下为 95%~98%。SaO_2 可作为判断机体是否缺氧的一个指标，但其反映缺氧并不敏感，因 SaO_2 与 PaO_2 的关系曲线即氧离曲线呈 S 形。

5）碳酸氢盐（HCO_3^-）：正常情况下为 22~27mmol/L。HCO_3^- 反映代谢指标，是判断酸碱平衡的主要指标。HCO_3^-<22mmol/L，可见于代酸或呼碱代偿；HCO_3^->27mmol/L，可见于代碱或呼酸代偿。

6）剩余碱（BE）：正常情况下为 ±3mmol/L。BE>3mmol/L，提示代谢性碱中毒；BE 小于 −3mmol/L，提示代谢性酸中毒。

10. 临床常用免疫学检查

（1）血清免疫球蛋白检测：免疫球蛋白（immunoglobulin，Ig）是指在抗原刺激下，B 淋巴细胞分化成浆细胞合成并分泌具有抗体活性的蛋白质，可分为 IgG、IgA、IgM、IgD、IgE 五类。正常情况下 IgG 7.0~16.6g/L、IgA 0.7~3.5g/L、IgM 0.5~2.6g/L；ELISA 法：IgE 0.1~0.9mg/L（免疫浊度法）。其临床意义为：①IgG、IgA、IgM 均增高：见于各种慢性感染、慢性肝病、淋巴瘤和系统性红斑狼疮、类风湿关节炎等自身免疫性疾病。②单克隆性增高：某一种 Ig 增高，见于免疫增殖性疾病，各种过敏性疾病等。③Ig 减低：见于先天性免疫缺陷病、获得性体液免疫缺陷病、联合免疫缺陷病及长期使用免疫抑制剂的病人。

（2）血清补体检测

1）总补体溶血活性（CH_{50}）测定：正常情况下为 23~46IU/ml（脂质体免疫检测法）。补体在不同的自身免疫疾病可表现不同变化，补体测定可用于自身免疫疾病的诊断，也可作为某些疾病活动的指标。①总补体活性增高见于急性炎症、急性组织损伤、糖尿病、妊娠等。②总补体活性降低见于肾小球肾炎、自身免疫性疾病、感染性心内膜炎、病毒性肝炎和慢性肝病、重症营养不良等。

2）补体 C_3 和 C_4 测定：正常情况下 C_3：0.8~1.5g/L；C_4：0.2~0.6g/L。其临床意义为：①补体 C_3 和 C_4 增高见于全身性感染、风湿热、皮肌炎、心肌梗死、严重创伤等，属于急性反应蛋白，对疾病的诊断无特异性。②补体 C_3 和 C_4 降低见于大多数急性肾小球肾炎、狼疮性肾炎、慢性活动性肝炎、系统性红斑狼疮、类风湿关节炎等。

（3）肿瘤标志物检测

1）癌胚抗原：正常情况下 <5ng/ml。癌胚抗原属于广谱的肿瘤标志物，增高见于胰腺癌、结肠癌、直肠癌、乳腺癌、胃癌、肺癌等。

2）甲胎蛋白（AFP）：正常情况下 <25ng/ml。增高见于原发性肝细胞癌，AFP>300ng/ml 有诊断意义。增高还见于生殖细胞癌、胚胎细胞癌、胃癌、胆道癌、胰腺癌等。

3）癌抗原 15-3（CA15-3）测定：正常情况下 <25U/ml。乳腺癌的首选标志物，增高还见于肺癌、卵巢癌、肺腺癌、肾癌、结直肠癌等。

4）癌抗原 125（CA125）测定：正常情况下 <35U/ml。卵巢癌，阳性率可达 61.4%，增高还见于其他恶性肿瘤如肺癌、胰腺癌、乳腺癌、肝癌、肠道癌等。

5）癌抗原 19-9（CA19-9）测定：正常情况下 <37U/L。增高主要见于消化道恶性肿瘤如胰腺癌、结肠癌、肝癌等。

（4）自身抗体检测

1）类风湿因子（rheumatoid factor, RF）测定：正常情况下 <1∶10 阴性。类风湿关节炎，阳性率可达 80%，增高还见于其他自身免疫性疾病以及某些感染性疾病如结核病、感染性心内膜炎、传染性单核细胞增多症等。

2）抗核抗体（antinuclear antibody, ANA）测定：正常情况下 <1∶100 阴性。ANA 阳性提示自身免疫性疾病的可能，如系统性红斑狼疮、自身免疫性肝病、桥本甲状腺炎等，同时 ANA 检测对风湿性疾病的诊断及鉴别有重要意义。

3）抗双链 DNA 抗体（dsDNA）测定：正常情况下 <1∶10 阴性。抗 dsDNA 阳性见于活动期 SLE，尤其是合并有狼疮性肾炎者，阳性率 70%~90%，特异性高，是诊断 SLE 的重要指标之一。

（5）病毒性肝炎标志物检测

1）甲型肝炎病毒抗体（HAV）检测：正常情况下为阴性。IgM 型抗体是 HAV 急性感染早期诊断的特异性指标；IgG 型抗体提示曾感染过 HAV，可用于流行病学调查。

2）乙型肝炎病毒抗体（HBV）检测：目前检测的 HBV 特异性血清标志物主要有 HBsAg、抗 HBs、HBeAg、抗 HBe、抗 HBc-IgM 和抗 HBc-IgG。正常情况下为阴性。其临床意义：①HBsAg 阳性提示为急性乙肝潜伏后期或 HBsAg 携带者，是传染性标志之一。②抗 HBs 为乙型肝炎恢复或痊愈的标志，提示机体已产生免疫力。③HBeAg 阳性是病毒复制、传染性强的标志。④抗 HBe 阳性提示肝炎病情好转、传染性减低，持续阳性可能是慢性迁延或恶变的信号。⑤抗 HBc-IgM 阳性提示近期感染 HBV，是 HBV 复制和传染性强的重要血清标志物。⑥HBc-IgG 是感染过 HBV 的标志，对机体无保护作用。

3）丙型肝炎病毒抗体（HCV）检测：正常情况下为阴性。主要用于献血员的筛查，诊断慢性丙型肝炎、丙型肝炎亚临床型或隐性感染者、肝硬化的辅助检查指标。

（6）感染免疫检测

1）梅毒螺旋体抗体检测：正常情况下为阴性。梅毒螺旋体反应素实验是非特异性的定性实验，某些疾病如麻风、病毒性肝炎可能出现假阳性，因此在定性试验阳性的情况下需进行确诊实验，结合临床综合情况，诊断梅毒。

2）艾滋病血清学检测：正常情况下筛选试验及确诊试验均为阴性。主要用于 HIV 感染的辅助诊断。其筛选试验灵敏度高，但特异性不高，因此在筛选试验阳性时应用确诊试验证实。

（二）心电图检查

1. 心电图基本知识

（1）心电图原理：心脏机械收缩前产生电激动，电激动产生微小电流可经人体组织传导到体表,心电图是利用心电图机从体表将心脏每一心动周期所产生的电活动放大并描记成的曲线图形。

（2）心电图导联体系:在人体不同部位放置电极,并通过导联线与心电图机相连,这种记录心电图的电路连接方法称为心电图导联。电极位置和连接方法不同,可组成不同的导联。目前临床上最普遍应用的是常规12导联体系。

1）肢体导联:肢体导联（limb leads）,包括标准导联Ⅰ、Ⅱ、Ⅲ和加压肢体导联aVR、aVL、aVF。标准导联为加压双极肢体导联,反映两个肢体之间的电位差变化。加压肢体导联属单极导联,基本上代表正极（探查电极）所放部位的电位变化。

肢体导联电极主要放置于右臂（R）、左臂（L）、左腿（F）,连接此三点即成为所谓Einthoven三角,其中心点相当于中心电端。

在每一个标准导联正负极间均可画出一假想的直线,称为导联轴。为便于表明6个导联轴之间的方向关系,将Ⅰ、Ⅱ、Ⅲ导联的导联轴平行移动,使之与aVR、aVL、aVF的导联轴一并通过坐标图的轴中心点,便构成额面六轴系统（hexaxial system）。额面六轴系统主要用于判断肢体导联的心电图图形及测定心脏额面心电轴。

2）心前区导联:心前区导联,也称胸导联（chest leads）属单极导联,反映检测部位的电位变化,包括V_1~V_6导联。其检测的正电极应安放于胸壁规定部位,V_1导联置于胸骨右缘第4肋间;V_2导联置于胸骨左缘第4肋间;V_3导联置于V_2和V_4连线中点;V_4导联置于左锁骨中线与第5肋间交点;V_5导联置于左腋前线与V_4同一水平处;V_6导联置于左腋中线与V_4同一水平处。另将肢体导联3个电极分别通过5K电阻与负极连接构成中心电端（central terminal）,此连接方式可使该处电位接近零电位且较稳定。

临床上,为诊断后壁心肌梗死,还常选用V_7~V_9导联,V_7位于左腋后线V_4水平处;V_8导联位于左肩胛骨V_4水平处;V_9位于左脊旁线V_4水平处。小儿心电图或怀疑右心病变有时需要选用V_{3R}~V_{6R}导联,即电极放置右胸部与V_3~V_6对称处。

（3）心电向量与心电图

1）心电向量:向量又称矢量,用箭头表示,箭杆长短表示大小。心肌细胞在除极或复极时产生电偶,电偶的移动是具有大小方向的,这种既具有强度,又具有方向性的电位幅度称心电向量。

2）瞬间综合心电向量:心脏电激动过程中产生许多方向大小各不相同的心电向量,可以按照下列原理将它们合成为综合心电向量:同一轴的两个心电向量的方向相同者,其幅度相加;方向相反者则相减;两个心电向量的方向构成一定角度者,则可应用合力原理的平行四边形法取其对角线为综合向量。

可以认为,由体表所采集到的心电变化是全部参与电活动心肌细胞的电位变化按上述原理所综合的结果,其强度与下列因素有关:与心肌细胞数量（心肌厚度）成正比关系;与探查电极位置和心肌细胞之间的距离成反比关系;与探查电极的方位和心肌除极的方向所构成的角度有关,夹角越大,心电位在导联上的投影越小,电位越弱。

正常心室除极始于室间隔中部,自左向右除极,随后左右心室游离壁从心内膜朝心外膜方向除极,左心室基底部与右心室肺动脉圆锥部是心室最后除极部位。心室肌的这种规律的除极顺序,对于理解不同电极部位QRS波形态的形成颇为重要。

（4）心电图各波段的组成与命名:正常心脏电活动源于窦房结,兴奋心房的同时,激动经结间束传导至房室结,然后沿希氏束→左、右束支→浦肯野纤维顺序传导,最后兴奋心室。这种先后有序的电激动的传播,引起一系列电位改变,形成了心电图上的相应的波段,分别称为 P 波、QRS 波群、T 波、U 波和 P-R 间期、ST 段、Q-T 间期(图 3-2-4)。

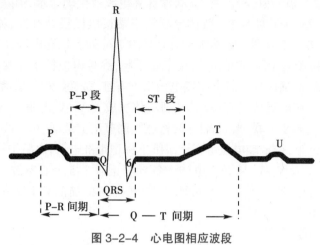

图 3-2-4 心电图相应波段

1)P 波:心动周期最早出现的振幅较小的波,反映心房的除极过程,P 波起始部反映右心房除极,终末部反映左心房除极,中间部反映左右心房除极。

2)PR 段:实为 PQ 段,传统称为 PR 段。自 P 波终点至 QRS 波群起点间的线段。反映心房复极过程及房室结,希氏束,束支的电活动。

3)P-R 间期:自 P 波起点至 QRS 波群起点间的线段,包括了 P 波和 PR 段。反映自心房开始除极至心室开始除极的时间。

4)QRS 波群:为振幅最大的波群,反映心室除极的全过程。

5)J 点:QRS 波群与 S-T 段的交点,用于 S-T 段偏移的测量。

6)ST 段:自 QRS 波群中点至 T 波起点间的波形,反映心室缓慢复极过程的电位变化。

7)T 波:是 S-T 段后一个较大的波,反映心室快速复极过程的电位变化。

8)Q-T 间期:自 QRS 波群起点至 T 波终点的水平距离,反映心室开始除极至心室复极完毕全过程的时间。

9)u 波:是 T 波之后,出现的振幅较小的波,反映心室后继电位,其产生机制尚不清楚。

2. 正常心电图

(1)心电图的操作

1)常规心电图操作前准备:①用物准备:心电图机及其导联线、心电图纸、电源线、生理盐水棉球或导电胶、污物盘、必要时备大毛巾,并确保心电图机可正常使用。心电图机根据其可同步记录的心电图导联数分为:单导联和多导联(包括 3、6、12 导联)心电图机,目前临床比较常用的是十二导联心电图机。②病人准备:核对病人床号、姓名,解释操作目的;检查电极安置部位的皮肤及毛发,如污垢或毛发过多应先清理,消除皮肤阻力,减少伪差;嘱病人检查前充分休息,检查时采取仰卧位,平静呼吸、放松肢体,记录过程中不要移动肢体。③环境准备:室内要求保暖,避免寒冷引起的肌电干扰;检查床宽度不应窄于 80cm,避免肢体紧张引起的肌电干扰;心电图机的电源线应尽可能远离检查床和导联线,检查床旁不要摆放其他电器及穿行的电源线。

2）心电图操作：①接通电源，设置心电图机：连接心电图机电源线，打开电源，选择交流电源，检查机器性能及导线，校准标准电压与走纸速度（走纸速度 25mm/s，定准电压 10mm/mV）。②安置电极：在电极安置部位，涂抹导电胶或生理盐水，消除皮肤阻力，减少伪差。具体安置方法为：①肢体导联：肢体导联线末端接电极板处有红、黄、绿、黑标志。在病人两侧腕关节上方约 3cm 处，及两侧内踝上方约 7cm 处涂抹导电胶，将各个肢体导联连接紧密（红色电极接于右手腕，黄色电极接于左手腕，绿色电极接于左踝，黑色电极接于右踝）。②心前区导联：心前区导联线末端接电极板处有红、黄、绿、褐、黑、紫颜色标志，分别对应代表 $V_1 \sim V_6$ 导联。在电极放置部位涂抹电胶，依次放置 $V_1 \sim V_6$ 导联。③描计各导联心电图：按导联切换键，选择 I 导联，按 check 键，将热笔调节至记录纸中间，按 start 键，开始描记图形。I 导联描记结束，按定准电压键在记录纸上标记定准电压，之后按 stop 键。依次记录 II、III、aVR、aVL、aVF 及 $V_1 \sim V_6$ 导联心电图。各导联记录 3~5 个心室波。准确记录描记结束时间。如为多导心电图机，则按其不同要求进行心电图的描记。④整理用物：关闭心电图机，拔下电源，整理电极板与导联线。

3）描记心电图记录纸

（2）心电图测量

1）心电图纸：心电图直接描记在由横线与纵线交织形成小方格的心电图记录纸上，小方格边长均为 1mm。①横向距离：代表时间，用以计算各波和各间期所占的时间，目前一般采用 25mm/s 的走纸速度描记心电图，每小横格（1mm）相当于 0.04 秒。②纵向距离：代表电压，用以计算各波振幅的高度或者深度。当定标电压调整到 1.0mV 时，每一小纵格相当于 0.1mV 电压。

2）心率的测量：测量心率时，常常先测 R-R 间期或 P-P 间期。前者是相邻两个 R 波顶点间的距离，后者是相邻两个 P 波起点间的距离，正常情况下 R-R 间期与 P-P 间期相等。①心律规则时每分钟心率等于 60/R-R 或 P-P 间期（秒），也可用心率测量尺或查表获得。②心律不规则时测量 5 个 R-R 或 P-P 间期，取其平均值代入上述公式或查表获得。③估算心率，根据 R-R 或 P-P 间期所占大格数（每格 0.2 秒）估算心率，心率 =300/ 大格数。

3）各波段的测量：主要测量各波、段、间期的电压和时间，测量工具是分规。

4）平均心电轴：指心室除极过程中全部瞬间综合向量的综合，代表整个心室机除极向量在额面上方的方向和大小，其投影正常情况下指向左下。左心室肥大、左前分支阻滞等可使心电轴左偏；右心室肥大、左右分支阻滞等可使心电轴右偏；不确定电轴可以发生在正常人，也可见于某些病理情况，如肺心病、冠心病、高血压等。

（3）正常心电图各波段的特点和正常范围

1）P 波：为心房除极波，主要观察位置、形态、时间和振幅。①位置：一定在 QRS 波群之前；②形态：呈光滑圆钝形，可有轻度切迹。因心房除极的综合向量指向左、前、下，故 P 波在 I、II、aVF 及 $V_4 \sim V_6$ 导联直立，在 aVR 导联绝对倒置，其余导联可直立、低平、双向或倒置；③时间 <0.12 秒；④电压在肢体导联 <0.25mV，胸导联 <0.20mV。

2）P-R 间期：正常成年人范围为 0.12~0.20 秒。随年龄、心率变化，年龄增大或者心率减慢，P-R 间期延长，但正常情况下不超过 0.22 秒。

3）QRS 波群：为心室除极波，心室除极的综合向量指向左、后、下。①时间：正常成人 QRS 时间多为 0.06~0.10 秒，最宽不超过 0.12 秒。②波形和振幅：胸导联的形态变化较有规律，从 V_1~V_5 导联 R 波逐渐增高，S 波逐渐变小。V_1、V_2 导联 R/S<1，多呈 rS 型，不应有 q 波，可呈 QS 型，V_1 导联的 R 波不超过 1.0mV。V_5、V_6 导联 R/S>1，可呈 qR、qRs、Rs 或 R 型，R 波振幅不超过 2.5mV。V_3 导联 R/S 大致等于 1。肢体导联形态变化较大，Ⅰ、Ⅱ、Ⅲ 导联主波一般向上，Ⅰ 导联的 R 波 <1.5mV，aVR 导联主波向下，可呈 QS、rS、rSr 或 Qr 型，R 波不超过 0.5mV。aVL、aVF 导联变化较多，可呈 qR、Rs、R 或 rS 型，aVL 的 R 波 <1.2mV，aVF 的 R 波 <2.0mV。在主波向上的导联中，Q 波电压应小于同导联 R 波的 1/4，时间 <0.04 秒。6 个肢体导联中每个 QRS 波群的正向波与负向波的绝对值相加，均 <0.5mV，6 个胸导联中每个 QRS 波群的正向波与负向波的绝对值相加均 <0.8mV，称为低电压。

4）J 点：是 QRS 波群终末与 ST 段起始的交接点，多在等电位线上，可随 ST 段移位而偏移。

5）ST 段：正常的 ST 段多为一电位线，可有轻微偏移。ST 段抬高，V_1、V_2 导联不超过 0.3mV，V_3 导联不超过 0.5mV，V_4~V_6 和肢体导联不超过 0.1mV。ST 段下移，各导联均不能超过 0.05mV。

6）T 波：是心室复极波。①形态：T 波圆钝，占时较长，波形不对称，为前肢较长后肢较短的波形。②方向：T 波方向常与 QRS 波群主波方向一致。Ⅰ、Ⅱ、V_4~V_6 导联直立，aVR 导联倒置，其他导联可直立、倒置或双向。③振幅：在以 R 波为主的导联中，T 波电压不应低于同导联 R 波的 1/10，也不应高于同导联 R 波。T 波在胸导联有时可高达 1.2~1.5mV 属正常。

7）Q-T 间期：Q-T 间期代表心室除极，复极的总时间。Q-T 间期的长短与心率快慢相关，心率快则 Q-T 间期短，反之则长。正常心率时，Q-T 间期在 0.32~0.44 秒之间。由于 Q-T 间期受心率影响很大，所以常用校正的 Q-T 间期（Q-Tc）。Q-Tc 就是 RR 间期为 1 秒（心率 60 次 / 分）时的 QT 间期。正常 Q-Tc ≤0.44 秒。

8）U 波：出现在 T 波之后 0.02~0.04 秒，方向多与 T 波一致。电压低，肢体导联一般 <0.05mV，胸导联可达 0.2~0.3mV 左右。

3. 常见异常心电图

（1）心房与心室肥大：是由心房心室容量负荷、压力负荷过重引起的，是器质性心脏病的常见表现，当房室肥大发展到一定程度时，会引起心电图的相应改变，心电图对诊断心房、心室肥大，有一定的临床应用价值。

1）心房肥大：左右心房除极形成 P 波，右房激动在先，形成 P 波的前、中部分。左房激动在后，形成 P 波的中后部分。心房肥大时，心电图主要表现为 P 波的形态、时间及电压异常。心房肥大主要有以下三种类型：①右心房肥大：右心房肥大时，其延长的除极时间与左心房除极时间重叠，故 P 波时间正常，振幅增高。心电图表现为：肢体导联 P 波形态高尖，尤以 Ⅱ、Ⅲ、aVF 导联最为突出，电压 ≥0.25mV；V_1、V_2 导联 P 波直立，电压 ≥0.15mV，若双向，电压的算术和 ≥0.2mV。右房肥大常见于肺心病、肺动脉高压等，该 P 波又称为"肺型 P 波"（图 3-2-5）。②左心房肥大：左心房肥大主要表现为 P 波时间延长，具体表现为：P 波时间 ≥0.12 秒，常呈双峰形，峰距 ≥0.04 秒，尤以 Ⅰ、Ⅱ、aVL 导联改变明显。该 P 波又称为二尖瓣型 P 波（图 3-2-6）。左心房肥大多见于风湿性心脏病、二尖瓣狭窄、高血压、肥厚性心肌病等。③双心房肥大：双心房肥大表现为 P 波时间与电压均超出正常范围。P 波增宽≥0.12 秒，其振幅≥0.25mV，P 波高大、增宽，呈双峰形，上下振幅均超过正常范围，多见于较严重的先心病。

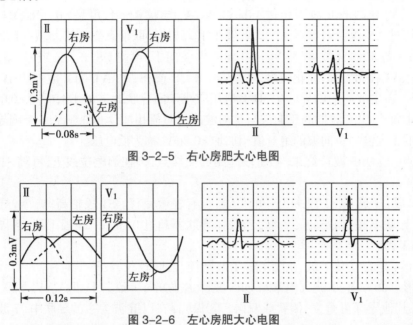

图 3-2-5　右心房肥大心电图

图 3-2-6　左心房肥大心电图

2）心室肥大，包括心室肥厚和扩大，是器质性心脏病的常见后果。心电图主要表现为电轴偏移，QRS 波群电压及形态的变化，ST-T 改变。心室肥大主要有以下三种类型：①右心室肥大：正常右心室位于心脏的右前方，右心室肥大的除极向量多偏向右前方，心电图表现如下：QRS 波群形态及电压的改变或右心室高压；心电轴右偏；QRS 波群时限多正常；ST-T 在 $V_1 \sim V_3$ 导联 ST 段下移，伴 T 波双相或倒置。当右心室高电压同时伴有 ST-T 改变时，称为右心室肥大伴劳损（图 3-2-7）。心电图对诊断右心室肥大准确性较高，敏感性较低，但一旦出现典型的右心室肥大心电图表现，则表示右心室肥大已相当显著。右心室肥大多见于肺源性心脏病、先天性心脏病房间隔缺损、风心病二尖瓣狭窄等。②左心室肥大：正常左心室位于心脏左后方，左心室肥大时，心室除极向量向左后增大。心电图表现为 QRS 波群电压升高或左心室高电压；心电轴左偏；QRS 波群时间延长至 0.10~0.11 秒，但一般<0.12 秒；ST-T 在以 R 波为主的导联 ST 段下移达 0.05mV 以上，在以 S 波为主的导联中 T 波直立。伴 ST-T 改变者，称为左心室肥大伴劳损（图 3-2-8）。左心室肥大多见于高血压、冠状动脉粥样硬化心脏病、风湿性心脏病及某些先天性心脏病。③双侧心室肥大：表现为大致正常心电图，这是因为左右心室均增大的心电向量相互抵消；一侧心室肥大心电图，多呈现左心室肥大图形，右心室肥大往往被掩盖；双侧心室肥大心电图，兼有左，右心室肥大的心电图特征。多见于各种心脏病的晚期。

（2）冠状动脉供血不足

1）典型表现为：①缺血性心电图表现：T 波高大直立；T 波倒置；T 波低平或双向。②损伤型心电图改变：ST 段压低；ST 段抬高。

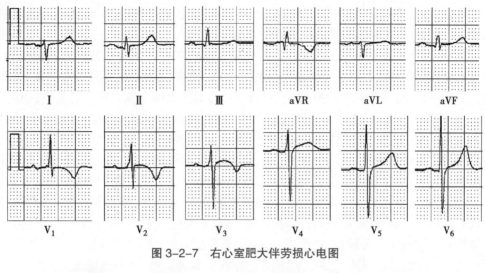

图 3-2-7　右心室肥大伴劳损心电图

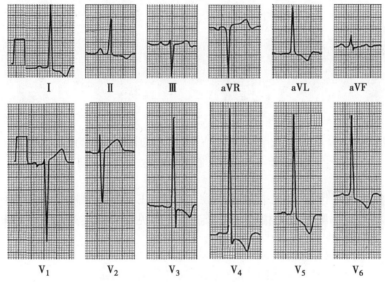

图 3-2-8　左心室肥大伴劳损心电图

2）临床意义：冠状动脉供血不足,心电图可仅仅表现为 ST 改变或 T 波改变,也可以同时出现 ST-T 改变。临床上约 50% 的冠心病病人未发生心绞痛时,心电图可以正常,而仅在心绞痛发作时才记录到 ST-T 动态改变。约 10% 的冠心病病人在心绞痛发作时心电图仍正常或仅有轻度 ST-T 变化。因此临床诊断冠心病心绞痛时,除了心电图,还需结合其他临床资料。ST-T 改变除冠心病外,还可见于心肌炎、心肌病、心包炎、低钾、高钾血症等电解质紊乱、药物影响,此外,心室肥大、束支传导阻滞、预激综合征等也可引起继发性 ST-T 改变。

（3）心肌梗死：绝大多数心肌梗死是由冠状动脉粥样硬化引起的,局部心肌因为严重持久的缺血而坏死,心肌梗死发生时,相关导联常有一系列规律性演变的特征性心电图表现。

1）基本图形：当局部心肌发生梗死时,相关导联可出现缺血、损伤、坏死的三种类型的心电图图形。①缺血型改变：主要为 T 波改变,其特征与心肌缺血的心电图改变相似。为急性心肌梗死最早期的表现。②损伤性改变：缺血时间延长,程度加重,主要表现为面向损伤心肌的导联 ST 段逐渐抬高,并与 T 波融合。③坏死性改变:损伤进一步加重,心肌细胞变性坏死,表现为面向坏死区的导联出现异常 Q 波。

2)心肌梗死的图形演变及分期:心肌梗死心电图表现可分为 Q 波性心肌梗死和无 Q 波性心肌梗死。Q 波性心肌梗死的演变过程分为超急性期、急性期、亚急性期和陈旧期四个阶段。①超急性期:急性心肌梗死发生数分钟后,心电图表现为直立高大的 T 波;迅速出现 ST 段呈上斜型或弓背向上型抬高,与高耸直立 T 波相连;QRS 振幅增高并轻度增宽;无异常 Q 波。②急性期:开始于梗死后数小时或数日,可持续 3~6 周。心电图呈一个动态演变过程,ST 段呈弓背向上抬高,可与 T 波形成单向曲线,继而逐渐下降;在高耸 T 波开始降低后即可出现异常 Q 波;T 波由直立开始倒置,并逐渐加深。③亚急性期:出现于梗死后数周至数月,一般持续 3~6 个月。心电图表现为坏死型 Q 波持续存在;缺血型 T 波由倒置较深逐渐变浅;抬高的 ST 段恢复至基线。④陈旧期:出现于梗死后 3~6 个月,心电图表现为 ST 段和 T 波恢复正常或 T 波持续倒置、低平;残留下坏死型 Q 波(图 3-2-9)。由于近年溶栓、抗栓或介入性治疗的广泛应用,急性心肌梗死的病程被显著缩短,可不再呈现上述典型的演变过程。

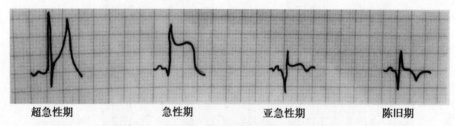

| 超急性期 | 急性期 | 亚急性期 | 陈旧期 |

图 3-2-9 Q 波性心肌梗死的演变过程及分期

3)心肌梗死的定位诊断:心肌梗死的定位诊断,主要根据异常 Q 波的特征性心电图改变,出现在代表心脏不同部位的相应导联来进行。常见的心肌梗死部位与导联的对应关系见表 3-2-7。

表 3-2-7 心电图导联与心室部位及冠状动脉供血区域的关系

导联	心室部位	供血的冠状动脉
V_1~V_3	前间壁	左前降支
V_3~V_5	前壁	左前降支
I、aVL、V_5、V_6	侧壁	左前降支或左回旋支
V_1~V_5	广泛前壁	左前降支
II、III、aVF	下壁	右冠状动脉或左回旋支
V_7~V_9	正后壁	左回旋支或右冠状动脉
V_{3R}~V_{4R}	右心室	右冠状动脉

(4)心律失常:正常心脏激动起源于窦房结,并按一定的速度、顺序沿传导系统下传,先后激动心房、心室,使房室协调地收缩舒张,完成心脏泵血功能。各种原因引起心脏激动的

起源异常或传导异常,称为心律失常。心电图是诊断心律失常最简便、精确的方法。分为激动起源异常,包括窦性心律失常和异位心律;激动传导异常,包括传导障碍和传导途径异常。激动起源异常和激动传导异常可同时存在,引起复杂的心律失常。

1)窦性心律失常,起源于窦房结的心律,称为窦性心律。心电图表现为 P 波规律出现,频率 60~100 次 / 分,窦性 P 波,P–R 间期为 0.12~0.20 秒,同一导联上 P-P 间期相差 <0.12 秒。①窦性心动过速,成人心率 >100 次 / 分,其余符合正常窦性心律心电图特点(图 3-2-10)。见于运动、精神紧张、饮酒、吸烟等生理情况,也可见于发热,甲状腺功能亢进、贫血、失血、应用阿托品及肾上腺素等病理情况。②窦性心动过缓,成人心率 <60 次 / 分,其余符合正常窦性心律心电图特点(图 3-2-11)。见于老人、运动员、重体力劳动者等生理情况,也可见于病态窦房结综合征、颅内压增高、甲状腺功能低下等病理情况。③窦性心律不齐,在同一导联上,P-P 或 R-R 间期相差 >0.12 秒(图 3-2-12)。较常见呼吸性窦性心律不齐,多见于青少年。

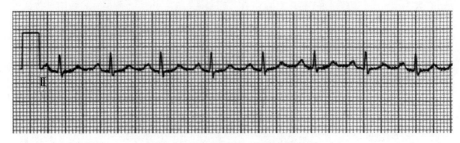

图 3-2-10　窦性心动过速心电图

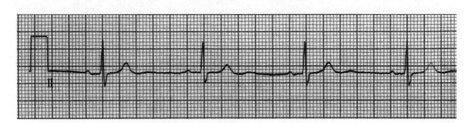

图 3-2-11　窦性心动过缓心电图

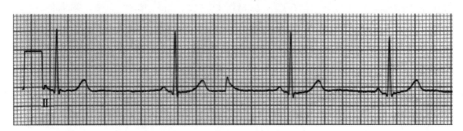

图 3-2-12　窦性心律不齐心电图

2)期前收缩:简称早搏,是指窦房结以下的异位起搏点自律性增高,在窦房结激动尚未抵达位置之前过早发出激动,是临床最常见的心律失常。根据异位起搏点发生的部位,可分为房性、交界性和室性期前收缩,其中室性期前收缩最常见,房性次之,交界性较少见。①室性早搏:起源于心室的异位搏动点的期前收缩。表现为提前出现宽大畸形的 QRS 波群,时限 >0.12 秒;QRS 波群前无相关 P 波;其 T 波方向多与 QRS 波群主波方向相反;代偿间歇完全,即早搏前后的两个窦性 P 波间距等于正常 P-P 间距 2 倍(图 3-2-13)。②房性早搏:起源于心房的异位搏动点的期前收缩。表现为提前出现异位 P' 波;P'-R 间期 >0.12 秒;QRS 波群形态一般正常;代偿间期大多不完全,即早搏前后的两个窦性 P 波间距小于正常 P-P 间距的两倍(图 3-2-14)。③房室交界性早搏:起源于房室交界区的异位搏动点的期前收缩。表现为提前出现 QRS 波,形态基本正常;逆行 P' 波有三种情况:在 QRS 波之前,P'-R 间期 <0.12 秒,与 QRS 波群重叠,在 QRS 波群之后,P'-P 间期 <0.20 秒;代偿间歇大多完全(图 3-2-15)。期前收缩可见于情绪激动、饱餐、饮酒、吸烟、剧烈运动、过度劳累等生理情况,多见偶发早搏;但仍多见于器质性心脏病如急性心肌梗死、心肌炎、冠心病等病理情况。

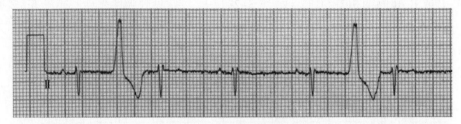

图 3-2-13　室性早搏心电图

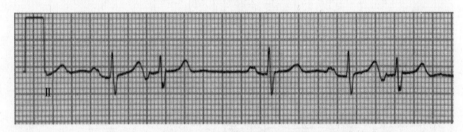

图 3-2-14　房性早搏心电图

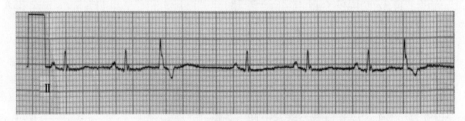

图 3-2-15　房室交界性早搏心电图

3)阵发性心动过速:心脏的异位起搏点自律性增高,连续出现三次或三次以上期前收缩称为阵发性心动过速,具有突发突止的特点,发作时间短至数秒,长至数小时或数天。根据异位节律点发生的部位,可分为房性、交界性和室性阵发性心动过速。①阵发性室上性心动过速:表现为连续三个或三个以上房性或交界性期前收缩,QRS 波群形态大多为室上性;P波不易辨认;频率一般在 160~250 次 / 分,节律整齐;常伴有继发性 ST-T 改变(图 3-2-16)。常见于正常人和预激综合征病人,少见于风湿性心脏病、心肌梗死、甲状腺功能亢进等。无器质性心脏病病人发生阵发性室上心动过速,一般不引起严重后果,但持久发作、频率过快或原有心脏病者,可出现血压下降、眩晕、心绞痛、心力衰竭。②阵发性室性心动过速:表现为连续三个或三个以上室性期前收缩,继发性 ST-T 改变;频率多在 140~220 次/分,节律可稍不齐;常无 P 波,如能发现 P 波频率慢于 QRS 频率,且 P-R 无固定关系,可确诊;偶见心房激动,夺获心室(QRS 波群提前出现,形态是窦性心律)或室性融合波(图 3-2-17)。阵发性室性心动过速是一种严重的心律失常,见于各种严重器质性心脏病病人,最常见为冠心病,尤其是心肌梗死的病人。可发展为致命的心室扑动或心室颤动,出现严重的血压下降、休克甚至死亡。

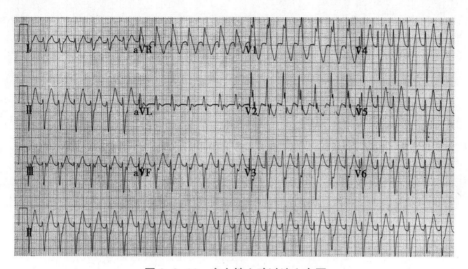

图 3-2-16 室上性心动过速心电图

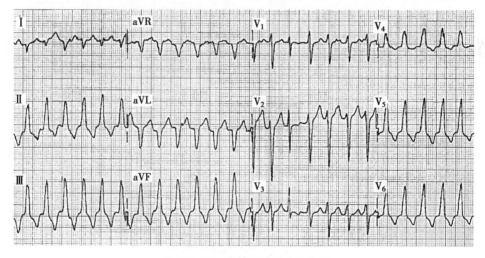

图 3-2-17 室性心动过速心电图

4)扑动与颤动:①心房扑动:表现为 P 波及等电位线消失,代之以间距及振幅规则呈大锯齿状扑动波(F 波),频率 250~350 次/分,一般以固定房室比例下传;QRS 波形态、时限正常(图 3-2-18)。②心房颤动:表现为 P 波及等电位线消失,代之以大小不等、形态各异、间距不一的房颤波(f 波),频率 350~600 次/分;QRS 波群一般为室上性;R-R 间距绝对不规则(图 3-2-19)。③心室扑动与颤动:心室扑动表现为 QRS-T 波消失,代之以连续快速而相对规则的振幅较大的心室扑动波,频率200~250次/分(图3-2-20);心室颤动表现为QRS-T波消失,代之以大小不等,极不规则的室颤波,频率200~500次/分(图3-2-21)。心室扑动与心室颤动,是最严重的致死性心律失常,常见于急性心肌梗死,抗心律失常药物不良反应,严重缺血缺氧及各种疾病的终末期等。心室扑动尤其是心室颤动,心脏失去排血功能,如不能及时终止其发作,将很快死亡。

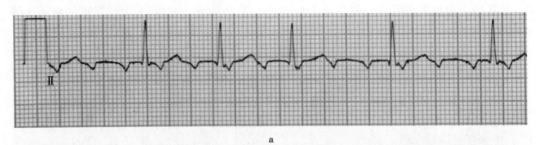

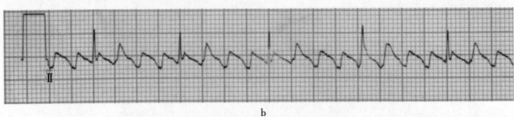

图 3-2-18　心房扑动心电图
a. 心房扑动(2∶1 房室传导);b. 心房扑动(4∶1 房室传导)

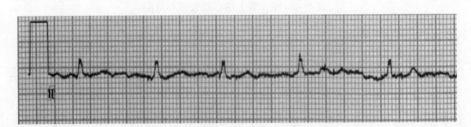

图 3-2-19　心房颤动心电图

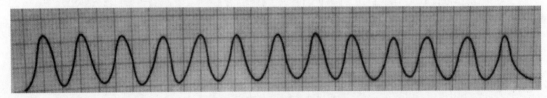

图 3-2-20　心室扑动心电图

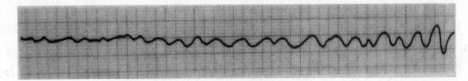

图 3-2-21　心室颤动心电图

5）房室传导阻滞：房室传导阻滞是指冲动从心房向心室的传导过程中出现延迟或阻断，是最常见的一种传导阻滞。根据阻滞程度，可将房室传导阻滞分为：一度房室传导阻滞：传导时间延长；二度房室传导阻滞：部分激动不能下传；三度房室传导阻滞：完全性传导阻滞，即心房下传的激动完全不能抵达心室。①一度房室传导阻滞：表现为成人 P-R 间期 >0.20 秒，每个 P 波后均有一相关的 QRS 波群或两次检测结果比较，心率无明显改变而 P-R 间期延长 >0.04 秒（图 3-2-22）。②二度房室传导阻滞：表现为部分 P 波后 QRS-T 波脱落，可分为二度 I 型和二度 II 型，前者较常见。二度 I 型房室传导阻滞：P 波规律出现，P-R 间期逐渐延长，直至 P 波后脱漏一个 QRS 波群，称文氏现象（图 3-2-23）。二度 II 型房室传导阻滞：P-R 间期固定，部分 P 波后脱漏 QRS 波群，该型易发展成完全性房室传导阻滞（图 3-2-24）。③三度房室传导阻滞：即完全性房室传导阻滞，心房与心室活动各自独立，互不相关，心房率快于心室率（图 3-2-25）。一般一度和二度 I 型房室传导阻滞见于迷走神经张力增高的正常人，二度 II 型和三度房室传导阻滞多见于冠心病、心肌炎、心肌病、洋地黄等药物中毒、严重电解质紊乱等情况。

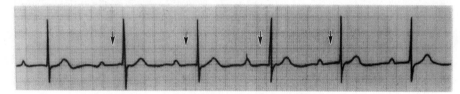

图 3-2-22　一度房室传导阻滞心电图

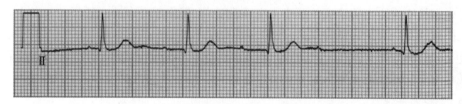

图 3-2-23　二度 I 型房室传导阻滞心电图

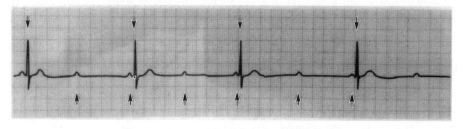

图 3-2-24　二度 II 型房室传导阻滞心电图

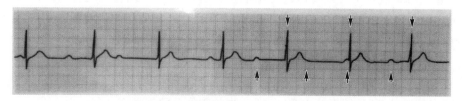

图 3-2-25　三度房室传导阻滞心电图

6）预激综合征：在正常房室传导途径之外，还存在附加的房室传导束，室上性激动经此途径下传抢先抵达心室，提前激动一部分心室肌的现象称为预激综合征（图3-2-26）。主要有 WPW 综合征、LGL 综合征、Mahaim 型预激综合征等。多发生于无器质性疾病的健康人。WPW 综合征如并发房颤，可能引起快速心室率，甚至发生室颤。

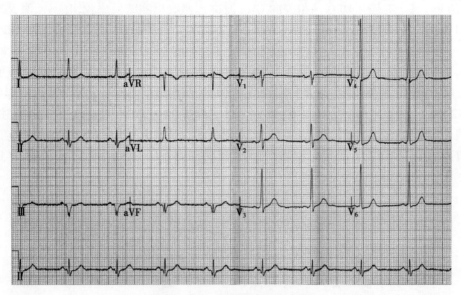

图 3-2-26　预激综合征心电图

心电图检查在心血管疾病诊断中占有重要地位，但由于心电图主要反映心脏电活动，因此心电图检查有一定的局限性，心电图对心脏疾病不能做出病因诊断，也不能准确判断心脏功能和直接诊断心脏结构的形态变化，许多心脏疾病特别是早期阶段，心电图可以正常，多种心脏病可引起同样的心电图改变。心电图检查结果必须结合临床资料进行分析。

（三）影像学检查

1. X 线检查

（1）X 线的基本原理：X 线具有穿透性、荧光效应和摄影效用的特征，同时人体组织存在密度和厚度的差别，当 X 线穿过人体各种不同组织结构时，由于所吸收的 X 线多少存在差异，因此到达荧光屏或胶片上的 X 射线量有差异，从而形成黑白或明暗对比不同的影像。

人体组织结构中，有相当一部分，只依靠它们本身的密度与厚度差异不能在普通检查中显示。此时，可以将高于或低于该组织结构的物质（如硫酸钡、碘剂和空气）引入器官内或周围间隙，使之产生人工密度差，形成黑白对比影像。

（2）X 线的检查方法及临床应用

1）透视（fluoroscopy）：X 线通过受检部位，在荧光屏上形成影像的检查方法。优点是简单易行、费用较低，可多方位不同角度观察气管的动态和功能变化及病变的形态，可立即得出结论。不足之处在于影像对比和清晰度较差，难以发现和辨别微小的病变，且缺乏客观记录。

透视常用于胸部检查，对肺脏及胸膜、心脏、膈肌病变具有较大的诊断价值，腹部检查多用于急腹症的诊断，还可用于动态观察心脏、胸腔积液及膈下游离的气体。

2）X 线摄影（radiography）：利用 X 线对胶片的感光作用，通过投照受检部位在胶片上形成影像的检查方法。优点是对比度及清晰度较好，可显示或辨别微小病变，能留下客观记录以便进行复查对比。缺点是操作较复杂，费用高，不能立即得出结论，也不能对器官的功能状态进行观察。

X 线摄影广泛应用于骨骼系统、呼吸系统和消化系统等疾病的诊断，还可用于四肢骨折、关节脱位的复位观察。

3）数字 X 线成像（digital radiography, DR）：是将普通的 X 线装置同电子计算机结合起来，使 X 线成像由模拟图像转换成数字图像的成像技术。DR 与传统 X 线图像相比，对骨结构、软组织的显示和胃肠黏膜皱襞的显示更清晰，对肺部结节性病变的检出率也更高。

4）特殊检查：是指利用特殊装置进行 X 线摄影，包括荧光摄影、软线摄影、高千伏摄影、体层摄影和放大摄影等，除软线摄影还用于临床诊断外其余几种方法已基本淘汰。软线摄影（mammography）主要用于对软组织的观察，特别是乳房的形态变化以及肿瘤等，适用于乳腺癌的普查。

5）造影检查：主要用于人体缺乏自然对比的器官，将高于或低于其本身密度的物质引入器官及其周围，使之产生对比，以显示器官形态结构和功能的检查方法。临床常用的造影检查包括消化道造影、胆囊造影、泌尿道造影、心血管造影等。

根据造影剂导入途径的不同，将造影方法分为了直接引入和间接引入两种。常用的造影剂是钡剂和碘剂。任何一种造影剂都有毒副作用，尤其是含碘的注射用造影剂，临床上根据其反应程度将碘过敏分为：轻度反应，表现为局部性荨麻疹、皮肤瘙痒、流涕、恶心、呕吐、多汗；中度反应，表现为剧烈呕吐、广泛性荨麻疹、头痛、面部水肿、喉头水肿、轻度支气管痉挛或呼吸困难、心悸；重度反应，表现为致命性心律失常、显著低血压、严重支气管痉挛或喉头水肿、急性肺水肿、昏迷、休克。所以应备好抢救药品和器械，以备急需。

（3）X 线的防护：X 线照射量在容许范围内，一般对人体很少产生影响，但过量照射就可能产生一定程度的放射损害。因此，必须做好工作人员和病人的防护工作，采取相应的措施如尽量缩短受照时间、增加人体与 X 线源的距离、用含铅的物质作为屏障减少吸收不必要的 X 线等。

（4）X 线检查的护理

1）X 线普通检查的护理：①检查前向病人说明检查的目的、方法及注意事项，消除其紧张和恐惧的心理。②协助病人去除身上的金属饰品、敷料、膏药等物品，以免影响检查结果。③指导病人充分暴露检查部位，采取正确的体位与姿势。④腹部平片检查前 2~3 日内禁服吸收 X 线的药物以及不易消化的药物；检查前 1 日不吃产气和多渣的食物，晚上口服泻剂；检查当日晨禁食禁水。

2）X 线特殊检查的护理：主要是软线摄影。①检查前告知病人最好穿开襟衣服，以便检查。②因检查需要拍摄多个体位，告知病人要有耐心，配合检查。③检查过程中可能会因为机器压迫乳房出现不适，请病人做好心理准备。

3）胃肠道钡剂造影检查的护理：①同 X 线普通检查前的准备。②口服钡餐造影在检查前 2~3 日禁用含有重金属和影响胃肠功能的药物，前 1 日进食少渣易消化的食物，检查日晨禁食禁水。近期有上消化道大出血的病人，在出血停止 10~15 天后方可进行检查，怀疑有胃肠道穿孔、肠道梗阻，禁止行此检查。③钡剂灌肠造影在检查前 2 日进食少渣饮食，前

1 日晚遵医嘱服用泻剂清洁肠道。若操作不当,有可能造成消化道穿孔,应做好相应的观察。

4)碘剂造影检查的护理:①检查前询问既往有无过敏反应和药物过敏史,尤其是含碘药物的过敏史。了解病人的心、肝、肾功能情况,体质状态,以及有无甲亢、骨髓瘤等含碘药物的禁忌证。②检查前向病人介绍检查的目的、方法、不良反应和注意事项等,消除其紧张和恐惧,以取得充分的合作。③检查前由病人或家属签署"碘对比剂使用病人知情同意书"。④糖尿病病人检查前 48 小时通用双胍类药物。⑤使用碘对比剂后,病人需留观至少30 分钟,高危病人应更长时间,以便观察是否发生了造影剂反应。⑥病人若发生了造影剂反应,应立即采取相应的措施。对于一般的毒副反应,对症处理即可;若出现高热、寒战等,对症处理的同时还应立即终止造影剂的应用;对于出现严重的过敏反应的病人,应及时给予抗过敏、扩容和吸氧等抗休克处理。⑦建议病人检查完后多饮水,加速造影剂的排出。

2. 超声检查　超声检查(ultrasonic examination)是运用超声波的物理特性和人体器官组织声学特性,将二者相互作用后产生的声学信息接收、放大、处理而形成图像、曲线或其他数据,对人体组织的物理特性、形态结构和功能状态及病变做出诊断的非创伤性检查方法。

(1)超声诊断的原理

1)超声波是指振动频率在 20 000 赫兹(Hz)以上的,超过人耳听觉范围的声波。医学诊断用的超声波频率在 2~10MHz 之间。

2)超声波的主要物理特性:①束射性或方向性;②反射、散射、透射和折射;③吸收与衰减;④多普勒效应:指声发射器与声接收器之间存在相对运动时,发射频率与接收频率之间会出现频率变化的现象即为多普勒效应。⑤非线性传播。

3)超声成像的基本原理:人体结构对超声波而言是一个复杂的介质,各种器官与组织,包括病理组织有其特定的声阻抗和衰减特性,从而构成声阻抗上的差别和衰减上的差异。超声波摄入人体内,经过不同声阻抗和不同衰减特性的器官与组织,发生不同程度的反射和散射,这些反射和散射形成回声。根据回声强弱,用明暗不同的光点依次显示在显示屏上,则显示出人体的断面超声图像即声像图,一般无回声则为暗区(黑影),强回声则为亮区(白影)。

(2)超声检查的方法

1)B 型超声检查:以不同亮度的光点表示界面反射信号的强弱,反射强则亮,反射弱则暗,称为灰阶成像。其采用多声束连续扫描,每一单条声束上的光点连续地分布成一幅切面图像,可以显示脏器的二维图像。B 型超声检查能清晰地、直观地实时显示各脏器的形态结构、空间位置、连续关系等,并可区分实质性、液性或含气性组织,是目前临床上使用最为广泛的,也是最重要、最基本的一种超声诊断方法。

2)M 型超声检查:是将单声束超声波所经过的人体各层解剖结构的回声以运动曲线的形式从时间上和空间上加以展开显示的一种超声诊断方法,又称为超声光点扫描法。该法主要用于探测心脏,称 M 型超声心动图。

M 型超声检查对人体中的运动脏器,如心脏、胎儿胎心、动脉血管等功能的检查具有优势,并可进行多种心功能参数的测量,如心脏瓣膜的运动速度、加速度等。但 M 型显示仍不能获得解剖图像,它不适用于对静态脏器的诊查。

3)D 型超声检查:指利用多普勒效应的基本原理来探测血管、心脏内血液流动发射回来的各种多普勒频移信息,以频谱或色彩的形式显示,从而进行疾病诊断的一种方法,又称为超声多普勒检查。

目前常用的 D 型超声检查有频谱型多普勒超声检查和彩色多普勒血流显像两种。频谱型多普勒超声是将血流的信息以波形的形式显示,包括脉冲波多普勒超声和连续波多普勒超声。彩色多普勒血流显像能显示心血管内某一断面的血流信号,属于实时二维血流成像技术,可与二维图像相互结合同时显示。

应用 D 型超声检查法,可检测血流的方向、速度、性质、分布范围、有无反流及异常分流等,具有重要的临床应用价值。

（3）超声检查的临床应用:超声检查能够用来显示组织器官的解剖结构和某些功能状态,临床上广泛地应用于颅脑、眼球、心血管、肝脏、胆囊、脾脏、胰腺、肾脏、膀胱、前列腺、肾上腺、子宫、卵巢、甲状腺等组织器官探测和胃肠道某些疾病的诊断。

临床上主要用于:检测实质性脏器的大小、形态及物理特征;检测囊性器官的大小、形态、走向及某些功能状态;检测心脏、大血管及外周血管的结构、功能与血流动力学状态;鉴定脏器内占位病变的物理特性;检测是否存在积液,并对积液量做初步的估算;引导穿刺、活检或导管置入,进行辅助诊断及超声介入治疗。

（4）超声检查的护理

1）超声检查前向病人解释和说明检查的必要性、安全性和检查步骤,以缓解其紧张心理,以便更好地配合检查。

2）检查肝、胆、胰腺疾病,一般宜在晨间空腹条件下进行;进行胃后方的胰腺及腹内深部病变检查时可饮水 400~500ml,充盈胃腔作为声窗;胆囊检查需评价胆囊收缩或了解胆管有无梗阻时,应备用脂肪餐;胃检查前需饮水及服用胃造影剂,以显示胃黏膜和胃腔。

3）早孕、妇科、肾、膀胱及前列腺检查前 2 小时,病人应饮水 400~500ml 憋尿以充盈膀胱。经阴道超声检查前需排空膀胱,直肠及前列腺检查前需行清洁灌肠。

4）心脏、外周血管、浅表器官及组织检查一般不需要特殊准备。经食管超声心动检查病人应禁食禁水 8 小时以上,检查后 2 小时内禁水。

5）婴幼儿及检查不合作者可给予水合氯醛灌肠,待安静或入睡后再行检查。

6）接受肝穿刺、肾活检等介入超声诊断者,术前需征得病人或家属同意,常规做凝血功能检查及相应的心、肝、肾功能测定,并注意观察病人术后的一般情况,监测生命体征。

3. 计算机体层成像　计算机体层摄影（computed tomography, CT）是用 X 线束对人体层面进行扫描,获取信息,经计算机处理重建形成图像。CT 图像在解剖层次及密度分辨力上优于传统 X 线图像,从而扩大了人体的检查范围,提高了病变的检出率和诊断的准确率,成为临床上普遍使用的一种检查方法。

（1）CT 成像的基本原理:CT 是用 X 线束对人体某部位一定厚度的层面进行多方面扫描,由探测器接受透过该层面的 X 线并转变为强弱不等的光信号,由光电转换器转变为电信号,再经模拟 / 数字转换器转为数字,输入计算机处理。扫描所得信息经计算而获得每个体素的 X 线衰减系数或吸收系数,再排列成数字矩阵,经数字 / 模拟转换器把数字矩阵中每个数字转变为由黑到白不等灰度的小方块,即像素,并按矩阵顺序排列,形成 CT 图像。

（2）CT 检查的临床应用

1）中枢神经系统疾病:CT 诊断价值较高,应用广泛。对脑血管病、颅内肿瘤、外伤性血肿与脑损伤、脑梗死、脑出血及椎管内肿瘤、脊柱外伤、椎间盘脱出等疾病具有良好的诊断效果。

2）头颈部疾病：CT对鼻窦、框内、涎腺、鼻咽部、咽喉部和颈部的肿瘤、炎症、外伤等病变显示较好。

3）胸部疾病：CT能发现范围很小的炎性病变、支气管扩张和体积很小的占位性病变；直观地显示支气管有无狭窄或阻塞；协助中心型肺癌、纵隔肿瘤等的诊断；对胸膜、膈肌、胸壁的病变也可清楚显示。

4）心脏及大血管病变：螺旋CT可很好地显示冠状动脉的解剖结构，判断其狭窄程度，还能对冠状动脉斑块做出准确评价；对心肌梗死病人随访以判断预后并指导治疗；还可用于心功能分析、心内瓣膜形态及功能的评价、心脏各种肿瘤的检测、心肌病及心包病变的诊断等。

5）腹部及盆腔疾病：主要用于肝、胆、胰、脾、肾、腹膜腔及腹膜后间隙以及膀胱、输尿管等病变的定位、定性及分期诊断，指导临床治疗方案的制订。

（3）CT检查的护理

1）CT平扫检查的护理：①检查前向病人解释检查的目的、方法，以消除其紧张和恐惧心理。②协助病人去除检查部位的金属物品或饰品。③在进行胸、腹部CT扫描时，指导病人进行吸气和屏气训练，对不能配合者，可在采用镇静措施后再行检查。④腹部CT检查前，1周内不能进行消化道钡剂造影检查；检查前禁食4~8小时；检查前30分钟口服碘造影剂300~600ml，检查时再追加200ml，使造影剂充盈胃、十二指肠及近端小肠。⑤盆腔CT检查，需待膀胱充盈后再行检查。⑥病情危急的病人，需在医护人员的监护下进行检查；妊娠妇女不宜进行CT检查。

2）CT造影增强扫描检查的护理：①进行CT对比剂增强扫描时，除做好平扫检查相关准备外，还需做好碘造影剂检查的准备与护理。②心脏CT扫描者遵医嘱服用控制心率的药物。③加强对心脏功能的观察，静脉团注法做增强CT时，由于大量造影剂的注入，对血管扩容而加重心脏的负担。④检查后多饮水，加速造影剂的排出。

4. 磁共振成像　磁共振成像（magnetic resonance image，MRI），是利用人体在磁场中受到射频脉冲的激励而发生磁共振信号，经计算机处理获得的断层图像。

（1）MRI检查的原理：MRI是通过体外高频磁场作用，由体内物质向周围环境辐射能量产生信号实现的，成像过程与图像重建和CT相近，只是MRI既不靠外界的辐射、吸收与反射，也不靠放射性物质在体内的γ辐射，而是利用外磁场和物体的相互作用来成像，高能磁场对人体无害。所以MRI检查是安全的。

（2）MRI检查的临床应用

1）中枢神经系统疾病：对脑干，幕下区，枕大孔区，脊髓与椎间盘的显示明显优于CT。对脑与脊髓肿瘤，多发性硬化症，脑梗死，脑血肿，脑囊虫病，脊髓先天异常与脊髓空洞症的诊断有较高价值。

2）头颈部疾病：是眼、耳鼻、咽喉部和口腔疾病重要的影像学检查方法，尤其适用于头颈部肿瘤和肿瘤样病变诊断。

3）胸部疾病：有助于纵隔包块的诊断及中心型肺癌的诊断与分期。但对肺内结节性病灶的诊断不如CT。

4）心脏及大血管疾病：利用血管中流动的血液产生的流空现象，使心脏、大血管的内腔呈黑色的无信号区,显示其形态及走行。用于心肌梗死、先天性心脏病、心肌病、主动脉夹层等的诊断。

5)腹部及盆腔疾病:对肝、肾、膀胱、前列腺和子宫,MRI 检查有较高价值。对恶性肿瘤的早期显示及对血管的侵犯,肿瘤的分期方面独具优势。

6)肌肉骨骼系统疾病:是关节、软组织病变和某些骨病变的首选检查,可清晰显示软骨、关节囊、关节液及关节韧带,对关节损伤、韧带损伤、关节盘病变等的诊断具有优越性。

(3)MRI 检查的护理

1)向病人解释检查的目的、意义、检查过程和所需时间,以取得配合,消除其紧张和恐惧心理。

2)检查时机器噪声较大,此为正常现象,告知病人做好心理准备勿慌乱,保持绝对静止不动。

3)协助病人去除各种金属物品,因其会对磁共振器械和身体造成危害。

4)体内有金属植入物的病人,如心脏起搏器、金属人工瓣膜、胰岛素泵等不能进行 MRI 检查;患有幽闭恐惧症、早期妊娠、需要使用生命支持系统的危重病人、癫痫病人不能进行检查。

5)安装了可做核磁的起搏器病人,在做核磁前、后联系电生理室医生调节起搏器。

6)腹部检查需禁食禁水 4 小时;胰胆管成像检查前禁水 6 小时以上。

7)盆腔检查,膀胱需充盈中等量尿液后再行检查。

(周晓娟)

第三节 护理评估的内容

一、健康史

(一)一般资料

一般资料包括姓名、性别、年龄、出生地、民族、婚姻状况、文化程度、职业等。许多健康问题的发生与性别、年龄、出生地、婚姻状况及职业有关。不同的民族往往有不同的饮食、生活习惯和宗教信仰。文化程度及职业等可帮助我们理解和预测其对健康状况变化等的反应,选择适宜的健康教育方式等。

除此之外,还应包括护理对象的通信地址、电话、联系人及联系方式,以便于与其家人联系和今后的随访。同时应注明资料来源(若资料来源并非护理对象本人,应注明其与护理对象的关系)及可靠程度、资料收集日期等以便今后查阅时参考。

(二)主诉

主诉是护理对象感觉最痛苦或最主要的 1 个或 2~3 个症状或体征及其经过,也是本次就诊的主要原因。陈述时要简短、扼要,具有高度的概括性。确切的主诉可以初步反映病情的轻重缓急。如,"发热、头痛 16 小时"、"乏力、食欲缺乏 5 天,尿黄 3 天"。当前无明显症状或体征,诊断资料和入院目的十分明确者,也可以用以下方式记录,如"X 线胸片发现右肺阴影 1 周"、"乳癌术后半年,第 5 次化疗"。

（三）现病史

现病史是关于护理对象目前多出现的健康问题的发生、发展及应对的全过程的描述。主要内容应包括:起病情况与患病时间、主要症状的特点、病因与诱因、病情的发展演变过程、伴随症状、诊疗和护理经过、病程中的一般情况。

（四）既往史

收集既往史的主要目的是了解护理对象过去所存在的健康问题、求医经验及其对自身健康的态度等。护理对象过去所患疾病可影响其目前健康状况及需求,同时,通过对其过去健康问题反映的了解,可以预测其对目前及将来健康问题的可能反应。因此,既往史的收集可以为制定和选择今后的治疗与护理方案提供重要的依据。

既往史包括以下内容:①既往的健康状况;②曾患过疾病的时间,诊疗经过及转归情况等;③有无外伤史、手术史以及住院经历等,有者应详细询问其时间、原因,手术的名称,外伤的诊疗与转归等。

（五）个人史

1. 出生及成长情况　包括出生地、居住地与居留时间(尤其是疫源地和地方病流行地区)、传染病接触史及预防接种史等。对于儿童应详细了解其出生、喂养、生长发育等情况。

2. 月经史　对于青春期后的妇女应询问其月经初潮年龄、月经周期和经期的天数、经血的量和色、经期症状、有无痛经和白带及末次月经日期。对于已绝育妇女还应询问其绝经年龄。

3. 婚育史　婚姻史包括婚姻状况、结婚年龄、对方的健康状况、性生活情况、夫妻关系等;女性应询问妊娠与生育次数和年龄、人工或自然流产的次数、有无死产、手术产、产褥热和计划生育状况;男性应询问有无生殖系统疾病等。

4. 嗜好　主要了解护理对象有无烟、酒、麻醉品或其他特殊嗜好。若有,应详细询问应用的时间与摄入量,以及有无戒除等。

（六）过敏史

应记录有无对食物、药物或其他接触物的过敏史。若有,应记录发生时间,过敏原和过敏反应的具体表现。

（七）家族史

主要是了解其直系家属,包括父母、兄弟、姐妹及子女的健康状况,患病及死亡情况。特别应注意询问有无遗传性、家族性、传染性疾病或同样疾病,以及直系亲属死亡年龄及死因等,以明确遗传、家庭及环境等对护理对象目前的健康状况和需求的影响。

二、身体评估

身体评估是现代护理实践的重要组成部分,良好的身体评估是确定合适的护理诊断、制定护理目标、计划、措施以及评价的依据,是护士必不可少的技能。护士通过对病人的身体评估还可以早期发现病情恶化,预防严重的并发症、改善病人的预后及避免病人死亡,因此对病人进行系统、全面的身体评估具有临床意义。

（一）一般状态评估

一般状态评估(general body state)是对被评估者全身状况的概括性观察。评估方法以视诊为主,有时需配合触诊或借助体温表、血压计、听诊器等进行检查。评估内容包括性别、年龄、生命体征、发育与体型、营养、意识状态、面容与表情、体位与步态等。

1. 性别与年龄　性别通常以生殖器与第二性征的发育情况来区别。年龄可经问诊获知或通过观察皮肤黏膜的弹性与光泽、肌肉的状态、毛发的颜色与分布、面与颈部皮肤皱纹及牙齿的状态等作为依据。评估时注意年龄同某些疾病发生与预后的关系。

2. 生命体征　是标志生命活动存在与质量的重要征象。其内容包括体温、脉搏、呼吸、血压,是观察病人病情变化的重要指标之一。

3. 营养状况　一般来说营养评价的方法主要包括:膳食调查、人体测量、实验室检查和量表测评。

4. 意识状态　意识状态是大脑皮质功能活动的综合表现。意识障碍的表现有:嗜睡、意识模糊、昏睡、昏迷、谵妄等,通常用格拉斯哥昏迷评分(Glasgow coma scale,GCS)对神经系统损伤和意识障碍状态进行评定。2013年IPAD指南推荐对于镇静病人采用Richmond躁动镇静评分(RASS)和Riker镇静、躁动评分(SAS)。

5. 面容与表情　面容与表情是评价个体情绪状态和身体状况的重要指标。临床常见的典型病容如下:急性病容、慢性病容、甲状腺功能亢进面容、黏液性水肿面容、二尖瓣面容、肢端肥大症面容、满月面容、面具面容、脱水面容、贫血面容、肝病面容、肾病面容等。

6. 体位和步态　体位是指个体身体在卧位时所处的状态。疾病常可使体位发生改变,常见体位有:自动体位、被动体位、强迫体位。步态是走动时所表现的姿势,常见异常步态如下:蹒跚步态、慌张步态、共济失调步态、间歇性跛行等。

（二）头颈部评估

1. 头部评估　主要采用诊视和触诊。检查的内容包括头发、头颅、颜面及其器官。其中颜面及其器官评估包括眼(视功能、外眼、眼前节和眼底四部分)、耳(外耳、中耳、乳突、听力)、鼻(鼻外形与颜色、有无鼻翼扇动、中隔有无偏曲、鼻出血、分泌物、鼻窦压痛)、口(口唇、口腔黏膜、牙齿、牙龈、舌、咽和扁桃体、腮腺)。

2. 颈部评估　以视诊、触诊、听诊为主。检查内容包括颈部外形与运动、血管、甲状腺、气管。其中甲状腺检查一般按视诊、触诊、听诊的顺序进行,检查内容包括甲状腺的大小、质地、是否对称,表面是否光滑、有无结节、压痛和震颤,与周围组织有无粘连,听诊有无血管杂音。

（三）胸部评估

胸部是指颈部以下和腹部以上的区域。胸部评估一般包括胸壁和胸廓的评估、乳房评估、肺和胸膜评估、心脏评估五部分内容

1. 胸壁和胸廓的评估　评估胸壁时,主要通过视诊和触诊进行,应重点评估:

（1）静脉:正常胸壁无明显静脉显露。当上腔静脉或下腔静脉阻塞时,胸壁静脉可以充盈或曲张,如血流方向自上而下,提示为上腔静脉阻塞;反之,则提示为下腔静脉阻塞。

（2）当皮下组织有气体积存时,称皮下气肿。以手按压气肿部位引起气体在组织内移动,可有一种柔软而带弹性的振动感,似捻发感或握雪感。用听诊器按压皮下气肿部位可听到类似捻动头发的声音,胸部皮下气肿多由肺、气管或胸膜破裂后,气体自病变部位溢出至皮下所致。

（3）胸壁压痛:正常人胸壁无压痛。肋骨骨折、肋软骨炎等可致受累的胸壁局部出现压

痛。骨髓异常增生时，胸骨下端可有明显压痛和叩击痛，见于白血病病人。

2. 乳房评估　女性乳房自青春期逐渐增大，呈半球形，乳头呈圆柱形，乳头和乳晕颜色较深。评估乳房时充分暴露两侧乳房，先视诊，后触诊。视诊观察乳房对称性、乳房皮肤、乳头、腋窝和锁骨上窝。触诊时注意乳房质地、弹性、有无压痛和包块、乳头有无硬结及分泌物。为便于描述和记录，以乳头为中心做一水平线和垂直线，将乳头分为外上、外下、内上和内下四个象限。

3. 肺和胸膜评估

（1）视诊：正常人胸廓两侧对称，无变形。常见的胸廓变形有扁平胸、桶状胸、佝偻病胸。正常人呼吸频率16~20次/分，节律均匀而整齐，某些病理情况可出现呼吸频率、深度、节律的改变。需掌握Kussmaul呼吸、潮式呼吸、间停呼吸、叹气样呼吸的特点及临床意义。

（2）触诊：正常呼吸时胸廓扩张度左右对称。一侧胸廓扩张受限见于大量胸腔积液、气胸等。触觉语颤是指病人发出声音时，声波沿气管、支气管及肺泡传到胸壁引起的共鸣振动，由评估者的手掌触及。需掌握语音震颤增强、减弱的临床意义。

（3）叩诊：肺部的叩诊要按照自上而下、由外向内的顺序，左右对比地叩诊，注意双侧叩诊音的变化。正常肺部叩诊为清音，若出现浊音、实音、过清音或鼓音，提示肺、胸膜或胸壁存在病变。正常人肺下界分别在锁骨中线、腋中线及肩胛下角线的第6、8及10肋间隙。

（4）听诊：正常肺部可闻及三种呼吸音：肺泡呼吸音、支气管呼吸音、支气管肺泡呼吸音。病理情况下，可闻及异常肺泡呼吸音、异常支气管呼吸音、异常支气管肺泡呼吸音。啰音为呼吸音的附加音，按性质分为湿啰音和干啰音。湿啰音又称水泡音，是由于气体通过含有分泌物的气道，形成的水泡破裂所产生的声音。干啰音是气流通过狭窄或部分梗阻的气道，产生湍流发出的声音。需掌握干、湿啰音的特点及临床意义。胸膜摩擦音是由于炎症使胸膜表面变粗糙，呼吸时脏层和壁层之间出现的摩擦声，见于原发或继发性胸膜病变。

4. 心脏评估

（1）视诊：熟悉心脏视诊的内容。掌握正常心尖搏动的位置：位于左侧第5肋间锁骨中线内侧0.5~1.0cm处，搏动范围直径为2.0~2.5cm。病理情况下心尖搏动位置、范围和强弱发生变化。

（2）触诊：对于确定心尖搏动及心前区异常搏动的位置、强弱和范围，触诊较视诊更准确。左心室肥大时，触诊的手指可被强有力的心尖搏动抬起，称为抬举性心尖搏动，是左心室肥厚的重要体征。震颤是触诊时手掌感到的一种细微震动感，震颤是器质性心血管疾病的特征性体征，多见于心脏瓣膜狭窄及某些先天性心脏病。

（3）叩诊：掌握心脏叩诊的方法和顺序、正常心浊音界。病理情况下：①左心室增大：心浊音界向左下扩大，心浊音界呈靴形，常见于主动脉瓣关闭不全。②右心室增大：相对浊音界向左扩大明显，常见于肺源性心脏病。③双心室增大：心浊音界向两侧扩大，称普大型心，常见于扩张型心肌病、重症心肌炎、全心衰竭等。④左心房与肺动脉段扩大：使心浊音界呈梨形，常见于二尖瓣狭窄。⑤心包积液：心界向两侧扩大，且随体位改变，坐位时心浊音界呈三角烧瓶样，此为心包积液的特征性体征。

（4）听诊：①心脏听诊部位及顺序：二尖瓣区→肺动脉瓣区→主动脉瓣区→主动脉瓣第二听诊区→三尖瓣区。②听诊内容：心率、心律、心音、额外心音、杂音及心包摩擦音等。正常人的心率60~100次/分，节律整齐。掌握期前收缩、心房颤动的听诊特点，正常人第一和第二心音的意义与听诊特点,心音强度改变的原因和特点。额外心音中奔马律的原因和特点,杂音的部位、时期、性质、强度、传导和影响因素,心包摩擦音的特点。

（四）腹部评估

腹部的范围是膈肌为顶部,骨盆为底,前面及侧面为腹壁,后面为脊柱及腰肌,其内为腹膜腔及腹腔脏器等,腹腔脏器很多,互相交错重叠。检查腹部仍用视诊、触诊、叩诊、听诊等基本方法,但以触诊最为重要,并且还需借助实验室、影像学和内镜等检查。为了避免触诊引起胃肠蠕动增加,使肠鸣音发生变化,腹部检查的顺序为视、听、触、叩,但记录时为了统一格式仍按视、触、叩、听的顺序。

1. 视诊 评估腹部外形、呼吸运动、腹壁静脉曲张、胃肠型和蠕动波。在腹部视诊的检查过程中,要仔细对腹部表面的脏器轮廓、包块、蠕动波进行观察,结合其他检查方法对腹部检查做出正确的、有意义的评估。

2. 触诊 评估腹壁紧张度、压痛和反跳痛进行脏器触诊。触诊是腹部检查中最重要的一步,必须掌握各种触诊的正确手法和顺序。

3. 叩诊 进行脏器叩诊,评估移动性浊音、叩痛。正确掌握叩诊某些腹腔脏器边界位置及有无叩痛,腹腔内积气积液情况,进一步验证视诊与触诊的结果。

4. 听诊 评估肠鸣音、振水音、血管杂音。为了避免触诊引起胃肠蠕动增加,使肠鸣音发生变化,腹部检查的顺序为视、听、触、叩,但记录时为了统一格式仍按视、触、叩、听的顺序。

（五）脊柱和四肢评估

1. 脊柱评估 脊柱是维持人体正常姿势,支持体重的重要支柱。脊柱病变主要表现为疼痛、姿势或形态异常及活动受限。主要评估脊柱弯曲度、活动度、压痛与叩击痛。

（1）脊柱生理弯曲:正常人脊柱有4个生理弯曲,即颈、腰段向前凸,胸、骶段向后凸,呈S状。正常人直立位时脊柱无侧弯。病理性弯曲包括:脊柱后凸、脊柱前凸、脊柱侧凸。

（2）脊柱活动度:正常脊柱有一定活动度,但各部位不同,颈、腰段活动度较大,胸段活动度小,而骶段几乎不活动。评估脊柱活动度时,应让病人作前屈、后伸、侧弯、旋转等动作,以观察脊柱的活动情况及有无变形。脊柱活动受限可见于软组织损伤、骨关节病、结核、脱位或骨折等。

2. 四肢评估 四肢与关节评估以望诊和触诊为主,两者互相配合。正常人四肢与关节左右对称,形态正常,无肿胀及压痛,活动不受限。检查的内容包括四肢和关节的形态、关节活动度或运动情况。

（1）形态异常:杵状指（趾）、匙状甲、肢端肥大、指关节变形、腕关节变形、肩关节变形、膝关节变形和足部形态异常等。

（2）活动度:正常关节活动不受限,可屈曲、外展、内收、外旋、内旋等,当各关节不能达到各自的活动幅度时,为关节运动障碍。

（六）肛门、直肠及生殖器的评估

肛门、直肠、外生殖器的检查是全身体检的一部分,对有指征的被检查者应说明检查目的、步骤、重要性,以及可能的不适,以得到其配合。检查时应动作轻柔,仅露出检查部位,其余部位尽量遮盖好。对女性作检查时,必须有女医务人员陪同。

1. 肛门与直肠评估 肛门与直肠的检查常能发现很多临床体征,但往往因不够重视而忽略,造成漏诊。

（1）体位:检查时可根据被检查者的具体情况选择适当的体位。如左侧卧位、膝胸位、截石位。

（2）视诊:正常肛门周围皮肤颜色较深,皱褶呈放射状。首先查看肛门周围,有无血、脓、粪便、黏液、瘘口或肿块等。检查者用两拇指按肛门两侧,并将其分开,使肛口外翻,可显露肛裂或痔。嘱被检查者用力屏气,有时可见到内痔、息肉或脱垂的直肠。发现异常可用时钟方式记录其部位。

（3）触诊:对肛门或直肠的触诊称直肠指诊。检查者戴好手套或指套,涂上润滑剂（如液体石蜡）,用右手示指轻轻按摩肛缘,使肛门括约肌松弛,然后将示指慢慢转入直肠。检查肛管直肠的周壁有无触痛、肿块、狭窄,注意肿块大小、质地、表面光滑度、活动度。在直肠前壁男性可扪及前列腺,女性可扪到子宫颈。示指尖有时可触及盆底,注意有无肿大淋巴结。指套取出时,观察有否染上血迹或黏液。

2. 生殖器的评估

（1）男性生殖器评估:检查时需暴露外阴部,双下肢取外展位,先视诊和触诊外生殖器（阴茎和阴囊）,然后用直肠指诊法检查内生殖器（前列腺和精囊）。

（2）女性生殖器评估:女性生殖器包括外生殖器与内生殖器,检查时病人需排空膀胱,暴露下身,仰卧于检查台上,小腿屈曲,两大腿外展,检查者需戴消毒手套。视诊主要观察阴阜、大阴唇、阴蒂、阴道前庭及阴道壁（经阴道扩张器检查）。触诊可采用双合诊或下腹部触诊法,主要检查阴道、子宫、输卵管、卵巢。

（七）神经系统评估

神经系统包括中枢神经系统与周围神经系统两大部分。不仅神经系统的疾病,好多全身性疾病也可侵犯神经系统,出现神经系统的症状和体征。

1. 脑神经评估　脑神经（嗅神经、视神经、动眼神经、滑车神经、展神经、三叉神经、面神经、位听神经、舌咽神经、迷走神经、副神经、舌下神经）评估对颅脑病变的定位诊断极为重要,检查时按顺序进行,以免遗漏,注意两侧对比。

2. 感觉功能评估　浅感觉（痛觉、触觉、温度觉）、深感觉（运动觉、振动觉、位置觉）、皮质感觉（皮肤定位觉、两点辨别觉、实物辨别觉、体表图形觉）。

3. 运动功能评估　运动功能评估主要包括:肌力、肌张力、不自主运动和共济运动。肌力是指被评估者主动运动时肌肉产生的最大收缩力。评估肌力主要有两种方式:嘱被评估者随意活动各关节,观察活动的速度、幅度和耐久度,并施以阻力与其对抗,测试肌力大小;或让被评估者维持某种姿势,检查者施力使其改变,判断肌力强弱。检查肌力时应注意左右两侧对比。肌力的记录采用0~5级的6级分级法。

4. 神经反射评估　浅反射为刺激皮肤或黏膜引起的反射。浅反射（角膜反射、双侧腹壁反射）完全消失见于深昏迷病人。深反射为刺激骨膜、肌腱引起的反射,深反射减弱或消失是下运动神经元瘫痪的重要体征,见于末梢神经炎、神经根炎等;深反射亢进是上运动神经元瘫痪的重要体征,见于脑血管病等。脑膜刺激征为脑膜受刺激的体征,见于各种脑膜炎、蛛网膜下腔出血、颅内压增高等。

5. 自主神经功能评估　自主神经分为交感神经和副交感神经,其主要功能是调整内脏、血管、竖毛肌和腺体等的活动。

（1）一般观察：首先，皮肤及黏膜是反映自主神经功能的重要部位，应观察下列内容：①颜色：有无潮红、苍白、发绀、红斑等；②质地：是否光滑，有无增厚、变硬、脱屑、干燥、潮湿等；③其他：有无水肿、溃疡等。其次，观察有无全身或局部出汗过多、过少或无汗。交感神经短期损害，局部皮肤出现潮红，温度升高；长期损害由于血管调节功能丧失，血液淤滞，局部皮肤出现发绀、湿冷、温度降低。

（2）自主神经反射：自主神经反射包括眼心反射、卧立位试验、皮肤划痕试验、竖毛反射、发汗试验等。

（八）国外常用的身体评估方式

1. 从头到脚的身体评估方式　从头到脚的身体评估方式是目前美国应用最为广泛的护理评估方法。首先从病人头部开始，依照从头往下到脚趾的顺序评估，具体顺序是：头—胸背部—腹部—上下肢—活动能力，评估内容包括病人的精神心理状态、生命体征、心脏/循环、饮食/营养、消化系统、泌尿系统、骨骼肌肉、神经系统、外周血管、呼吸、心理状态、皮肤/组织状况以及病人安全等方面。此评估方式的优点是可以收集到病人全面的病情资料。护士按照次序依次进行评估，可以最大限度地减少护士对收集重要信息数据的遗忘或遗漏。不足之处是只有熟练掌握各项评估技能及方法后才能运用自如，对于新护士来说不易顺利完成。

2. 重点性身体评估方法　重点性身体评估是指集中对一个或几个特定器官系统功能的评估，如对心血管系统、呼吸系统、神经系统或胃肠道中的一个或几个系统进行评估。重点性身体评估通常是护士完成了一个系统的、全面的身体评估之后，对发生了变化或出现了新体征、症状的器官系统进行一种加强性、重点性的评估。这种评估方法的优点是能够使护士短时间内完成针对性的评估，根据评估结果决定再次评估的时间和频率，能抓住重点且耗时较短，临床上易于操作。其缺点是需要与系统性评估方法结合使用方能完全表现出其优点，如单独使用重点性评估，则容易出现收集病人病情信息不够全面，不易发现病人其他方面的病情变化。

3. ABCDE 身体评估方法　ABCDE 即气道（airway）、呼吸（breathing）、循环（circulation）、神经功能障碍（disability）、暴露全身皮肤检查（exposure）。此方法主要应用于急症医疗场所，目前推荐至所有医疗机构的护士使用。评估的顺序遵循从气道—呼吸—循环—神经功能—全身皮肤检查 5 个步骤进行。具体评估的内容：气道包括气道阻塞症状；呼吸包括频率、呼吸杂音、呼吸困难体征等；循环包括脉搏、心率、心音、血压、体温、四肢颜色和温度、毛细血管充盈时间、心排血量减少的症状；神经功能障碍包括意识状态、瞳孔、血糖、四肢活动；皮肤全身检查即松脱病人衣物对病人进行全身皮肤等检查。此评估方式的优点是识别或排除任何实践中的危机情况，其缺点是完成全套的评估需要较长的时间。

三、心理评估

心理评估是对内在和外在的心理活动即心理现象的评估。心理评估包括自我概念，认知，情绪和情感等方面的评估。

（一）自我概念

1. 自我概念的定义　自我概念（self-concept），指个体通过对自己的内在与外在特征，以及对他人反应的感知与体验所形成的自我认识和评价，是个体在与其心理社会环境相互作用过程中形成的动态的,评价性的"自我肖像"。

2. 自我概念的形成与变化　自我概念并非与生俱来,而是个体在生活中与他人相互作用的"社会化产物",是在与他人交往过程中产生的,美国社会心理学家菲斯汀格在"社会比较理论"中指出,个体对自己的价值判断是通过与他人的条件、能力和成就相对比较而形成的。在婴儿期,个体就有了对身体的感受,这时如果生理需求能够被满足,爱和温情能够被体验,便开始建立对自我的积极感受,随年龄增长,与周围人交往增多,就逐渐将自己观察和感知到的自我和他人对自己的态度与反应内化到自我的判断中形成自我概念。

3. 影响自我概念的因素　个体的自我概念易受多种因素的影响而发生改变,影响自我概念的因素有早期生活经历、生长发育过程中的正常生理变化、健康状况、文化、环境、人际关系和社会经济状况、职业和个人角色等。

4. 评估方法与内容　通常应用会谈、观察、投射法、量表测评等方法对自我概念进行综合评估。常用的可直接测定个体自我概念的量表包括欧田纳西自我概念量表(tennessee self-concept scale, TSCS), Pierr-Harries 儿童自我意识量表(children's self-concept scale),自我描述问卷(self-description questionnaire, SDQ), Zung 的焦虑量表和抑郁自评量表等,每个量表都有其特定的适用范围,应用时应仔细斟酌。

（二）认知评估

1. 认知(cognition)　是指个体认识外界事物的过程,或者说是对作用于人的感觉器官的外界事物进行信息加工的过程。它包括感觉,知觉,记忆,思维,想象,注意,语言,定向力等心理现象。

2. 评估方法与内容

（1）会谈法:主要用于感觉,知觉,定向力的评估。通过开放式,非开放式提问了解评估对象感知觉有无异常,对时间,地点,空间和人物的定向力如何。

（2）观察法:主要用于对评估现象注意的评估。具体内容如下:①无意注意:观察评估对象对周围环境的变化有无反应,如病室的门突然被人打开,咣当一声门响,评估对象有无反应。②有意注意:指派一些任务让评估对象完成,如请评估对象叙述其功能锻炼的步骤,并做示范动作,同时观察其执行任务时的专注程度。对儿童或老人,应重点观察其能否有意识地将注意力集中于某一具体事物。

（3）测验法:主要用于对评估对象记忆、思维、语言的评估。

1）记忆:让评估对象重复一句话或一组由 5~7 个数字组成的数字串来评估短时记忆。让评估对象说出其家人的名字,或叙述孩提时代的事件等来评估长时记忆。

2）思维:通过抽象思维,洞察力和判断力三个方面对思维进行评估。

3）语言:请评估对象重复评估者说过的一些简单词句或诵读单个词,数个词,短句或一段文字;要求评估对象随便写出一些简单的字,短句或抄写一段字句等来检测评估对象的语言表达及文字符号的理解能力。

（4）量表评定法:常用简易精神状态检查(mini-mental state examination, MMSE)对定向,记忆,语言,计算和注意力等功能进行简单评定。

（三）情绪和情感评估

1. 情绪和情感的定义　情绪(emotion)和情感(affection)是人对客观事物是否符合自身的需要而产生的态度和体验。需要是情绪、情感产生的基础,通常需求获得满足产生积极的情绪和情感,反之则导致消极的情绪和情感。

2. 情绪和情感的分类　人类的情绪复杂多样,目前尚无统一分类。人们根据人与需要的关系,将快乐、悲哀、愤怒、恐惧作为最基本的情绪形式。根据情绪发生的强度和持续时间,将情绪分为心境、激情、应激三种状态。

3. 常见的异常情绪　人类的情绪纷繁复杂,其中焦虑、抑郁是最常见也是最需要评估与干预的情绪状态。

4. 评估方法与内容　对情绪情感的评估可综合运用多种方法,包括会谈、观察、测量、量表评定等。

(1)会谈法:是评估情绪情感最常用的方法,用于收集有关情绪情感的主观资料。采用开放式和非开放式提问收集有关情绪,情感的主观资料。例如:你如何描述你此时和平时的情绪? 有什么事情使你感到特别高兴,忧虑或沮丧? 这样的情绪存在多久了?

(2)观察法:用于收集评估对象的面部表情,动作表情及语言表情等与情绪,情感有关的客观资料。

(3)测量法:情绪和情感的变化,常伴随机体的生理变化,尤其体现在呼吸系统、循环系统、内分泌系统以及脑电波、皮肤电反应方面。如是否有呼吸频率和深度等的改变;是否有心率、血压等的变化;是否有食欲下降、血糖、肾上腺激素发生变化等改变;是否有脑电波改变、皮肤电阻下降等变化。

(4)量表评定法:是评估情绪情感较为客观的方法。常用的有 Avillo 的情绪与情感形容词检表、焦虑自评量表(self-rating anxiety scale, SAS)、抑郁自评量表(self-rating depression scale, SDS)。

四、社会评估

人是由生理、心理、社会、文化等要素组成的统一体,人的生理健康与其心理、社会功能是密切相关的,社会性是人的本质属性。人所处社会环境因素的变化、对人的身心健康会产生重要影响。因此,在健康评估时,不仅要对护理对象的生理、心理健康状况进行评估,还要对其社会功能状况进行评估。社会评估包括角色、家庭、文化、环境评估。

(一)角色评估

1. 角色的定义　角色(role)又称社会角色,是指个体与其社会地位、身份相一致的行为方式及相应的心理状态。它是对特定地位的个体行为的期待,是社会群体得以形成的基础。

2. 角色的形成　角色是在互动过程中形成的,角色的形成经历了角色认知和角色表现两个阶段。角色认知是个体认识自己和他人的身份、地位以及各种社会角色的区别与联系的过程。角色表现则是个体为达到自己所认识的角色要求而采取行动的过程,也是角色的成熟过程。

3. 角色适应不良　是指个体的角色表现与角色期望不协调或无法达到角色期望的要求时发生的身心行为反应。角色适应不良常见的类型有角色冲突、角色模糊、角色匹配不当、角色负荷过重、角色负荷不足等。

4. 病人角色　当一个人一旦确定自己患病,不管是否得到医生证实,就开始扮演病人角色。病人角色是形形色色社会角色中的一种,有其特定的行为模式、权利和义务。当人们从患病前的其他社会角色向病人角色转化或患病后的病人角色向常态角色转变时,常会在角色适应上出现许多心理和行为的改变。常见的病人角色适应不良有病人角色冲突、病人角色缺如、病人角色消退、病人角色强化。

5. 影响病人角色适应的因素　不同病人的角色适应程度和适应反应不同,适应与否与疾病、年龄、性别、家庭背景、经济状况等因素有关。

6. 评估方法与内容　可通过会谈、观察两种方法进行评估。

（1）会谈法:通过提问、会谈了解评估对象所承担的角色数量、对角色的感知和满意度以及是否存在角色紧张等。

（2）观察法:主要观察病人有无疲乏、心悸、易激惹、忽略自己和疾病、缺乏对治疗护理的依从性等角色适应不良的身心反应。

（二）家庭评估

1. 家庭的定义　家庭是基于婚姻、血缘或收养关系而形成的社会共同体,是社会生活的基本单位。

2. 家庭结构（family structure）　包括家庭人口结构、权力结构、角色结构、沟通过程和家庭价值观。

3. 家庭生活周期　指从家庭单位的产生、发展到解体的整个过程。根据 Duvall 模式,家庭生活周期可分为 8 个阶段:新婚、有婴幼儿、有学龄前儿童、有学龄儿童、有青少年、有孩子离家就业、空巢期、老年期。每个周期都有特定的任务需要家庭成员协同完成。在评估时除了确认评估对象所处的生活周期外,还需结合不同时期了解任务的完成情况,是否存在任务完成不良的情况。

4. 家庭功能　家庭的主要功能是满足家庭成员和社会的需求,具体包括经济功能、性功能、生育功能、抚养与赡养功能、教育功能、情感交流功能、休闲与娱乐功能。

5. 家庭资源　是维持家庭的基本功能、应对家庭压力事件或危机状态,家庭所必需的物质和精神上的支持。一个家庭可利用的资源越充足,则越有利于家庭及其成员的健康发展。家庭资源一般可分为内部资源和外部资源。内部资源包括经济支持、情感支持、信息支持和结构支持。外部资源包括社会资源、经济资源、文化资源、医疗资源、教育资源和宗教资源。评估时应注意评估对象具备哪些方面的家庭资源。

6. 家庭危机　是指家庭压力超过家庭资源导致家庭功能失衡的状态。家庭对压力的应对、调试取决于家庭资源的充足与否。若家庭资源充足,家庭可通过调试恢复正常功能。若家庭资源不足,家庭调试不佳,将会导致家庭失衡,即所谓的的家庭危机。包括家庭状态的改变,如失业、搬迁、破产等;家庭成员关系的改变,如离婚、分居、丧偶等;家庭成员角色的改变,如初为人夫、人父、收养子女、退休等;家庭成员道德颓废,如吸毒、乱伦等;家庭成员生病、受伤、残障等。

7. 评估方法与内容

（1）会谈法:通过提问、会谈等方法可获知家庭成员基本资料、家庭类型、家庭结构、家庭功能、家庭生活周期、家庭资源以及家庭压力等方面的内容。

（2）观察法:通过观察家庭居住条件,家庭成员衣着、饮食,家庭气氛,家庭成员之间的亲密程度,家庭权力结构,沟通过程等,注意有无家庭功能不良现象。例如:家庭成员间频繁出现敌对性或伤害性语言现象,所有问题均由一个家庭成员回答,有家庭成员被忽视,家庭缺乏民主气氛,家庭成员间缺乏民主和关爱。

（3）量表评定法:部分内容可通过量表进行评定,其中以 Smilkstein 的家庭功能量表以及 Procidano 和 Heller 的家庭支持量表较常用。

（三）文化评估

1. 文化的定义 文化是一个社会及其成员所特有的物质和精神的总和,即特定人群为适应社会环境和物质环境而共有的行为和价值模式。具有民族性、继承性、获得性、共享性等特征。

2. 文化要素 文化的核心要素是价值观、信念和信仰、习俗。

3. 评估方法与内容

（1）会谈法:文化具有丰富的内涵,可针对评估的目的不同采用不同的问题进行提问或会谈。①评估价值观:价值观存在于潜意识中,不能直接观察,又很难言表,评估比较困难,可通过询问以下问题得到资料。如:你是哪个民族的? 你所在民族的主要价值观有什么? 你信奉的做人原则是什么? 你认为自己健康吗? 你是如何看待自己的疾病的? 疾病对你的生活有哪些影响? ②评估信念与信仰:评估信念的方法有多种,其中以 Kleinman 等人提出的"健康信念注解模式"使用最为广泛;对信仰的评估,可通过以下问题获得:你是否参加党、团等组织? 你有宗教信仰吗? 你是否经常参加组织或宗教活动? 你是否因宗教信仰而禁食某种食物? 患病对你的组织或宗教活动产生哪些影响? ③评估习俗:评估者可从食物的种类、餐次、饮食喜好、食物烹调方式、饮食与健康的关系、对传统医药的了解和使用等方面进行询问。如:你平常进食哪些食物? 最喜欢的食物是什么? 每天进餐几次? 常采用的烹调方式是什么? 哪些情况会影响你的食欲? 平常采取哪些民间传统的方法治疗疾病? 效果怎样? 你信任传统的治疗方式吗? 有哪些语言禁忌?

（2）观察法:可通过评估者与评估对象交谈以及观察对方的神情、姿势、眼神等进行评估,获得对方的语种、语言禁忌、语言沟通以及非语言沟通方式等。

（四）环境评估

1. 环境的定义 广义的环境指人类赖以生存、发展的社会与物质条件的总和。狭义的环境指环绕所辖的区域,如病室、居室。人的环境分为内环境和外环境。内环境包括生理环境和心理环境;外环境包括物理环境、社会环境、政治环境和文化环境。

2. 社会环境 包括制度、法律、经济、文化、教育、人口、民族、职业、生活方式、社会关系、社会支持等诸多方面。其中尤以经济、教育水平、生活方式、社会关系、社会支持等与健康密切相关,为评估的重点。

3. 评估方法与内容

（1）观察法:物理环境评估可通过实地考察来综合评估。物理环境的评估可包括家庭环境、工作环境、病室环境三方面内容。

（2）会谈法:主要用于社会环境的评估。如:①你的家庭的经济来源有哪些? 是否能满足基本生活需要? ②家庭关系是否稳定? 家庭成员是否彼此尊重? 你与同事、领导的关系如何? 家庭成员及同事是否能提供你所需的支持与帮助? 是否存在孤独、无助感? 是否获得了及时有效的治疗? 个体是否积极参与家庭活动? 社区提供的服务是否能满足基本需求? 以了解其社会支持情况。③平时在饮食、睡眠、活动、娱乐等方面,以及有无不良嗜好等以了解其生活方式。

五、其他评估结果

健康评估还可以通过辅助检查评估结果、院外检查结果获得有用的信息对病人进行评估。

（邵 欣）

第四节 量表在护理评估中的实践应用

一、量表的由来及特点

量表（scale）是一种测量工具，它由多个项目构成，试图确定主观的、有时是抽象的概念的定量化测量的程序，对事物的特性变量可以用不同的规则分配数字，因此形成了不同测量水平的测量量表，又称为测量尺度。

评估是指按照一定的价值标准和质量目标，利用种种测量方法系统地收集资料信息，对事物的发展变化及影响发展变化的各种要素进行分析，为判断效果和进一步决策提供依据的过程。随着护理学的发展，护理科研水平不断提高，作为量化收集资料、评估护理效果的评估量表受到越来越多的关注。这就要求护士应掌握相关的评估方法，运用正确的评估工具，科学地收集和分析资料。

（一）量表的由来

问卷法最早出现在美国的社会学研究中，出现于19世纪末到20世纪初的十几年间。当时采用问卷的目的，主要是调查大众的观点和态度。这个时期的问卷法存在的问题，主要表现为问卷的设计缺乏统计性和科学性，取样不具有代表性。到了20世纪30年代，商业机构和教育机构开始大量采纳问卷法，使问卷法有了很大的发展。这一时期的问卷表现出以下几方面的特征：受试人数增多；关注样本的代表性；关注问卷设计的科学性和社会性；考虑受试的观点与态度倾向，以上因素的引入使问卷结果的可信度有了很大提升，也使问卷这种形式逐渐成为一种科学的研究方法。量表在西方的出现是与问卷法相伴随出现的。从发展历史来看，出现的时间比问卷还要早二十多年。英国的Fisher在1864年就编成了世界上第一个成绩量表。随着量表的不断发展完善，现已广泛运用于医学、社会学、教育学、心理学等研究领域用于收集数据资料。

在临床工作中，以"轻、中、重"来评价病人病情的程度显得太粗糙，既不能量化评价疾病的严重程度，也不能及时反映病情的迅速变化，即使同一病人，不同医生或护士的判断结果可能有很大出入。病人病情评价系统根据疾病的一些重要症状、体征、生理甚至慢性疾病的病损因素等参数进行加权或赋值，从而量化评价疾病严重程度。

在欧美等国家，20世纪50年代危重病评分就开始起步，进入70、80年代，一系列危重疾病严重程度评价方法相继产生，并得到迅速推广和使用，90年代中后期，国外一些学者提出了一些新的用于急诊或入院前病人病情评估和危险分层的方法。近20年来，也引起了我国许多学者和临床工作者的高度重视。目前，这些评分方法经过不断改良能进一步适应国内的临床工作,有些由手算发展为电算,使疾病严重程度评价更加精确和迅速。量表的使用在护理评估中发挥着愈来愈重要的作用。

（二）量表的特征

量表的基本特征是描述性、比较性、程度和起点。描述性是指用某一特定的词或标识来代表划分的每个等级；比较性指的是描述的相对规模；当比较了所有的不同点并且分级表示以后,量表还有另外的特征即程度；如果某个量表有一特定的起点或零点,那么,我们就说它有起点这个特性。量表的每个特征都是建立在前一个特征上的,如果一个量表有高一级的特性,那么,它一定有低一级的特性；反之则不成立。

量表用于临床评估具有以下特点：第一,调查结果容易量化；第二,调查结果便于统计处理与分析；第三,如果实施得当,量表评估是最快速有效收集数据的方法；第四,如果量表的信度和效度高,样本数量大,研究者可以收集到高质量的研究数据；第五,量表评估对于被评估者的干扰较小,可行性高。

二、量表的信度与效度

（一）量表的信度

信度（reliability）即可靠性,是指采用同一方法对同一对象进行调查时,问卷调查结果的稳定性和一致性,指潜变量真分数引起的变异占总分方差的比例,即量表能否稳定地测量所测的事物或变量。

1. 信度指标　多以相关系数表示,具体评价方法大致可分为三类：稳定性系数、等值系数和内在一致性系数。表示的方法主要有以下四种：

（1）稳定性系数：稳定性系数是采用同样的问卷,对同一组访问对象在尽可能相同的情况下,在不同时间内进行两次测量,用两次测量结果间的相关分析来评价量表信度的高低,Pearson 相关系数即是信度系数,也称为重测信度,反映了随机误差的影响。

重测信度所考察的误差来源是时间的变化所带来的随机影响,若两次测量间隔时间过长,调查对象容易受环境和个人经历的影响而发生态度的转变；若间隔时间过短,则会受到上次调查记忆的影响。适当的间隔时间是既不能让调查对象记住上一次测验的内容,也不能让其被测的主观特征在两次测验之间没有发生较大的变化。适合的间隔时间要视调查对象和测量内容不同而不同。在最后提交调研报告时,要对间隔时间加以说明,报告间隔的时间。重测信度一般只反映由随机因素导致的变化,而不反映被试行为的长久变化,并且不同的行为受随机误差影响不同。

（2）等值系数：用两个复本在最短时间内对同一组调查对象进行测量所得结果的一致性程度,复本信度系数等于两个复本测量所得分数的 Pearson 积差相关系数。复本信度的高低反映了这两个测验复本在内容上的等值性程度,即等值系数。

复本信度的使用前提是测量所用的两个复本必须是等效的,两个复本要包含相同的数量、类型、内容、难度的题目。类似于考试中的 A、B 卷,如果一个人在 A 卷和 B 卷的得分相同,就说明考题具有信度；如果两者差异很大,则缺乏信度。在现实工作中,设计一份满意的调查量表已然不易,设计两份完全等效的量表难度更大,所以较少使用。

（3）内在一致性系数：主要反映的是测验内部题目之间的关系,即量表内部所有题目的一致性程度,考察量表的项目是否测量了相同的内容或特质,又称为内部一致性信度。内部一致性信度又分为分半信度和同质性信度。

1）分半信度：分半信度指将测验分为两半，计算这两半测验之间的相关系数，进而估计整个量表的信度，分半信度测量的是两半题项得分间的一致性。进行分半信度分析时，如果量表中含有负向标度的题项，应先将其得分作逆向处理，以保证各题项得分方向的一致性。分半的方法很多，一般是将全部题项按奇偶分成尽可能相等的两半，而不是按照前后分半，前后分半不是不能使用，但应该注意前后顺序的影响。计算前后两半量表得分的相关系数即为半个量表的信度系数，最后用 Spearman-Brown 公式 [$2r/(1+r)$] 求出整个量表的信度系数。

2）同质性信度：同质性信度是指测验内部的项目在多大程度上考察了同一内容，评价的是量表中各题目得分间的一致性。同质性信度低时，即使各个测试题看起来似乎是测量同一特质，但测验实际上是异质的，即测验测量了不止一种特质。克伦巴赫 α 系数法是目前最常用的内部信度系数。

实际上，α 系数是所有可能的分半信度的平均值，α 系数是估计信度的最低限度，α 系数高时，信度就高；α 系数低时，信度不一定低。低信度 $\alpha<0.35$；中信度：$0.35<\alpha<0.70$；高信度：$\alpha>0.70$。一般来说，问卷的 α 系数在 0.8 以上该问卷才具有使用价值，达 0.85 以上，表明问卷信度良好。

（4）评分者信度：评分者信度是指不同评分者对同一测量进行评定时的一致性。与其他信度从本质上是独立的，测量信度的高低与评分者信度的高低并没有必然的联系。评分者的文化背景、生活经历、价值观等也会影响评分者的评分。最简单的估计方法就是随机抽取若干份答卷，由两个独立的评分者打分，再求每份答卷两个评判分数的相关系数，两个以上评分者这种相关系数的计算可以用积差相关方法，也可以采用斯皮尔曼等级相关方法。

2. 影响信度的因素　主要包含以下几点：

（1）样本特征：样本异质性的影响。调查对象间差异越大，其分数的分布范围越大，所测信度系数越高。

（2）项目的数量：一般来说，在一个测试中增加同质的题目，可以使信度提高。

（3）量表的层级：在量表项目既定的情况下，量表的层级越多，题目区分度越高，信度系数越高。

（4）时间间隔：时间间隔只对重测信度和不同时测量时的复本信度有影响，对其余的信度来说，不存在时间间隔问题。

（二）量表的效度

效度（validity）指测量结果的有效程度，它是指测量工具或手段能够准确测出所需测量的事物的程度。效度系数是指描述某种测量结果有效性程度的数量指标，常以相关系数来表示。效度是科学的测量工具所必须具备的最重要的条件。

效度的种类很多，分类方法也有所不同，包括内容效度、构想效度、预测效度、同时效度、区别效度、收敛效度、判别效度等。目前被广泛采用的是弗兰士（J.W.French）和米希尔（B.Michel）提出的分类方法：内容效度、效标效度和结构效度。

1. 内容效度（content-related validity）　是指一个测量实际测到的内容与所要测量的内容之间的吻合程度，也称为表面效度或逻辑效度。对内容效度常采用专家判断法与统计分析法相结合的方法进行评价。

（1）专家判断法：专家判断法的思路是由调研人员或请专家、其他调研人员对测量项目与原定调查目的的吻合程度做出判断，检验所选择的项目是否"看起来"符合测量的目的和要求，所设计的题项能否代表所要测量的内容或主题。主观性使其不能单独地用来衡量表的效度，但可以用来对观测结果作大致的评价。为了获得足够的内容效度，要特别注意设计量表时应遵循的程序和规则。

（2）统计分析法：统计分析法主要采用单项目与量表总和相关分析法获得评价结果，即计算每个题项得分与题项总分的相关系数，根据相关性是否显著判断量表是否有效。若量表中有反意题项，应将其逆向处理后再计算总分。

2. 效标效度（criterion-related validity）　又称为准则效度或预测效度，指测量的结果与某种外在效标之间的一致性程度，一般用测验分数与效标之间的相关系数表示。效标效度是根据已经得到确定的某种理论，选择一种指标或测量工具作为效标，分析量表得分与准则间的相关系数即为准则效度系数。

在调查问卷的效度分析中，选择一个合适的准则往往十分困难，使这种方法的应用受到一定限制。一个好的效标需要符合以下几个条件：

（1）有效性：能够有效测量所要测量的内容，即效标测量本身必须有效。

（2）客观性：效标测量必须客观，避免偏见，可用数据或等级来表示。

（3）可靠性：效标测量必须稳定可靠，不随时间等因素而变化。

（4）实用性：在保证有效性的前提下，效标测量须尽可能省时省力、经济实用。

3. 结构效度（construct validity）　又称为建构效度或构建效度，是指测量结果体现出来的某种结构与测值之间的对应程度。结构效度分析所采用的方法是因子分析。最关注的问题是量表实际测量的是哪些特征，在评价建构效度时，调研人员要试图解释"量表为什么有效"这一理论问题以及考虑从这一理论问题中能得出什么推论。效度的评价方法有因子分析法和结构方程法。

因子分析的主要功能是从量表变量中提取一些公因子，各公因子分别与某一组特定变量高度关联，这些公因子即代表了量表的基本结构。通过因子分析可以考察量表是否能够测量出研究者设计量表时假设的某种结构。在因子分析的结果中，用于评价结构效度的主要指标有累积贡献率、共同度和因子负荷。累积贡献率反映公因子对量表的累积有效程度，共同度反映由公因子解释原变量的有效程度，因子负荷反映原变量与某个公因子的相关程度。

（三）效度和信度的关系

问卷的信度与效度之间既有明显的区别，又存在着相互联系、相互制约的关系。信度主要回答测量结果的一致性、稳定性和可靠性问题；效度主要回答测量结果的有效性和正确性问题。

一般来说，信度是效度的必要条件而非充分条件，也就是说，效度都必须建立在信度的基础上；但是没有效度的测量，即使它的信度再高，这样的测量也是没有意义的。信度和效度的关系有如下几种类型：

1. 可信且有效　这种问卷准确地反映被调查人员的真实情况，问卷中的题目是和调查目标紧密关联的。这种情况如图 3-4-1（a）所示，图中圆形所在中心表示要测量的现象的真实情况，其余点表示经过调查所得的测量结果。若调查结果能真实地反映所调查的对象，测量的误差较小,则说明问卷调查的结果是可信而且有效的。

2. 可信但无效　这种问卷调查结果虽然能准确地反映被调查人员的真实态度,但问卷中题目与真实的调查目的的关联程度较弱,与调查的目标不相一致。这种情况表明,虽然调查中所得的结果是可信的,但可能在某些环节上出了差错,例如问卷中题目的设计使得所有的被调查人员都出现了理解的偏差,从而出现了系统性的偏差,如图3-4-1(b)所示。

3. 不可信亦无效　在这种情况下,统计调查的结果分布较为分散,是难以从调查问卷中得出有效结果的,这是测量中应避免的类型,如图3-4-1(c)所示。

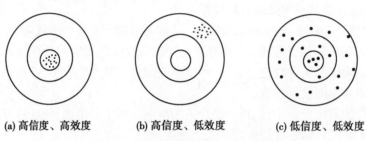

(a) 高信度、高效度　　(b) 高信度、低效度　　(c) 低信度、低效度

图3-4-1　信度与效度的关系示意图

三、量表在护理评估中的实践应用

(一)选择合适的量表

使用"不正式"的量表,其弊端远大于利。用不能评估所需评估对象的量表进行评估,这会导致错误的结论。量表本身的质量会直接影响被调查者在填写问卷时的态度和行为,也将进一步影响调查的最终价值。

有的研究者认为研究的问题是主要的,测量是次要的,所以他们在测量上面尽量省事,可是良好的测量结果是有效研究的必要条件。因此,研究者应该力争使他们感兴趣的理论构念与测量的操作化方法在本质上等同。劣质的测量结果是结论有效性的极限。对于一个尽可能重视学科问题而尽可能不重视测量本身问题的研究者来说,最合适的策略莫过于一开始就尽可能使测量结果准确无误,以便之后放心地去关注研究问题。

有的研究者为了降低被试对象的负担,可能会使用过分简短的量表。然而选择一份欠可信的问卷,无论被试对象如何喜欢它的简短,都是一个不好的主意,因为一半被试做一份可信问卷所能产生的信息,比全部被试做一份欠可信问卷所能产生的信息还多。

(二)评估对象

不同量表适合于不同的对象,除了病种以外,还有年龄或住院和门诊等的限制。评估对象能够认真地阅读和理解问卷中的所有问题,并且提供真实坦诚的回答对保证调查结果有着重要作用。

(三)评估的时间范围

不同量表评定的时间范围是不同的,有的评定当时的情况,有的评定近一周或近1个月的情况,有的评定近半年的情况。

(四)评估员

不同量表对调查者的要求不一样,有的要求精神科医师或咨询师,有的要求病房护士、技术员或其他研究人员,调查人员需提前接受有关量表评定的训练。组织好量表的发放和收集工作,同样对于保证调查结果有着重要的作用。

（五）评分力求客观、准确

对高危人群及时告知病人及家属,对预防措施进行合理分工,随时对其进行指导检查,有不正确的及时予以纠正。如果病人病情发生变化,随时进行评估,如病情平稳,可根据研究按时进行评估。护理评估量表是为了充分利用有限的护理资源达到更好的预防效果,因此需要动态观察计分结果,随时调整护理措施。

（周晓娟）

第五节　病人安全风险评估

一、病人安全风险评估的意义

护士对病人安全风险进行识别、分析评估,以最少的成本将事故发生的概率、严重程度、风险损失、不良后果等降到最低,保障病人安全,提高护理质量。

二、影响病人安全的主要因素

影响病人安全的因素主要包括病人因素,医务人员因素,管理因素及环境和设备因素。

（一）病人因素

病人身体状况,疾病状况,生活方式,语言和沟通能力,个性和社会因素,与医务人员合作等方面都是影响病人安全的因素。护理工作需要护患双方共同参与,护理活动的正常开展有赖于病人的密切配合和积极参与。

（二）医务人员因素

1. 医务人员个人素质　医务人员思想素质,职业道德,心理素质,身体素质等的高低直接影响病人安全。护士责任心差,体力不支,心理素质差,法律意识淡薄等,将会给病人安全带来很大隐患。

2. 人力资源　护士配备不足,医护比床护比失调,不能很好地满足病人需求。

（三）管理因素

护理常规、规范的不健全和不完善,作为护理管理人员对流程中存在的漏洞和缺陷不能及时发现,措施不力,监控不严,不重视业务技术培训,对病人中存在的不安全因素缺乏预见性,未采取措施或者措施不及时,不能及时启动应急预案等。

（四）环境因素

指病人住院期间的生活环境安全。包括医院的基础设施,病区物品配备和防止所存在的不安全因素。如地面过滑致病人跌倒,无床挡致病人坠床,隔离措施不到位造成交叉感染等。

（五）设备因素

主要指专业仪器设备不健全及不能处于良好的备用状态,如呼吸机,监测仪,除颤仪,微量泵等未及时保养维修,使用时性能不良。吸痰,供氧,供电,消毒等设施不完备都是较为严重的安全隐患。

三、常见的病人安全风险

常见的影响病人安全的因素主要包括以下几个方面：跌倒/坠床、压疮、药液外渗、意外拔管、深静脉血栓、烫伤等。

（一）跌倒与坠床

跌倒是指身体的任何部位，因失去平衡而意外地触及地面或其他低于平面的物体，是老年病人常见的伤害事件。其发生原因如下：①年龄因素：人随着年龄的增长，各个器官的退化，感觉功能障碍，视力、听力减退，对外界的各种刺激反应迟钝，易跌倒。②药物因素：镇静催眠药抗精神药和麻醉镇痛药被公认为是跌倒的显著危险因素。③环境因素：病人入院后，对病区环境不熟悉，加上偶有地面潮湿有积水、光线不足、地面不平等，行走时稍有不慎极易跌倒。临床常用 Morse 评估量表来判断病人的跌倒风险。

（二）压疮

压疮是指局部组织长期受压，血液循环障碍，局部组织持续缺血缺氧营养不良而致的软组织的溃烂和坏死。造成压疮的三个主要物理力是压力、摩擦力和剪切力，通常是 2~3 种力联合作用所致。局部皮肤经常受潮湿或排泄物的刺激，局部皮肤的酸碱度发生改变，使皮肤表皮保护能力下降，皮肤组织极易破损，形成压疮。另外，病人全身营养不良或水肿，皮肤较薄，抵抗力弱，受力后易破损。借助 Braden 量表、Norton 量表及 Waterlow 量表进行压疮危险的评估。

（三）药液外渗

药液外渗是指静脉注射时，药物不同程度渗漏到血管周围组织，造成软组织肿胀、疼痛，甚至引起软组织坏死。临床中的以下几类病人在输液时易发生药液外渗。小儿、老年病人，烦躁、意识障碍无法沟通的病人，由于不配合血管脆弱或者感觉、知觉障碍，容易发生外渗。重症病人如休克、严重脱水、病危的病人，由于微循环受损，血管通透性增加，容易发生外渗。癌症病人是药液外渗的高危人群，因为癌症病人反复化疗，静脉血管脆弱，难以穿刺。糖尿病病人由于糖、脂肪代谢障碍，血管硬化，也易发生药液外渗。临床常见的药物渗出分级标准为 2006 版美国静脉输液护理学会静脉治疗护理实践标准中的药物渗出分级。

（四）意外拔管

意外拔管指插管意外脱落或未经医护人员同意，病人将插管拔除，也包括医务人员操作不当所致的拔管。病人躁动或者意识障碍，不能配合治疗和护理，或者自身感觉不适，对管路重要性认识不足，依从性差均可导致意外拔管的发生。

（五）深静脉血栓

深静脉血栓指血液在深静脉内异常凝结所致的一种回流障碍性疾病。由于存在长期卧床、肢体制动、手术和（或）血液高凝状态等因素，ICU 病人是发生深静脉血栓形成（DVT）的高危人群。临床表现：患肢疼痛和压痛、肿胀、静脉曲张、皮下静脉凸出、患肢轻度发绀，可伴有低热（一般不超过 38.5℃）。上肢 DVT 可导致上腔静脉综合征，并可使肢体长期伤残。中心静脉导管相关性血栓形成不易引起血管腔完全阻塞，因而患肢肿胀并不明显，可引起感染性血栓性静脉炎、中心静脉通路破坏及病变部位的血液外渗。

（六）烫伤

烫伤指由高温液体、高温固体或者高温蒸汽所致皮肤损伤,烫伤处皮肤出现红肿热痛和水疱,给病人带来痛苦,增加费用,延长住院时间。为避免烫伤,我们需要在病人住院期间全面评估病人自理能力,进行有针对性的健康宣教,提高病人及家属对烫伤的防范意识。

因此,如何对病人的安全风险进行识别评估,并采取有效的规避措施,是保证病人安全、减少护理不良事件发生的行之有效的举措。

（邵　欣）

第四章　护理管理

学习目标

完成本章内容学习后,学生将能:

1. 复述泰勒科学管理理论的主要内容,护理信息标准化的意义。
2. 列出古典管理理论、行为科学理论的主要代表人物及主要观点。
3. 描述不同质量管理方法异同。
4. 运用质量管理的方法,针对临床案例,实施持续质量改进。

第一节　概　述

管理作为一种社会活动,普遍存在于各个领域的各项工作中。人类管理实践活动源远流长,但从管理实践到形成一套比较完整的理论,则是一段漫长的历史发展过程。回顾管理学的形成与发展,了解管理先驱对管理理论和实践所做的贡献,是必要的。

一、管理理论的发展

(一)古典管理理论

古典管理理论形成于19世纪末到20世纪初,是管理理论最初形成阶段。在这一阶段,侧重于从管理职能、组织方式等方面研究企业的效率问题,经验成分居多,对人的心理因素考虑很少或根本不去考虑。在美国出现以泰勒为代表的科学管理理论,在法国出现以法约尔为代表的管理过程理论,在德国出现以韦伯为代表的行政组织理论。

1. 泰勒的科学管理理论　泰勒(F.W.Taylor, 1856—1915),美国人,大学时在哈佛大学修读法学,后因病辍学后在钢铁厂做工人,工作时,他进行了"金属切削试验",研究每个金属切削工人每个工作日的合适工作量。1898年,他又进行了著名的"铁锹试验",通过观察与测定工人用铁锹向货车铲料及搬运铁块,对铁锹的动作标准、铁锹负载、铁锹规格、工作环境等进行了研究,出色地提高了劳动生产率。1911年,泰勒出版了《科学管理原理》一书,该书的出版成为管理科学产生的标志,泰勒也因此被称为"科学管理之父"。

科学管理理论的主要内容:

(1)效率至上:科学管理的中心问题是提高劳动生产率。

(2)一流的人员:根据工作需要,挑选最适合该工作的一流人员。

(3)实行标准化管理:操作方法标准化、工具材料标准化、工作环境标准化。

(4)实行激励性报酬制度:根据工人的实际工作表现支付报酬。

（5）劳资双方共同协作：劳资双方必须由互相指责、怀疑、对抗变为互相信任，共同为提高劳动生产率而努力，最终使双方受益。

（6）实行计划职能与执行职能的分离：计划职能归专门的计划部门，工人则专门从事执行职能。

（7）实行"职能工长制"：一个工长承担一种管理职能，管理人员职能明确，容易提高效率。

（8）提出例外原则：高级管理人员把例行事物授权给下级管理人员，自己只处理例外事务。这相当于今天的经营组织的授权管理。

2. 法约尔的管理过程理论　法约尔（Henri Fayol, 1841—1925），法国人。他曾将濒临破产的公司变为成功的企业，他通过自己的管理实践及对管理过程的研究创立了管理过程理论。法约尔被称为"管理过程之父"。

法约尔和泰勒处于同一时代，泰勒是作为普通工人进入工厂的，主要从事工程技术工作，着重研究生产过程中工人的劳动效率；而法约尔则是进入企业开始就参与了企业的管理，并在法国多种机构中从事过程管理的调查和教学工作，所以他的管理理论着重于一般管理原理的探讨和高层管理效率的分析。

法约尔的管理过程理论观点集中体现在于 1916 年出版的《工业管理与一般管理》一书中，主要内容有三方面：

（1）企业经营的六种基本活动：管理活动、技术活动、商业活动、财务活动、会计活动和安全活动。

（2）管理活动是六种基本活动的核心，由五种管理职能组成：计划、组织、指导、协调和控制。

（3）成功管理遵循的十四条原则：合理分工；责权一致；纪律严明；统一指挥；统一领导；个人利益服从集体利益；个人报酬公平合理；集权与分权相适应；明确的等级制度；良好的工作秩序；公平公正的领导方法；人员任用稳定；奖励创造精神；增强团体合作精神。

上述十四条原则在当时是很新鲜而又有启发性的，对以后的管理实践和管理思想影响很大。特别是不少内容是涉及组织职能的，对以后组织理论也具有重要的影响。

3. 韦伯的行政组织理论　韦伯（Max Weber, 1864—1920），德国人，社会学家。他在管理思想上提出"理想的行政组织体系理论"。他认为高度集中的、正式的、非人格化的理想的行政组织管理体制是达成组织目标、提高组织绩效的有效形式。在西方管理学界，韦伯被称为"组织理论之父"。

在他的代表作《社会组织与经济组织理论》中，他提出"理想的行政组织体系"，特点包括：明确的职位分工；自上而下的权利等级系统；人员任用通过正式考评和教育实现；严格遵守制度和纪律；建立理性化的行动准则，工作中人与人之间只有职位关系，不受个人情感和喜好的影响；建立管理人员职业化制度，使之具有固定的薪金和明文规定的晋升制度。

韦伯认为，这种理想的科层组织体系能提高工作效率。它在精确性、稳定性、纪律性和可靠性方面都优于其他组织形式。它是对人们进行强制控制的最合理的手段，也是达到目标、提高效率的有效形式。

（二）行为科学管理理论

行为科学管理理论产生于 20 世纪 20~30 年代。它应用了心理学、社会学、人类学及其相关科学，着重研究组织中的人的行为规律，发现人类行为产生的原因及人的行为动机的发展变化。研究改善组织中人与人的关系和激励人的积极性,以提高劳动生产率。

1. 人际关系学说

(1)霍桑试验:1924年美国哈佛大学教授乔治埃尔顿·梅奥等人在美国的电器公司的霍桑工厂进行的试验研究,分四个阶段。

第一阶段(1924—1927年):照明试验。试验假设"提高照明度有助于减少疲劳,提高生产效率"。经过两年多试验发现,照明度的改变对生产效率并无影响。

第二阶段(1927—1928年):福利试验。目的是查明福利待遇与生产效率的关系。经过两年多试验发现,不管福利待遇如何改变,都不影响产量的上升。进一步分析发现,导致生产效率提高的主要因素有:参加试验的光荣感;成员间良好的关系。

第三阶段(1928—1931年):访谈试验。最初的想法是个人就管理当局的规划和政策、工头的态度和工作条件等问题做出回答,但规划好的访谈提纲在进行过程中却出乎意料,工人想就提纲外的事情进行交谈。访谈者及时调整计划,多听少说,记录工人的不满和意见。访谈持续两年多,工人的产量大幅提高。工人们对工厂的管理制度和方法存在许多不满,无处发泄,访谈为他们提供发泄的机会。

第四阶段(1931—1932年):群体试验。选择14名男工人在单独的房间从事工作,对这个班组实行特殊的工人计件工资制度。研究者设想,这套办法会激励工人努力工作,得到更多报酬。但结果发现,产量只有中等水平,每个工人的日产量都差不多。调查发现,这个班组为了维护群体利益,自发形成一些规范。如谁也不能干太多突出自己,也不能干太少影响产量;不准向管理者告密。进一步调查发现,工人们之所以维持中等水平的产量,是担心产量提高,管理者会改变现行的激励制度,或裁减人员,或会使干得慢的伙伴受到惩罚。这一试验表明,为了维护班组内部的团结,工人可以放弃利益的诱惑。由此提出"非正式组织"的概念。

(2)人际关系学说:通过霍桑试验,梅奥等人提出了人际关系学说,主要内容为:

1)工人是"社会人",不是"经济人",其工作态度受社会和心理因素的影响。

2)生产效率主要取决于员工的积极性、员工的家庭和社会生活、组织内部人与人的关系。

3)组织中存在着非正式组织,它影响着组织的运行和组织成员的行为,从而影响劳动生产率的提高。

4)领导者应多与员工沟通,善于倾听其意见,尽可能满足其要求,提高满意度。

2. 人性管理理论 麦格雷戈(Douglass Mc-Gregor, 1906—1964),美国社会心理学家。在进行了大量研究的基础上,于1957年提出了两类人性观。

(1)X理论:X理论对人性的假设是:人生来懒惰,逃避工作;不求上进,不愿负责;习惯保守,反对改革;以自我为中心,漠视组织的需要;缺乏理性,容易被煽动,做出不适宜的举动。

基于以上假设,以X理论为指导思想的管理工作要点是:管理者应以利润为出发点来考虑对人、财、物等生产要素的应用;要有严格的管理制度,处罚和控制是保证组织目标实现的手段;管理者要把人视为物,把金钱当成人们工作的主要刺激手段。

(2)Y理论:Y理论对人性的假设是:人并非天生懒惰,工作是人的本能;一般人在鼓励下,不但接受责任且愿意承担后果;外力的处罚和控制不是使人们达到组织目标的唯一手段,人们愿意实行自我管理和自我控制来达到目标;个人目标和组织目标可以统一;一般人有解决问题的能力,只是没有发挥充分。

基于以上假设，以 Y 理论为指导思想的管理工作要点是：管理要通过有效的综合运用人、财、物等要素来实现组织目标；人的行为管理任务在于给人安排有吸引力和意义的工作，使个人需要和组织目标统一；鼓励人们参与自身目标和组织目标的制订。

（三）现代管理理论

现代管理理论是指 20 世纪 60 年代到现在的西方管理理论。在第二次世界大战后，随着社会生产力的发展及社会学、系统科学、电子计算机技术在管理领域中广泛的应用而逐渐形成。它不只是一种管理理论，而是对各种不同管理学派理论的统称。生产的社会化程度不断提高，政府对经济的活动的干预范围不断扩大等环境的变化，给管理提出了很多新问题、新情况、新要求。需要不仅从企业内部而且还要从企业外部来统筹考虑管理的问题，所以企业界和理论界纷纷尝试探索与之相适应的新管理思路、方式和手段。随着对管理的研究日益深入，许多学者从不同角度提出了各自的理论和新学说，形成了各种不同的学派，从而进入管理理论的"丛林"时期。

1. 管理过程学派　该学派主要研究管理的过程和职能，主要代表人物是哈罗德·孔茨（Harold Koontz），美国人。管理的过程和职能包括计划、组织、人事、领导和控制。

2. 权变理论学派　该学派主要代表人物是英国管理学家琼·伍德沃德（Joan Woodward）。该学派强调，鉴于管理工作的复杂性和企业外部环境的变化性，不存在一种固定、一成不变、放之四海皆准的管理模式。管理者应该因时、因地、因人制宜地选择合适的管理模式和方法。

3. 管理科学学派　管理科学学派又称数学学派或数理学派，其代表人物是伯法（E.S.Buffa），美国人。主张建立各种数学模型和决策程序，以增加管理决策的科学性。重点研究管理的操作方法和作业方面的问题，包括统计学的应用、最优化决策数学模式、信息处理模式和计算机的应用等，其目的是降低不确定性，寻找管理的定量化。

4. 经验管理学派　经验管理学派又称为案例学派，以戴尔（Ernest Dale）和德鲁克（P.F.Drucker）等为代表。他们主张从管理者的实际出发，特别是从成功管理者的经验中去寻找管理活动的一般规律和共性的内容，并使其系统化、理论化，从而指导其他的管理人员和管理工作。该学派的案例教学法在培养高层次的管理人员方面取得良好效果。

研究管理理论，并应用于护理管理实践，需要学习国内外研究的理论成果，重视发展动向，结合我国护理专业的实际情况，创建适合我国国情的护理管理理论。

二、护理管理者的角色定位

20 世纪 70 年代初，亨利·明茨伯格（Henry Mintzberg）提出了著名的管理者角色理论，他将管理者在管理过程中需要履行的特定职责简化为 10 种角色，并将这 10 种角色划分为三大类型：人际关系型、信息型和决策型，每一大类当中包含着不同的角色成分，这 10 种角色之间的关系，见图 4-1-1。

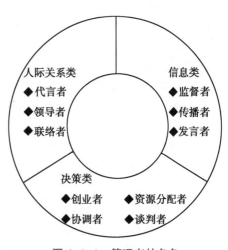

图 4-1-1　管理者的角色

（一）管理者的角色类型

1. 人际关系类角色　人际角色直接产生于管理者的正式权利基础。管理者在处理与组织成员和其他利益相关者的关系时,他们就在扮演人际角色。管理者在人际关系方面扮演了代言者、领导者和联络者三种角色,其目的是与组织其他成员协调互动,并为员工和组织整体提供导向和监督管理。

（1）代言者:作为所在单位的领导,管理者必须履行有关法律的、社会的、专业的和礼仪方面的责任。据有关研究首席执行官会将 12% 的沟通时间花在仪式性的职责上,有 17% 的信件是与其职位相关的感谢信或邀请函。如护士长收到一封信,邀请其为社区的育龄妇女传播相关知识,或者需要护士长签署的文件等。它们对组织能否顺利运转非常重要,不能忽视。

（2）领导者:管理者对所在单位的成败负重要责任,其个人行为影响着员工的态度和行为。领导的角色最重要的是通过自身的影响力和创造力营造一个和谐的组织环境,他需要运用谋划、鼓励、激发、沟通、培训、指导和人格魅力等多种方式和技能,促使下属发挥出全部潜能,促进他们不断成长。如制定本护理单元的工作计划,把工作计划分解到每位护士,使每位护士都有明确的职责,指导她们完成。对这种角色而言,管理者和员工一起工作并通过员工的努力来确保组织目标的实现。

（3）联络者:管理者不仅要在组织内部与上、下级保持密切联系,而且还要发展与外部的横向联络,进行多方面的接触与协调。通过与其他部门、其他专业的管理者、专家和员工的接触,建立广泛的学习合作关系,由此获得所需的资源和信息。如护士长了解到某家兄弟医院,采取了什么方法,提高了病人的满意度。管理者必须对重要的组织问题有敏锐的洞察力,从而能够在组织内外建立关系和网络。

2. 信息类角色　信息处理是管理者工作的关键部分。在信息角色中,管理者负责确保和其一起工作的人具有足够的信息,从而能够顺利完成工作。管理责任的性质决定,管理者既是所在单位的信息传递中心,也是组织内其他工作小组的信息传递渠道。整个组织的人依赖于管理结构和管理者以获取或传递必要的信息,以便完成工作。信息类角色是通过监督者、传播者、发言者三个角色来具体体现的。

（1）监督者:作为监督者,管理者持续关注组织内外环境的变化以获取对组织有用的信息。管理者为了得到信息而不断审视自己所处的环境。他们询问联系人和下属,接收主动提供的信息。管理者需要寻求获取来自组织内外部的各种信息,尤其是内部业务、外部事件、分析报告、各种压力所致的意见和态度倾向等,管理者通过掌握分析这些信息,才能有效地控制组织各种资源,识别组织的潜在机会和威胁。

（2）传播者:管理者必须分享并分配信息。组织需要那些通过管理者的外部个人联系收集到的信息。在传播者角色中,管理者把他们所获取的大量信息进行分配。有时他们需要直接传递给下属一些他们独享的信息,当下属彼此之间缺乏联系时,有时管理者会分别向他们传递信息。管理者需要在维护组织和谐的基础上,负责任地将信息传达给组织成员并影响他们的态度和行为。

（3）发言者:管理者可运用信息提升组织影响,把信息传递给单位或组织以外的个人,向外界发布有关本部门公开的信息。如向媒体或公众发布信息,以使组织内外部的人都对组织产生积极反应。

3. 决策类角色　在决策角色中,管理者处理信息并提出结论。如果信息不用于组织的决策,信息就丧失了其应有的价值。管理者负责做出组织的决策,让工作团队按照既定的路线行事,并分配资源以保证团队计划的实施。管理者在决策类角色中是通过创业者、协调者(危机处理者)、资源分配者和谈判者四个角色来分别体现。

(1)创业者:管理者的角色功能体现在需要适应不断变化的环境,能敏锐地抓住机遇,在观念、思想、方法等方面勇于创新与改革,如提供新服务、发明新技术、开发新产品等,以谋划和改进组织的现状和未来。

(2)协调者:创业者角色把管理者描述为变革的发起人,而协调者(危机处理者)角色则显示管理者非自愿地回应压力。一个组织无论被管理得多么好,它在运行的过程中,总会遇到或多或少的冲突或问题。管理者必须善于处理冲突或解决问题,在危机处理中,时机是非常重要的,而且这种危机很少在例行的信息流程中被发觉,大多是一些突发的紧急事件。实际上,每位管理者必须花大量时间对付突发事件,没有组织能够事先考虑到每个偶发事件。

(3)资源分配者:管理者要负责分配组织的各种资源,以决定怎样才能最佳地利用人力资源和其他资源来提高组织绩效。如弹性排班及人员搭配。

(4)谈判者:管理者常代表组织和其他管理者与组织内外成员,商谈签订有关合同、协议和项目等,同时还平衡组织内部资源分配的要求,尽力使各方要求达成共识。护理管理者的谈判对象包括护士、上级、护理对象和其他部门。对所有层次管理工作的研究表明,管理者需要在谈判上花费大量时间。

护理管理者在任何情况下,人际的、信息的和决策的角色都不可分离。这10种角色表明,管理者从组织的角度来看是一位全面负责的人,但事实上却要担任一系列的专业化工作。按照明茨伯格界定的管理者角色,护理管理者的活动见表4-1-1。

表4-1-1 明茨伯格界定的管理者角色与角色活动事例

角色类型	特定角色	事例:护理管理者角色活动
人际关系类	代言者	向护士阐述护理部的工作目标、医院的发展目标
	领导者	带领护士完成护理工作目标
	联络者	和不同部门的管理者建立联系,实现资源共享
信息类	监督者	收集各类信息,评估护士的工作
	传播者	告知护士相关信息或告示,提示环境变化可能对个人及组织产生的影响
	发言者	代表护士向医院提出建议
决策类	创业者	开发创新护理产品或服务
	协调者	对突发的护理事件及时采取应对措施
	资源分配者	评估和制定护理单元所需的人力资源和其他资源
	谈判者	与护理院校合作的对方商谈临床教学合作方式及法律责任

(二)管理决策

1. 决策概述 决策是管理工作的基本环节之一,它贯穿管理的全过程,正确的决策能够有效解决组织发展过程中存在的问题,使组织朝着正确的方向发展。著名管理学家西蒙

（H.A.Simon）认为：“从某种意义上说，管理就是决策。”

关于决策的定义有很多描述，人们对现代决策越来越趋于这样的共识：决策是组织未来达到某一目标、目的或企图，在众多方案中选择一个最优的方案或策略，并加以实施的过程。决策是一种自觉的有目标的活动；决策必然伴随着某种行动，是决策者与外部环境、内部条件进行某种交互作用的过程。因此，决策有 3 个特点：

（1）针对性：决策是为了达到一定的预期目标或实现某种目的，无目标就无从决断。

（2）现实性：决策总是要付诸实践，要具有可行性，并且能取得预期效果。

（3）优化性：决策总是在确定的条件下，优化目标和达到优化的途径，不追求优化，决策是没有意义的。

决策是管理者的基本管理行为。管理者在确定计划目标时，在设计组织结构及分配权益时，在指挥、领导部署，进行沟通、激励或者在对计划和实际行动进行对比与评价，以便采取必要的纠正行动时，都必须进行决策。所以，决策贯穿于管理的整个过程。

2. 决策的影响因素　在决策过程中，存在着许多影响决策过程的因素：

（1）环境：任何组织的任何决策都是在特定的环境下进行的，因此，环境的变化状况常对组织决策的进行产生重要的影响。环境对组织决策的影响表现在两个方面：

1）环境的特点：如医院的发展和决策需要不断地根据自身特点，对医疗护理服务水平和医院文化管理方面进行调整，对于专科医院，应致力于本专科特色基础上，注重环境因素对医院发展决策的影响；而对于综合性医院，注意各专科协调发展的同时，发展自身的专科特长，从而使医院能够在竞争中既沿着正常的轨道稳步发展，又能体现自身的发展特色。

2）对环境的习惯反应模式：在相同的环境背景下，不同的组织也可能做出不同的反应。而这种调整组织与环境之间关系的模式一旦形成，就会趋向固定，限制着人们对行动方案的选择。

（2）过去决策：在多数情况下，组织决策不是在一张白纸上进行初始决策，而是对初始决策的完善、调整或改革。组织的初始决策是目前决策的起点。过去决策方案的实施，不仅伴随着人力、物力、财力等资源的消耗，而且伴随着内部状况的改变。因此，“非零起点”的目前决策受到初始决策的影响。

此外，初始决策对目前决策的制约程度还受到它们与现任决策者关系的影响。如果过去的决策是由现在的决策者制订的，决策者通常不愿对组织活动进行重大调整，而倾向把资源投入到过去方案中，以证明自己一贯正确。相反，如果现在的决策者与组织过去的重要决策没有很深的渊源，则可能会易于接受重大决策改变。

（3）决策者对风险的态度：由于决策是人们确定未来活动的方向、内容和目标的行动，而人们对未来的认识能力有限，目前预测的未来状况与未来的实际状况不可能完全相符，因此在决策指导下进行的活动，都具有一定程度的风险，而组织及其决策者对待风险的不同态度会影响决策方案的选择。

（4）组织文化：一个组织在长期活动过程中所形成的组织文化，能够在很大程度上决定并制约着组织及组织成员的行为方式，因而是影响决策的重要因素之一。任何决策的制订，都是对过去决策在某种程度上的否定，任何决策的实施，都会给组织带来某种程度的变化。组织成员对这种可能产生的变化会具有抵触或欢迎两种截然不同的态度。在保守、怀旧的组织文化中，人们总是根据过去的标准来判断现在的决策，担心失去什么，产生怀疑、抵触的心理与行为。在开拓、创新的组织文化中,人们总以发展的眼光分析决策的合理性,希望在可能发生的变化中得到什么,因此渴望和支持变化。为了有效实施新的决策,必须首先改变组织成员的态度,建立一种有利于变化的组织文化。

(5)时间:任何具有时效性的决策,都会面临着在决策速度和决策质量之间的权衡。需要尽量迅速而准确地做出决策,为时间敏感型决策。在抢救病人时,医护人员的决策多属于此类,这类决策对速度的要求甚于质量。如当病人心脏骤停,让病人尽快恢复心率、呼吸,至于是何原因导致心脏骤停相对于及时抢救的病人来说则显得比较次要。

相反,那些意义重大又不太紧迫的决策,要求决策者尽可能掌握足够的信息,做出更为准确的判断,为知识敏感型决策,对决策质量的要求甚于决策速度。如制订科室未来一年的工作规划,应充分利用信息、知识,分析科室护理人力资源、护理质量水平、护理任务和目标,制订合理的工作规划。

(6)伦理:决策的思考主体是人,而每个人在对决策的外部环境、使命目标、自身实力等做出判断选择时,都会自觉或不自觉地受其主观价值观的影响,就是个人看问题时所采用的伦理道德准则。决策者是否重视伦理及采用何种伦理标准会影响其对待行为或事物的态度,进而影响决策。

3. 决策的方法 现代组织中大部分决策是群体决策,尤其对组织活动和人员有深远影响的决策。群体决策的方法多种多样,下面介绍几种常用的方法:

(1)头脑风暴法:头脑风暴法(brain storming)简称 BS 法,是美国创造学家奥斯本(A.F.Osborn)于 1939 年提出的,它是搜集人们对某一特定问题看法的一种方法。这种方法通常是将有兴趣于解决某问题的人集合在一起,在完全不受约束的条件下,敞开思路,畅所欲言。

采用头脑风暴法组织群体决策时,要集中有关专家召开专题会议,主持者以明确的方式向所有参与者阐明问题,说明会议的规则,尽力创造融洽轻松的会议气氛。在会议过程中,主持者一般不发表意见,以免影响会议的自由气氛,由专家们提出尽可能多的方案。

尽管该决策方法过程不受约束,但实施过程也要遵循一定的原则:对别人的建议不作任何评价,将相互讨论限制在最低限度;建议越多越好,在这个阶段,参与者不要考虑自己建议的质量,想到什么就说出来,鼓励每个人独立思考,广开思路,想法越新颖、奇异越好;可以补充和完善已有的建议,使其更具说服力。

头脑风暴法的所有参与者,都应具备较高的创新思维能力。在进行“头脑风暴”时,应提供一个有助于把注意力高度集中于所讨论问题的环境。有时某个人提出的设想,可能正是其他准备发言的人已经思维过的设想,或是在已提出设想的基础上,经过“思维共振”发展起来,或是多个设想的综合。因此,头脑风暴法产生的结果,是专家成员集体创造的成果,是专家组这个宏观智能结构互相感染的总体效应。

头脑风暴法的目的在于创造一种畅所欲言、自由思考的氛围,诱发创造性思维的共振和连锁反应,产生更多的创造性思维。这种方法的时间安排应在 1~2 小时,参加者以 5~6 人为宜。实践经验表明,头脑风暴法可排除折中方案,对讨论的问题通过客观、连续的分析,找到一组切实可行的方案,因而头脑风暴法在组织的决策制订中得到广泛的应用。

但头脑风暴法实施的成本(时间、费用)较高,要求参与者有较好的素质。这些因素是否满足会影响头脑风暴法实施的效果。

（2）名义群体法：是指在决策过程中对群体成员的讨论或人际沟通加以限制。名义群体法像召开传统会议一样，群体成员都出席会议，但群体成员应首先进行个体决策。如下几个步骤：

1）成员集合成一个群体，在进行任何讨论之前，每个成员独立地写下自己对问题的看法。

2）经过一段思考后，每个成员将自己的想法提交给群体。然后逐一向大家说明自己的想法，直到每个人的想法都表达完并记录下来，在所有的想法都记录下来之前不进行任何讨论。

3）群体开始讨论，以便把每个想法搞清楚，并做出评价。

4）每一个群体成员独立地把各种想法排出次序，最后的决策是综合排序最高的想法。

名义群体法的优点在于，使群体成员正式开会但不限制每个人的独立思考，而传统的会议方式往往做不到这一点。

（3）德尔菲法：德尔菲这一名称起源于古希腊有关太阳神阿波罗的神话，传说阿波罗有预见未来的能力。因此，这种方法被命名为德尔菲法（Delphi technique），它是一种更复杂、更耗时的方法，除了不需要群体成员列席外，它类似于名义群体法。这种方法为避免集体讨论存在的屈从于权威或盲目服从多数的缺陷而提出的一种有效的群体决策的方法，是一种函询调查法。

为消除成员间互相影响，参加的专家可以互不了解，它运用匿名方式反复多次征询意见并进行间接的交流，以充分发挥专家们的智慧、知识和经验，最后汇总得出一个能比较反映群体意志的预测结果。

德尔菲法的一般程序如下：

1）确定调查目的，拟订调查提纲：必须确定目标，拟订出要求专家回答问题的详细提纲，并向专家提供有关背景材料，包括预期目的、期限、调查表填写方法及其他要求说明。

2）选择一批熟悉该问题的专家，一般为20人左右，包括理论和实践等各方面专家。

3）以通信方式向各位选定专家发出调查表，征询意见。

4）对返回的意见进行归纳综合、定量统计分析后再寄给有关专家，每个成员收到一本问卷结果的复制件。

5）看过结果后，再次请成员提出他们的方案。

6）重复4、5两步直到取得答题上一致的意见。

这种方法的优点是简便易行，具有一定科学性和实用性，可以避免会议讨论时产生的随声附和，或固执己见，或因顾虑情面不愿与他人意见冲突等弊病；较快收集大家发表的意见，参与者也易接受结论。缺点是难以避免部分专家的草率回答，由于决策主要依靠专家，因此归根结底属于专家们的集体主观判断。此外，在选择合适的专家方面也较困难，征询意见的时间较长，难以快速决策。尽管如此，本方法因简便可靠，不失为一种常用的有效的群体决策的方法。

（4）电子会议法：是将名义群体法与计算机技术相结合的一种最新的群体决策方法。

要求众多成员参加，每人桌子上除了一系列的计算机终端外别无他物。主办者将问题显示给决策参与者，决策参与者把自己对问题的看法和回答打在计算机屏幕上。所有个人评论和票数统计都投影在会议室的屏幕上。

电子会议法的主要优点是匿名、诚实和快速,而且能够超越空间的限制。决策参与者可以不透露姓名地表达出自己的任何看法。从而使其不会受到惩罚,并消除了闲聊和讨论偏题。

三、现代医院质量管理标准

护理质量管理是医院质量管理的重要组成部分。医院质量管理评价是医院按照一定的质量管理体系或质量管理规范的要求与自身的质量管理工作进行对比,以确定其质量管理体系和质量是否符合标准。各医院实施的质量评价分医院内部和医院外部质量评价。

医院内部质量评价是根据上级主管部门的有关质量标准、法律法规,根据医院情况,修订医院自身的各个管理层面的、医院运营各个方面的质量规范或质量标准,由医院内的质量管理部门在规定的时间间隔或根据医院的运营变化对医疗服务质量进行审查、督导,发现问题,及时纠正。

医院外部质量评价是由中立的第三方依据一定的标准体系对医院是否满足要求进行质量评价。目前被国内医院管理专家关注的医院外部质量评价标准有 ISO9000 质量认证,美国医疗机构评审国际联合委员会(Joint Commission International, JCI)制订的《美国医疗机构评审国际联合委员会医院评审标准》(Joint Commission International Accreditation Standards for Hospitals,下称《JCI 医院评审标准》)及磁性医院认证。

(一)ISO9000 质量认证

我国医疗行业在 20 世纪 90 年代末期引入 ISO9000 质量认证服务。其认证方法主要包括:制订质量管理工作计划,确立符合医院建设的质量方针与目标;编制医院质量体系文件,包括医院质量手册、质量管理体系程序文件、质量计划和规范、标准、作业指导书等;对工作人员进行系统培训;医院质量体系的实施;确定医院诊疗过程存在的质量问题;进行质量管理体系审核和管理评审、认证。

ISO9000 标准中没有针对医院医疗服务质量的标准,主要侧重于机构内部质量体系和质量过程的规范,对于医疗服务行业的一些关键需要,如病人权益保护、医疗安全控制、医疗风险管理等特殊要求尚无法进行规范和要求。

(二)JCI 医院评审标准

美国医疗机构联合评审委员会(Joint Commission on Accreditation of Health Organization,JCAHO)的评审对象涵盖与医疗护理服务相关的各级医疗机构。在美国,虽然各医疗机构自愿申请参与评审,但评审结果被公众广泛认可,拥有良好的社会信誉。1998 年,JCAHO 成立了国际部(JCI),制订了针对世界上不同国家通用的《JCI 医院评审标准》。

JCI 评审的实施一般由一位医院管理专家、一位医师、一位护师完成。评审方式包括依据标准实地评价医院、访问医院工作人员,指导及协助医院进行质量改进。评审分 4 个步骤:现场考察、资料汇总、计算评分、做出决定。评审标准对每一项目得分分别都有详细说明,评审员根据标准给分,同时明确说明给分理由。评审完成后,JCI 总部的专家依据评审员的报告书,做成决定建议书,转给评审委员会做最后决定。JCI 评审结果分为:评审通过或评审否定。JCI 评审合格证书有效期为 3 年。

JCI 于 2014 年 4 月发布《JCI 医院评审标准》(第 5 版),应用至今,内容包括参与评审的要求、标准、每条标准的含义,以及评估是否达到各项标准的衡量要素。整套标准包括"以病人为中心的标准"、"医疗机构管理标准"、"学术型医疗中心医院标准"。

"以病人为中心的标准"包括8部分:国际病人安全目标;医疗可及性与连续性;病人及家属的权利;病人评估;病人治疗;麻醉及外科治疗;药品管理及使用;病人及家属教育。

"医疗机构管理标准"包括6部分:质量改进与病人安全;感染预防与控制;治理、领导与管理;设施管理与安全;人员资质与教育;信息管理。

"学术型医疗中心医院标准"包括2部分:医学专业教育;人体受试者研究项目。

（三）磁性医院认证

磁性医院认证于2000年发展为国际认证,将磁性护理的理念推向世界,使得磁性护理服务的标准具有国际化影响。1983年,由美国学者提出的磁性医院的概念,是指在护士严重短缺的状况下,医院能够像磁铁一样吸引专业护士的加入,提供一个能体现职业价值和个人价值的工作环境,取得最好的临床效果,是对医院工作环境的评价称谓。磁性医院的文化强调一个积极、合作的工作环境和团队精神,为实现病人的良好预后而共同努力。

磁性医院的评审促使医疗机构的发展处于一个良性竞争的可持续循环状态中,每个医疗机构都在这个良性循环中取得长足的进步,而在这个环境中工作的护理人员的工作热情和满意度必然处于高涨的状态。因此,可以说面临即将到来的严重的护士短缺,磁性医院能够大大提升全体护士的士气,强化团队精神,真正吸引和留住专业护士,磁性医院的评审有着积极重要的意义和广阔的发展前景。

磁性医院的申请是一个比较长的过程,2005年美国护士认证中心(American Nurses Credentialing Center, ANCC)出版的《磁性医院认证手册》一书可以为申请的全过程进行指导。磁性认证的时限为4年,获取认证4年后必须重新注册。

磁性医院的评价标准定为构成磁性力量的14个要素。分别为:

1. 护理领导层 知识丰富,愿意承担风险,是护理人员的坚强拥护者和支持者。

2. 组织结构 护理部门分散,但应该具有统一的决策和在医院的组织委员会的代表地位,护理领导人在不同的行政岗位担任职务。

3. 管理方式 在护理组织中有各级人员参与管理,护理领导者重视与员工沟通,鼓励和提倡反馈。

4. 人事政策及程序 具有竞争力的薪酬及福利,创造性和灵活的员工安排,无论是在临床还是在行政领域都能提供晋升机会。

5. 专业护理模式 护士有责任、权力和权威为病人提供服务。护士对自己的护理行为负责任,同时是病人护理的协调者。

6. 护理质量 护士认为他们给予病人的是高品质的护理,以高质量服务为第一要务,且护理领导阶层是发展高质量的护理环境的保障。

7. 提高素质 员工积极参与提高护士素质的项目,把它看作是一种教育,并且认为它有利于提高机构对病人的护理质量。

8. 咨询和资源 有知识渊博的护理专家,特别是有先进实践经验的护士有同行的支持和帮助。

9. 自主权 作为各学科群的组成之一,护士工作的自主权是在符合专业标准的基础上允许和支持的。

10. 医院与社区 医院将社区作为服务的范围之一,并有各种长期的推广计划。

11. **护士担任教师** 护士将承担实践教学的各个方面,护士在教学中感到强烈的满足感。

12. **护士形象** 护士被视为是医院为病人提供医疗护理的医疗小组中的关键人物。

13. **学科的关系** 护士、医师、药剂师、治疗、保健及其他学科之间保持积极的互相尊重的关系。

14. **专业发展** 医院重视服务意识教育、继续教育、正规教育,且重视职业发展与个人成长,并与专业发展并重。

经过多年医院质量评审的运行,ISO 医院认证标准中许多概念难以应用于医疗护理领域,尤其是临床业务。其原因是因 ISO 标准早期源于制造业的管理经验,因此对于医疗机构所提供的无形服务产品难于把控。而美国 JCI 的医疗评审标准则以定位于医疗,因此其可行性针对性都更强,也因此成为全球规模最大、影响最深的评审体系,获得了国际上的肯定,加拿大、澳大利亚、日本等发达国家以及大多数发展中国家,在制定本国医院评审制度时均不约而同地借鉴美国医院评审标准。磁性医院认证提出的磁性理念,不仅仅对护理服务质量的提高、护理事业的发展起到了重大积极作用,其价值和影响力更体现在使医疗机构磁性力量增加、凝聚力增加,使医疗机构成为对优秀人才更具吸引力的行业先锋,吸引护理人才,拓宽护士职业生涯。

国际质量管理标准虽可辅助医院提升质量管理水平,但其整体设计体系是基于管理而构建,因此对于专科少有涉及。不少国外医院的护理专家对目前国际质量管理标准认证后的临床护理评估仍提出质疑,究其主要原因,是由于其规范内容缺少对专业性理论与框架支持,导致临床评估专业性不强,评估指标有效性低等问题。因此,需要学者将科学化的医疗质量管理标准与专业化的护理评估工具结合,建立国际质量管理标准下的护理评估机制。

（王德慧）

第二节 护理人力资源管理

一、岗位分析和人力配备

（一）岗位分析

1. **岗位分析的概念** 岗位分析最早是由泰勒在 1916 年提出,并将其列为科学管理五大原则之首,随后人力资源配置、社会发展推动了岗位分析的发展。岗位分析是指通过一系列有关工作岗位信息的收集、分析、综合完整地确认工作,整体说明工作内容、要求、责任、胜任力素质及工作环境条件,为人力资源管理提供资料的活动过程。

2. **岗位分析的方法**

（1）简单岗位分析法,包括工作日志法和观察法。

工作日志法是让员工以工作日记或工作笔记的形式记录日常工作活动而获得有关岗位工作信息资料的方法。

观察法是岗位分析人员在不影响被观察人员正常工作的条件下,通过观察将有关工作的内容、方法、程序、设备、工作环境等信息记录下来,最后将取得的信息归纳整理为适合使用的结果的过程。利用观察法进行岗位分析时,应力求观察的结构化,根据岗位分析的目的和组织现有的条件,事先确定观察的内容、观察的时间、观察的位置、观察所需的记录单等,做到省时高效。

观察法又分为直接观察和阶段观察法两种,直接观察法是指职位分析人员直接对员工工作的全过程进行观察,适用于工作周期很短的职位,比如保洁员的工作基本上是以一天为一个周期,职位分析人员可以一整天跟随着保洁员进行直接工作观察;阶段观察法:有些员工的工作具有较长的周期性,为了能完整地观察到员工的所有工作,必须分阶段进行观察。

（2）通用岗位分析法,包括访谈分析法和问卷调查法。

访谈是访谈人员就某一岗位与访谈对象,按事先拟订好的访谈提纲进行交流和讨论。访谈对象包括:该职位的任职者、对工作较为熟悉的直接主管人员、与该职位工作联系比较密切的工作人员以及任职者的下属。为了保证访谈效果,一般要事先设计访谈提纲,事先交给访谈者准备。按照访谈对象不同,访谈法可划分为个体访谈和群体访谈。个体访谈包括结构化、半结构化和无结构访谈,群体访谈包括一般座谈、团体焦点访谈。

问卷调查法就是根据岗位分析的目的、内容等,事先设计一套岗位问卷,由被调查者填写,再将问卷加以汇总,从中找出有代表性的回答,形成对岗位分析的描述信息。问卷调查的关键是问卷设计,问卷设计的形式分为开放型和封闭型两种,开放型问卷是由被调查人根据问题自由回答,封闭型问卷是调查人事先设计好答案,由被调查人选择确定。设计问卷时要做到:①提问要准确;②问卷表格要精练;③语言通俗易懂,问题不可模棱两可;④问卷表前面要有指导语;⑤引进被调查人兴趣的问题放在前面,问题排列要有逻辑。

（3）现代岗位分析方法,包括工作要素法、功能性职务分析法、管理职位描述问卷法、临界特质分析系统、任务清单分析系统。

工作要素法（job element method,JEM）是一种从工作本身出发,研究组成该工作的各种要素,并对成功完成该工作所必须具有的人员特征进行分析的工作分析系统,是一种典型的开放式人员导向性工作分析系统。一般由专家级别的岗位任职者或者由任职者的上级组成主题专家小组对工作有显著影响作用的个性化要素进行筛选、确定、描述,界定其含义并进行评估。工作要素法试图识别成功的任职者所展现的行为特征（工作要素）。一旦被识别出来,这些要素将被应用在招聘与甄选的测试中。工作要素法主要应用于分析某一类型的工作,而不是某个具体岗位。这种方法所关注的要素是非常广泛的,包括知识、技术、能力、愿望、兴趣和个性特征等,这些要素必须满足以下要求:是任职者必须具备的;能够区分出优秀员工;是差员工所缺乏的。

功能性职务分析法（functional job analysis,FJA）即职能工作分析法,是一种以工作为中心的分析方法,是从工作活动单元职能作用的角度,对工作进行分析的一种方法。FJA是用以分析非管理性工作最常使用的一种方法,它既适用于对简单工作的分析,也适用于对复杂性工作的分析。其聚焦于岗位工作本身,是一种以工作为中心,以工作为导向,以任务为分析单元的岗位分析方法。FJA以岗位任职者应承担的职能为核心,对岗位的每项工作任务和具体要求进行详细的分析,对岗位工作内容进行全面和细致的描述。功能性工作分析法不仅依据信息、人、物三个方面来对工作进行分类,而且还考虑以下四个因素:在执行工作时需要得到多大程度的指导;执行工作时需要运用的推理和判断能力应达到什么程度;完成工作所要求具备的数学能力程度；执行工作时所要求的口头及语言表达能力如何。运用功能性工作分析法对工作进行分析，还能够确认绩效标准和培训要求。这种方法的关键之处在于其系统性，从而为培训项目的设计提供充分的资源依据。

管理职位描述问卷法（management position description questionnaire，MPDQ）是一种以人员为导向、高度结构化的工作分析问卷，是所有工作分析方法中最具有针对性的一种方法。MPDQ 通过收集与管理岗位相关的联系、协作、决策、控制、人际交往、知识能力等方面的数据，利用计算机信息分析程序对各类管理工作进行界定，为企业准确、全面地提供不同管理岗位的工作范围、工作行为、决策过程、工作联系、任职条件以及上下级管理与汇报关系等多种信息，为高效完成管理岗位的岗位说明书编制、管理岗位评价、管理人才甄选、管理人才培训、管理者任职资格体系和职业生涯发展建设以及管理者绩效考核与薪酬设计等工作提供支持。MPDQ 通过对管理者的工作进行定量化测试，对管理者所承担的责任、拥有的权限、管理工作特征和任职条件等内容进行信息收集与分析。

临界特质分析系统（threshold traits analysis system，TTAS）是完全以个人特质为导向的工作分析系统。它的设计目的是为了提供标准化的信息以辨别人们为基本完成和高效完成某类工作分别至少需要具备哪些品质、特征，TTAS 称这些品质和特征为临界特质（threshold traits）。每个工作都具有两方面的特征：一是任职者必须完成的工作任务和活动；二是为了完成这些工作任务需要满足的条件。一份完整的工作说明书必须包括和这项工作相关的所有任务、活动和要求。在对工作进行分析时，受过培训的工作分析专业人员首先要进行资料搜集。通过访谈该工作的专业人士，或者通过阅读现有的工作描述资料以及其他书面材料搜集所有关于工作职责的信息。

任务清单分析系统（task inventory analysis，TIA）是一种典型的工作倾向性工作分析系统，在 TIA 中，任务被定义为岗位任职者可以清晰识别的一项有意义的工作单元。任务清单部分是把工作任务按照标准以一定顺序排列起来，然后由任职者对这些工作任务进行选择、评价。根据任务清单的使用目的不同可以选择和设计相应的任务评价维度及其尺度。利用任务清单分析可得到典型的工作说明书，即详尽的工作描述和任职资格。

3. 护理岗位的分类及特点

（1）欧美等发达国家的护理岗位多根据护士的资格证书和工作经验进行分级，各个层级（等级）有不同的职责、任职条件、要求以及考核标准。以美国为例，临床护理岗位包括：①助理护士，相当于中国的护工或护理员，其岗位职责为在注册护士指导下做病人起居和卫生基础护理工作；②职业护士，相当于中国的护士，其岗位职责是在注册护士的监督和指导下作初级护理工作，提供安全有效的护理知识和技术，执行并完成由注册护士所制订的护理计划；③注册护士，相当于中国的护师，注册护士是护理人员执行整个护理工作过程的控制者，其岗位职责是带领职业护士和助理护士执行护理操作；④高级实践护士，包括临床护理专家、开业护士、高级助产士、高级麻醉护士以及高级个案管理护士，其岗位职责是从事一部分住院医师的工作，如收集病史、体格检查、开处方、指导病人护理、对护士提出建议、从事研究、参加会诊等工作。在美国，也有类似国内护士长（unit manager or head nurse）和护理部主任（director of nursing）的角色，一般要求具备护理本科和医院管理或公共卫生管理之类方向研究生的护理人员担任，负责组织、领导、管理、协调相关工作。

（2）我国的护理岗位管理起步较晚，在原卫生部 2010 年颁布的《卫生部关于实施医院护士岗位管理的指导意见》后,各医院在实践中不断探索,目前国内的护士岗位尚无统一的标准,但各医疗机构的护理岗位也大致分为临床护理岗位及护理管理岗位:①护理管理岗位是注册护士从事医院管理工作的岗位,根据医院设置不同,通常包括护理部主任岗位、科护士长岗位、病区护士长岗位,各级管理人员岗位职责明确,确保管理工作效率;②临床护理岗位是注册护士为病人提供直接护理服务的岗位,包括病房、门诊、急诊、手术室、产房、血液净化室、导管、内镜等直接为病人提供护理服务的岗位。

（3）专科护士岗位:专科护士是指具有某一专科领域的工作经历,并经过该领域系统化理论和实践培训的护士。美国、加拿大、英国等国家的专科护士的培养已有相当长的历史,并已具备专门的专科护士管理机构,且制定了明确的专科护士培养对象准入条件、培训、考核。在美国,专科护士已在降低医疗费用和住院时间,降低急诊次数、促进疼痛管理,增加病人满意度,降低住院病人并发症等方面发挥了积极作用。在英国,专科护士可以更好地理解病人需求、实施护理操作和与病人沟通,进而有效地改变生命质量、节约治疗费用。我国首次出现"专科护士"的提法是在 20 世纪 80 年代末 90 年代初。2001 年,内地第一所造口治疗师学校的成立拉开了我国专科护士培养的序幕。2002 年起,北京、四川、浙江和福建等省市陆续开展专科护士培养工作,国内专科护士得到了快速发展。为了更好地助力专科护士发展,2005 年和 2010 年,原卫生部先后两次发布《中国护理事业发展规划纲要》,均对国内专科护士的培养工作做出了详细的发展规划。近年来,全国各级卫生行政机构、护理学会或相关机构开拓了多专科领域的专科护士培训,例如中华护理学会、北京护理学会及各省市的护理学会,均开展若干专科护士培训项目。目前,国内专科护士培养已经包含了血液净化、静脉治疗、伤口造口、中医护理、老年护理、母婴护理等几十个领域。在各级医疗机构中,专科护士已在临床专科护理工作中发挥了重要作用,开展了包括专科护理会诊、护理门诊、危重症病人的个案护理等在内的多种专科护理服务,这些服务形式有效提升了护理工作的价值,使护士在促进疾病康复、提高生命质量和降低医疗成本中扮演越来越重要的角色。目前,护理专科化已成为许多国家临床护理实践发展的策略和方向,专科护士已经在适应医学发展、满足人们对健康的需求及提高专科专病护理水平等方面起着越来越重要的作用。

（二）护理人员配置

1. 护理人员配置的基本原则　护理人员配置要符合国家对医院护理人力资源的配置要求,同时要以医院及科室的功能、须完成的任务、护理服务需求为导向,实事求是,结构合理,因事设岗。护理人力资源配置应遵循以下原则:

（1）动态调整原则:护理人员的配置应不断吸引具有新观念医学教育、搜集整理新知识、新技术技能的护理人员,并在用人的同时加强对护理人员的规范化培训和继续教育,以适应医院发展的需要。

（2）满足病人护理需要原则:病人的护理需要,是编设护理人员数量与结构的主要依据,同时还要根据医院的类型、等级、规模、科室设置等实际情况进行综合考虑。

（3）合理结构原则:合理编设护理人员,主要体现在护士群体的结构比例,包括从事行政管理、教学科研与临床护理人员的比例,不同学历和专业技术职称的比例。

（4）优化组合原则:对护理人员进行优化、合理组合,使不同年龄阶段、个性、特长的护理人员充分发挥个人潜能,做到各尽所长、优势互补。

（5）经济效能原则：护理管理者在配置和使用护理人员时，应在保证优质、高效的基础上减少人力成本的投入。

2. 护理人员配置的方法

（1）床护比法：研究表明护理人员配置和病人发病率、死亡率及不良事件的发生率具有极大的相关性，充足的人力配置可以降低病人死亡率、感染、压疮、术后肺部并发症、肺炎和败血症的发生。很长时间以来，国内大多数医院仍然按照1978年卫生部颁布的综合医院组织编制原则试行草案所规定的进行配置，即医院床护比500张床位以上1:（0.58~0.61），300~500张床位为1:（0.50~0.52），<300张床位为1:（0.40~0.46）；临床床护比平均为1:0.4。2016年国家卫生计生委印发的《全国护理事业发展规划（2016—2020年）》将不同等级的综合医院、专科医院床护比作为约束性指标，提高了护士配置比例。

（2）工作量测算法：是以按需设岗为原则，科学地测量护理工作量（亦称护理工作时间）、运用公式计算、合理配置护理人力资源的方法，此测量方法根据病人分类系统及其测量公式的不同而分为不同类别。

1）在欧洲常用的六种护理工作量测量方法有直觉方法、咨询方法、人力常模、人力公式、护理措施和病人依赖。英国常用的四种护理工作量测量方法为依赖为主、工作量任务为主、护理计划为主和病房为主。英国护理工作量是根据1名护理人员总时间当量来计算，规定了根据护理经验划分的各等级护士的比例。

2）在北美护理工作量的测量方法主要以病人分类系统（patient classification system，PCS）为主。根据病人分类系统的发展过程，将其分为原型分类法、因素型分类法、混合型分类法。原型分类法代表量表为美国医院行政管理委员会（Commission for Administrative Service in Hospital，CASH）量表。因素型分类法代表量表有波兰—英国—桑顿—欧文（Poland，English，Thornton，Owen，PETO）、GRASP（Grace–Reynolds application and study of PETO，GRASP），混合型分类法代表量表为罗斯麦迪可斯量表（Rush Medicus T001. Patient Classification System，RMT.PCS）。美国的护理工作量是根据疾病分类和护理工作指数（nurse work index）进行测算而来，由此规定注册护士和执照护士的比例；注册护士、执照护士和专科护士的比率，专业不同基准规定不同。

3）目前，国内护理人力资源配置研究主要集中在以护理工作量测算为基础进行护理人力配置。护理工作量测量常用的方法有：计数统计法（对操作的量进行统计的方法）、工时测量法（直接/间接测量实际每项操作时间的方法）、护理工作量负荷权重法（引入每项操作根据操作难度、时间以及风险程度对操作进行权重的定义）、根据护理等级分类计算工作量（根据疾病严重程度将病人分为不同级别，分类测算）、赋分法（选定所需统计的护理操作，对每项操作进行赋分、统计）、按病人日常生活自理能力（ADL）等级分类测算等。

3. 护理岗位分析　岗位分析作为一个系统收集工作相关信息的过程，已涉及人员管理各个环节，在人力资源管理中起着基础性的不可替代的作用。2012年5月卫生部关于实施医院护士岗位管理的指导意见中明确了医院要在实行以病人为中心的责任制整体护理工作模式的基础上，推行护士岗位管理。卫生部在新颁布的《关于实施医院护士岗位管理的指导意见》、《2012年推广优质护理服务工作方案》、《中国护理事业发展规划纲要（2011—2015年）》以及两次"医院护士岗位管理研讨会"中均提出要实施护士岗位管理，合理设置护理岗位，并将这一政策稳步推展。

二、基于胜任力的人力资源开发

（一）胜任力的相关概念

1. 胜任力　胜任力（competency）一词来自拉丁语，国内许多研究者基于研究需要将其翻译为不同的概念，如胜任力、能力、胜任特征等。学术界对胜任力的理解可以概括为能将某一工作中卓有成就者和表现一般者区分开来的个体特征。它可以是动机或特质，也可以是某领域的知识、认知或行为技能等。

2. 岗位胜任力　岗位胜任力是指在一个特定的组织中，促使员工能够胜任本岗位工作并且在该岗位上产生优秀工作绩效的知识、技能、能力、特质的总和。岗位胜任力评估是指以岗位为对象，按照岗位所在序列的特定标准，采用科学的原理和方法，确定促使员工产生高绩效的关键指标，并据此对员工在实现岗位绩效目标过程中所表现出来的胜任力要素进行测量和评定的过程。根据岗位胜任力评估结果，企业可分析员工欠缺或不足的方面，将最迫切需要改善的方面作为个人发展项目，并提出相应的发展措施进行改进和提升。

3. 护理岗位胜任力　护理岗位胜任力是指在现实生活中，在不断变化的工作环境下，护理人员获得满意结果的能力。包含能力、性格和动力3个方面；国内有的学者认为护理岗位胜任力包含职业基本特征、成就和服务特征、个人效能和耐挫折等；研究发现护理岗位胜任力特征是指那些能够识别优秀护理人员的个人潜在的深层次特征，主要包括护理专业知识、护理专业技能、从业动机、人格特质和自我概念5个方面。

4. 基于胜任力的人力资源开发　近年来，胜任力这一概念已被人们广泛应用，逐渐成为管理学、组织行为学、教育学和人力资源学等各学科领域的研究热点。在护理领域，对胜任力的研究集中在护理教育、护理管理、临床护理及护理实践等各个领域，护士的岗位管理也是以岗位需求为导向、以岗位胜任力为核心开展。由此可见，以胜任力理论为基础的研究，其出发点是以岗位需求为导向，完全契合了卫生部培养护理人才的特点。

（二）基于胜任力的护士培训

国家卫生和计划生育委员会在《关于实施医院护士岗位管理的指导意见》中指出：护士培训要以岗位需求为导向、岗位胜任力为核心，突出专业内涵，注重实践能力，提高人文素养，适应临床护理发展的需要。美国学者Lenburg建立的胜任力结果与绩效评估（competency outcomes and performance assessment, COPA）模型是目前护理教育界影响最广泛、应用最经典的模型之一，该模型确定了护士的8项职业核心胜任力，包括评判性思维能力、知识综合能力、评估和干预能力、沟通能力、领导能力、人际交往能力、管理能力、教学能力。护理管理者应根据护士的年龄、学历、所在医院等级为护士制订不同的培养目标和具体的职业发展规划；在培养高素质实用性人才的同时，重视对工作在一级医院、低学历、年轻护士的培养，以提高护士队伍的整体岗位胜任力。

1. 已开展的培训项目　目前，国内、外基于岗位胜任力的护士培训主要是通过德尔菲专家函询的方式构建大纲并实施的。目前已进行尝试的以各专科的胜任力的培训方向有：

（1）新护士持续培训模式以新护士培训目的、目标、方法和理念，形成了为期1年或更长时间的持续培训，以护士的工作任务为导向构建了一套基于岗位胜任力的新护士岗前培训大纲。

（2）疼痛专科护士培训知识体系的设置。

（3）手术室护士培训：手术室护士胜任力评价，包括了专业知识、护士培训效果的评价团队合作与交流、协调与管理能力的培训及评价体系。

（4）高级实践肿瘤护士的核心胜任力模型，明确描述了其胜任力范围包括提供健康照护的能力、制定护理计划的能力、提供咨询的能力、宣教能力、科研能力与专业价值观。

（5）糖尿病国外胜任力培训模型：糖尿病专科护士的胜任力模型，该模型主要从领导和管理能力、学习能力、研究能力、知识利用与转化能力、服务与发展意识等方面对专科护士进行培训及培训效果的评价。

（6）澳大利亚的护士胜任力模型：该模型中护士胜任力包括评判性思维能力、专业实践能力、协调组织能力、治疗能力4个方面，其中，评判性思维是护士最主要的胜任力之一。

2. 国外护理岗位胜任力测评工具

（1）护士胜任力量表包含7个维度，分别是帮助角色、教育-指导、诊断职能、管理能力、治疗干预、确保质量和工作角色，共73个条目。每个条目的测评采用分值范围是0~100的视觉模拟评分，分值越高表示胜任力越高。芬兰Riitta等在此基础上以护理能力框架作为理论基础将胜任力划分为多个等级，先后被德国、土耳其等国家进行了本土化修订，修订后在本国应用的效果均比较理想。

（2）美国学者Carter等和Freyling等根据病人需求制订了护士胜任力评价工具，主要从护理实践能力、临床判断能力、应变能力、合作能力、临床咨询能力、系统思维、职业道德、学习发展8个维度进行评价，评价方式包括上级、同行和自己三级评价，根据评价结果判定护士的胜任力水平，因内容全面、评价客观等优点在美国得到了广泛应用。

（3）美国Schwirian博士开发了护理行为六维量表，该量表从6个方面对护士胜任力进行评价，对于其他年资与经验较高护士胜任力的区分敏感度不高。

（4）整体护理胜任力测评量表（clinical competency rating scale，CCRS），由Rittaa等研发，包括理论联系实践、解决问题、精神运动技能3个方面，共53个条目，采用Likert六点评分法，适用于护士自评。

3. 国内护理岗位胜任力测评工具

（1）中国注册护士核心胜任力评价量表，该量表包括临床护理能力、批判性思维能力、领导能力、人际沟通能力、遵照伦理或法律实践的能力、专业发展与教学能力、科研能力7个维度，共58个条目。该量表在澳门得到了大规模验证，研究证明量表的信效度较好。

（2）北京护士核心胜任力调查问卷，该问卷共有58个条目，条目敏感度为0.97，问卷的Cronbach's系数为0.8，信效度良好。但由于其研究对象的限制，使之在全国范围内的应用仍需进一步验证。

（3）护理行为六维度量表是根据Schwirian博士的护理行为六维度量表，并对其进行了跨文化调试，形成的六维度包括危重症护理能力、计划评估能力、教学合作能力、领导能力、专业与发展能力、交流沟通能力。该量表在即将毕业的护生与新毕业的护士人群中应用广泛。

（4）护士核心胜任力评价量表，该量表是通过专家咨询法编制而成，包括良好的个人特质、临床护理能力、支持和人际沟通能力、批判性临床思维能力。

（三）职业生涯规划

职业生涯是一个人在其一生中所承担工作的历程，主要指专业发展过程，是个体获得职业能力、培养职业兴趣、职业选择、就职到最后退出职业劳动的完整职业的发展过程。护士职业生涯是护理人员在从事的护理专业领域内的行为历程。职业生涯规划是指个人和组织相结合，在对一个人职业生涯的主客观条件进行测定、分析、总结的基础上，确定其最佳的职业奋斗目标，并为实现这一目标做出行之有效的安排。职业生涯规划的目的绝不仅是帮助个人按照自己的资历条件找到一份合适的工作，实现个人目标，更重要的是帮助个人真正了解自己，根据主客观条件设计出合理且可行的职业生涯发展方向。

1. **职业规划相关理论**　职业生涯阶段如何划分，不同学者有不同的划分理论和方法。有关生涯选择和发展的理论可分为两大类：结构取向理论和过程取向理论。结构取向理论强调的是与职业相关的多学科性的应用，如职业锚理论；过程取向理论强调个人进行生涯选择的模式，年龄、学习、成熟和人格对生涯选择的影响方式。目前接受度较广的划分方法有以下几种：金斯伯格以职业心理发展将职业生涯发展分为幻想期（处于 11 岁之前的儿童时期）、尝试期（11~17 岁）和现实期（17 岁以后的青年期）3 个阶段；格林豪斯从不同年龄阶段面临的主要任务，将职业生涯分为职业准备阶段、进入组织阶段、职业生涯初期、职业生涯中期和职业生涯后期 5 个阶段；施恩将职业生涯分为成长探索阶段、进入工作世界、基础培训、早期职业的正式成员资格、职业中期、职业中期危机阶段、职业后期、衰退和离职阶段、退休；管理学家罗宾斯将职业生涯分为职业探索阶段、职业建立阶段、职业稳定发展阶段、职业成熟阶段、职业衰退阶段 5 个阶段。

结合我国国情和护理专业的特点，可将护士的职业生涯发展过程分为几个主要阶段：专业确定阶段、专业成熟阶段及专业精深阶段。护理管理者必须高度重视护士的发展成长规律，通过科学的职业规划管理，提高护士的整体素质，使人尽其才，才尽其用。

2. **职业发展规划的步骤**

（1）自毕业前夕开始：与护生沟通，共同制定有效的护理职业生涯规划目标，首先是自我评估，评估内容包括自身评估和职业生涯机会的评估。SWOT 分析法是职业生涯机会评估最基本的一种，分别评估优势、劣势、机会和威胁。自身评估是指护生能够正确客观地认识自己，认清自己的性格特点、志趣、知识与技能。评估后进行护理职业分析，建立合理的目标并进行评价。由于护理职业以女性为主，使男护士有较大的职业压力，特别需要建立针对男性学生的职业指导体系，从而帮助男护生在职业生涯中的全面可持续发展，制定适合自己的目标策略。

（2）专业成熟阶段：在护士职业选拔和培养时，不仅要考虑其专业素质，还需要从人格与岗位匹配的角度考查其是否能更好地适应职业需求，是否具有促进职业发展的人格特征。

（3）护士的职业规划：对于新护士而言，可以应用职业锚理论。在经过一段科室轮转实践后，新护士不断审视自己，逐步明确个人的需要与价值观，最终找到自己稳定的定位并坚持下去。医院管理层应严格要求新护士，加强岗前培训及医院规章制度学习，提高自我认知和职业认知水平。根据新护士的表现大概界定其所属类型，并安排在不同的护理岗位，如技术/职能型可安排在普通病房；挑战型则可安排在 ICU 或 CCU 等。管理者应对新护士采取积极鼓励的态度并帮助其尽快适应临床，以帮助新护士建立自信；新护士则应学会与同事及领导相处，学会接受责任，最重要的是对自己的才能、需要及价值观与最初的职业目标是否一致进行审视和判断。

（4）低年资护士的职业规划：对于工作 1~2 年的护士，需挖掘潜能，明确职业发展目标，并要制定目标实现策略。加强与同事、上级、朋友及家庭成员的沟通,管理者应尽可能选择多种渠道以促进有效沟通。

(5)专业精深阶段:提供职业发展路径良好的护理职业路径不仅能激发护士的工作热情,开发护士的工作潜能,还有利于吸引和留住优秀护理人才。通过对护士的认证和晋升体制的实施,培养出不同级别的护士,既不断提升护理质量,又满足了护理人员个人职业发展的愿望。根据我国护士学历层次多样的特点,可提供不同的护理职业路径,如中专起点第6年或大专起点第4年可申请专科护士,并逐级向上发展,最终成为临床护理专家;本科起点第3年可申请管理者路径;硕士起点第2年可申请医学教育方面的职位。

(6)护理/医院管理人员应不断完善保障机制:加强与护士的交流,有效应对压力,提高专业思想稳定性,促进护士完善职业生涯规划。管理者需提供各种社交活动机会,缓解在职护士的紧张性;还应鼓励来自家人的支持,创造个人发展空间,提供各种外院及出国进修学习机会等,以减轻职业倦怠感。

三、绩效考核与评价

(一)绩效考核的内涵及特点

1. 绩效考核的内涵 绩效考核是指在考核周期结束时,选择相应的考核主体和考核方法,收集相关的信息,对员工完成绩效目标的情况做出考核。绩效考核是绩效管理系统中最为重要的一个环节。为了实现绩效管理的目的,绩效考核系统应能够从单位经营目标和战略出发对员工的绩效情况进行评价,通过引导员工的行为,使之有助于实现组织的发展目标。绩效考核系统是人力资源管理职能系统的组成部分,是人力资源管理职能系统的核心,绩效考核体系运作的结果可以运用于许多人力资源管理职能环节。

2. 绩效考核的特点

(1)绩效管理体系是站在提高组织和个人绩效的角度来设计的,绩效考核工作仅仅是绩效管理工作中的一个环节,绩效计划制定、绩效辅导沟通、绩效结果应用等方面都是绩效管理工作的重要环节。

(2)绩效考核注重结果考核和过程控制的平衡,对过程控制有实质有效办法,有相对科学的方法来设定组织的绩效目标,能得到员工的理解和接受。

(3)为激励员工消除绩效缺陷或者继续保持优良的绩效水平而向员工提供反馈,纠正已经发现的一些绩效缺陷,同时巩固员工已经做好的那些工作。

(4)绩效管理注重管理者和员工的互动和共同的责任,建立有效的激励机制激发员工提高工作积极主动性,鼓励员工自我培养开发提高能力素质,进而提升个人和组织绩效。

(5)当绩效经过合理的绩效考核方案,而绩效评价结果与收入相关时,可体现员工"多劳多得,优劳优得"的表现。

(6)绩效评价对于职业生涯规划有很大的用处,它提供了一个根据员工表现出的优势和劣势来对他们的职业规划进行审查的机会;绩效管理是识别、衡量和开发员工个人和团队绩效,并且使这些绩效与组织的目标保持一致的一个持续过程。

(二)绩效考核的评价方法

1. 收支结余法 通过揭示固定成本、变动成本、销售量、单价、销售收入和利润等变量之间的内在规律性联系,为会计预测、决策和规划提供必要的财务信息,这些变量之间的关系为:利润＝销售收入－变动成本－固定成本;利润＝销售量×销售单价－销售量×单位变动成本－固定成本销售量＝(利润＋固定成本)÷(单价－单位变动成本),当利润(收支结余)＝0时,即总业务收入和总支出(成本)相等的点,这时收支处于平衡状态,医疗卫生服务成本正好得到业务收入足额补偿,就是收支平衡点即保本点。

2. 战略角度的评价方法

(1)平衡计分卡(balanced score card, BSC):平衡计分卡是由美国哈佛大学卡普兰教授和波士顿的顾问诺顿共同开发,设计初衷是为了为企业发展战略提供导向,将企业战略中财务、客户、内部流程和学习与成长四个角度分解细化,落实到具体指标上并赋予分值,根据指标结果考核、分析,及时发现问题,全面管理和评价企业综合业绩。此方法既是一个绩效评价系统,也是一个有效的战略管理系统。BSC为企业提供的绩效指标具有可量化、可测度、可评估性,有利于全面系统地监控企业战略的执行,促进企业战略与远景的目标达成。

(2)基于关键业绩指标(key process indication, KPI):绩效考核关键业绩指标,是通过对组织内部某一流程的输入端、输出端的关键参数进行设置、取样、计算、分析,衡量流程绩效的一种目标式量化管理指标,是把企业的战略目标分解为可运作的远景目标的工具,是企业绩效管理系统的基础。KPI是现代企业中受到普遍重视的业绩考评方法。KPI可以使部门主管明确部门的主要责任,并以此为基础,明确部门人员的业绩衡量指标,使业绩考评建立在量化的基础之上。建立明确的切实可行的KPI指标体系是做好绩效管理的关键。

3. 人力资源角度的评价方法

(1)360度综合考核(360 degree feedback):也称全方位反馈评价或多源反馈评价。传统的绩效评价,主要由被评价者的上级对其进行评价;而360度反馈评价则由与被评价者有密切关系的人,包括被评价者的上级、同事、下属和客户等,分别匿名对被评价者进行评价。被评价者自己也对自己进行评价。这种方法可以用于全面度量管理者的行为表现,并通过多侧面反馈评价来促进管理者改进自己的行为方式。360度反馈就如同一面“镜子”,被评估者能从中发现自我、调整自我。同传统的考评方法相比更加准确可靠,可信度更高,误差小,充分体现了360度考评法对个体自身能力的发展和公正考核评价的优势。这种动态反馈过程打破了由上级考核下属的传统考核制度,从而避免传统考核中考核者极易发生的“光环效应”、“居中趋势”、“个人偏见”和“考核盲点”等现象。

(2)排序法:评价者将同一单元中的所有护理人员工作绩效按照由低到高的顺序进行排序,并得出结论的方法。排序法的设计和成本均比较低,设计、应用比较简单易行。管理者在评价时仅需评价表即可,不需要太多的设计、培训费用。排序的判定比较主观,无法通过评价对人员进行明确的引导,不适合用来对护士提供建议、反馈和辅导。评价的标准如有缺陷,其评价结果更易引发争议。

(3)比较法:比较法又称配对比较法(paired comparison method),也是排序法的另一种形式,使排序法变得更为精确。这种方法要求根据每一个指标(例如“工作数量”、“工作质量”等),将每一位工作人员与其他所有人员进行配对比较。

假定需要对5位员工进行绩效评价。那么,在运用配对比较法时,首先应当画出如图4-2-1所示的图表,然后针对每一种特征要素,将可能出现的所有员工配对情况都列举出来。接下来,针对每个评价指标,将一个配对中哪位员工的表现更好、哪位员工的表现更差标注出来(分别用“+”和“-”表示)。最后,再将每一位员工得到“+”的个数进行加总。

"工作质量"特征						"创造性"特征					
被评价员排位：						被评价员排位：					
被比较对象	A	B	C	D	E	被比较对象	A	B	C	D	E
A		+	+	–	–	A		–	–	–	–
B	–		–	+	–	B	+		–	+	+
C	–	+		+	–	C	–	+		+	+
D	+	–	–		+	D	+	–	–		+
E	+	+	+	–		E	+	–	–	–	
↑						↑					
这里 B 排在最前面						这里 A 排在最前面					

图 4-2-1　运用配对比较法对员工绩效进行评价

"+"意味着"优于"；"–"意味着"次于"。在每一张图表上，将每一列的"+"数量相加就能找到排序最靠前的员工

（4）目标管理法：目标管理是指由下级与上司共同决定具体的绩效目标，并且定期检查完成目标进展情况的一种管理方式。由此而产生的奖励或处罚则根据目标的完成情况来确定。目标管理法属于结果导向型的考评方法之一，以实际产出为基础，考评的重点是员工工作的成效和劳动的结果很多企业还把目标管理法作为一种主要的评价方法，也有一些企业则把目标管理法作为图尺度评价法等评价方法的一种补充。可以通过与下属员工共同制定目标然后定期向他们提供反馈的方式，实施一种比较简单的、非正式的目标管理。不过，目标管理法通常是指一种复杂的且在整个组织范围内使用的目标设立和评价计划。

（5）关键事件法（critical incident method）：关键事件法的应用需要主管人员从一位下属人员的工作相关行为中找出那些能够代表非常良好绩效或不良绩效的事例（关键事件），并且记录下来。然后每隔一段时间，主管人员和下属人员在记录下来的事件的基础上，共同讨论后者的工作绩效。收集关键事件为管理人员提供了一些关于员工的优良绩效和不良绩效的实例，从而便于管理者向下属人员解释自己对他们进行绩效评价的结果。因此这种绩效评价所反映的不仅仅是员工在最近一段时间里的表现，而是整个一年当中的表现。而且，这些关键事件记录还可以为主管人员提供一些具体的例子，帮助他们让员工更清楚地知道可以通过做哪些事情来改进自己的不良绩效。此方法的缺点在于，如果没有一些量化的评价结果，这种评价方法在对员工进行比较或者薪酬决策时不太具备说服力。

（三）医院常用的工作量评价方法

工作量核算为基础的医院绩效考核模式，是现代医院绩效管理与奖金分配的创新。目前，随着我国医改的发展趋势，以往医院在绩效管理中采用的完全以收入为导向的成本核算模式已经不能适应医改大趋势的发展需要，医院绩效考核模式需要由成本核算转为以工作量核算为基础、以质量考核控制为重点、以综合评价为手段的医院绩效考核与奖金分配模式。这种以工作量核算为基础的医院绩效考核模式已经成为现代医院绩效管理体制的重要组成部分。简要介绍一下以下几种医院常用的工作量评价方法：

1. 工作量负荷法　是指在特定时间段内必须进行的工作所需要的时间总量，工作量负荷是衡量护理人员劳动强度、确定护理人力资源配置的重要依据。目前国内临床上常用的

工作量测量方法包括计数法、工时测定法、难度权重法或综合使用前几种测量方法。

2. 服务量法（门诊、急诊、出院、手术、检查人次等）　我国的服务量测算方法主要有三种：一是单位时间服务量，即指医务人员在一定时间内能够完成某项服务的数量，如每位医生每日完成的门诊服务量；二是服务量成本测算法，是根据医疗服务成本测算来推算各种服务之间的比例；三是标准服务量法，经测算，一次性向居民提供工作时间为 15 分钟的、居民基本满意的卫生服务为一个标准工作量，一次标准的门诊服务为一个标准工作量，一次急诊相当于两次门诊等。

3. 相对价值尺度法（RBRVS）　RBRVS，全称 resource based relative value scale，即"以资源为基础的相对价值体系"，是通过比较医疗服务中投入的各类资源要素、成本的高低来计算每次服务的相对值，并结合服务量和服务费用总预算，计算出每项诊疗服务项目的劳务费。此方法最大的特点就是可以细化医师绩效奖金的来源，甚至落实到每一个诊疗项目上，充分考虑到每个诊疗项目的技术难度和风险系数。由于奖金来源直接归属于每位工作人员的贡献力度，更能促进工作人员的积极性。而且因为建立了统一的价值体系，各个临床科室之间更具有可比性。

4. （疾病）诊断相关分类法（diagnosis related groups，DRGs）　兴起于 20 世纪 70 年代的美国，是病例组合的一种常见方式，是根据国际疾病分类将诊断为同一类疾病、要采取类似治疗的疾病分在一组，再按病人的年龄、性别、有无合并症或并发症、出院状况等再细分组，并将同分组的疾病组合根据过去医院提供服务的数据为基础，计算医疗保险应支付医院的费用。DRGs 将传统的后付制改为以诊断相关分组为基础的新型预付制（prospective payment system），不仅节省医疗费用的支出，并且可以在确保病人可获得较好的照护质量与疗效的前提下，减少不必要的检查、用药以及住院天数。该支付制度的建立对全球医疗费用的支付方式产生了巨大影响，许多国家开始在美国 DRGs 的基础上，制定适合于本国卫生系统的医疗费用支付方式，并取得显著效果。

5. 病例组合指数（case mix index，CMI）　是用于评价疾病难易程度的量化指标，是 DRGs 评价体系中最常用的指标之一，DRGs 权重反映的是该组收治病例的复杂程度与治疗技术难度，CMI 值代表医院收治的所有住院病例的例均权重，如果该医院收治病例中技术难度大、资源消耗多（在数值上表现为权重值高）的病例比例高，其 CMI 值就大，反之，难度低、花费少的病例占的比例高，则其 CMI 值就小。

（齐晓玖）

第三节　护理质量管理

质量管理起源于美国。各行业为了加强内部的科学管理，提高自身竞争力，始终将质量管理作为组织生存和发展的关键。在临床护理管理中，如何运用科学有效的质量管理方法，正确分析问题及其原因，寻找针对性的方法，不断改进，提高护理质量，保证病人安全，是对临床护理管理者最具挑战性的工作之一。

对护理质量的认识，经历了一个转变过程。传统的护理质量将护理定位在简单劳动和技术操作层面,主要指临床护理质量,即医嘱执行是否准确、及时;护理文件书写是否正确、清晰;生活护理是否到位;规章制度是否落实;有无因护理不当给病人造成痛苦和损害等。

随着社会发展、医学模式转变和人们生活水平的提高,对护理的要求发生了变化,护理质量被赋予了更深层次的内涵,例如护士应具有整体护理观,主动全面地了解病人在生理、心理、社会、文化等方面的需求;护理工作应充分调动病人的主观能动性;护士应按护理程序工作;基础护理、专科护理、健康教育到位;护理记录动态、客观真实地反映病人的健康状况;在护理效果、效益方面,要考虑护理工作投入产出比例;是否存在质量缺陷;特别是病人对护理工作的满意度成为一个非常重要的质量指标。

一、概述

(一)相关概念

1. 质量管理　　质量管理是"在质量方面指挥和控制组织协调的活动"。质量管理通常包括制订质量方针、质量目标、质量策划、质量控制、质量保证和质量改进。质量管理是各级管理者的职责,应由组织的最高管理者领导推动,同时要求组织的全体人员参与和承担义务。

2. 全面质量管理　　1961 年美国通用电气公司质量经理费根堡姆(Armand Vallin Feigenbaum),提出全面质量管理(total quality management, TQM)的概念:是为了在最经济的水平上、兼顾满足用户需求的条件下进行市场研究、设计、生产和服务,把企业各部门的研制质量、维持质量和提高质量的活动构成一体的有效体系。

3. 持续质量改进　　质量改进是质量管理的一部分,致力于增强满足质量要求的能力。持续质量改进是质量管理的基本内容,质量改进一方面可以帮助组织纠正已出现的问题,另一方面通过寻找改进的机会,可以预防问题的发生。

4. 护理质量管理　　是指按照质量形成的过程和规律,对构成护理质量的各要素进行计划、组织、协调和控制,以保证护理服务达到规定的标准、满足和超越服务对象需要的活动过程。护理质量管理主要包括以下内容:

(1)制订护理质量目标:护理质量目标是护理质量管理工作的核心,应以书面形式体现。护理质量目标应与医院质量方针、目标一致。质量目标必须满足以下要求:切实可行;在规定时间内可以达到;可测量或可定性;目标之间按优先次序排列,不可互相矛盾;护理管理者应该随时根据政策、法规和竞争环境等方面的变化修订其质量目标。

(2)建立护理质量管理体系:护理质量管理的重要内容之一是建立医院的护理质量管理体系。建立医院护理质量管理体系包括护理质量管理组织结构的设置、护理工作流程的优化和规范、护理工作过程的监控、护理终末质量的监控以及护理质量相关资源的管理等。

(3)进行护理质量教育:增强护士的质量意识、积极性和参与程度,针对不同年资、不同专业背景的护士进行专业能力的培训,对护理质量管理小组的成员进行质量管理方法和技术的培训等,提高医院护理团队的管理水平和技术水平。

(4)对护理质量资源进行管理:除质量培训外,护理管理者应努力协调保证护理质量所必需的资源、技术和方法。

(5)实施全面质量管理:对影响护理质量的各要素、各过程进行全面的监控,保证护理工作按标准的流程和规范进行,及时发现可能存在的隐患,并采取纠正措施。

（6）持续改进护理质量：持续改进活动的运转，离不开管理循环的转动。先提出目标，即质量提高到什么程度，不合格率降低多少，都要有计划，这个计划不仅包括目标，还包括实现这个目标需要采取的措施。计划制订之后，按照计划进行检查，评估是否实现预期效果，有没有达到预期的目标。通过检查找出问题和原因，最后进行处理，将经验和教训制订成标准、形成制度。

（7）建立和完善护理质量文件：护理质量文件是指导和规范护理工作的指导性文件，文件的价值在于存储和传递保证医疗服务质量所需的信息，包括岗位职责、各项标准和规范等，这些文件是护理质量管理体系运行的保证。

（8）护理质量的经济考虑：医院在提供医疗服务时，要考虑质量成本。在满足病人需求的前提下，不应盲目追求高质量，而应根据病人的需求为其提供适度质量的医疗服务，一般来说，质量的进一步要求，意味着成本的提高，会加大病人的经济负担。在对医疗质量进行评价时，不仅要求其技术上具备科学性和先进性，而且要求其在经济上也是合理的。医院提供给病人的医疗服务应当与社会经济发展水平和居民的经济承受能力相适应。医疗服务质量定位过高，会导致需求治疗的病人无法承受，定位过低会导致病人不满意。

（二）护理质量管理的原则

1. 关注病人需求 实行护理质量管理是为了向病人提供优质的服务。因此护理管理者应当理解病人当前和未来的需求，满足病人需求并争取超越病人期望，使医院的护理服务处于领先地位。

2. 明确护理管理者在质量管理中的领导作用 首先，护理管理者要让全体护士明确，为病人提供安全、优质、高效、经济的护理服务是医院护理的根本目标。其次，创造一个能让全体护士充分参与护理质量管理的良好的内部环境。

3. 注重团队合作 护理质量管理不仅需要护理管理者的正确领导，还有赖于全体护士的参与，并通过护士的工作得以落实。所以，护理管理者必须对全体护士进行培训和开发，增强护士的质量意识，不断提高护士的知识、技能和经验，引导护士自觉参与护理质量管理，充分发挥护士在质量管理中的主观能动性和创造性，不断提高护理质量。

4. 注重过程管理 因为所有的护理工作都是通过过程来完成的，通常一个过程输出将是下一个过程的输入。重视过程管理，不仅可以确保每个过程乃至过程之间的良好运作，更可以帮助识别影响护理质量的关键过程，加以重点管理，满足病人需求。

5. 管理的系统方法 是从系统地分析有关的数据、资料和客观事实，确定目标，建立护理质量管理体系，设计相应的措施和步骤，配置适当的资源，形成完整的方案，最后在实施中通过系统管理达到目标。

6. 持续改进 持续改进护理质量是护理质量管理的精髓。在出现护理问题时，首先，不是仅仅简单处理这个问题，而是采用 PDCA 循环模式，分析问题出现的根本原因，采取有效措施，并检验措施效果，总结经验形成规范，杜绝类似问题再次出现。其次，要强化培训各层级护士，特别是基层护士长追求卓越的质量意识，主动寻求改进机会，确定改进项目，不是等问题出现再考虑改进。

7. 基于事实和数据的决策方法 有效决策必须建立在对护理质量的数据和信息分析的基础之上。通过有目的地收集与质量管理相关的各种数据和信息，协助决策，可以大幅度地减少决策失误的风险。

8. 与合作者共赢的关系 护理管理者应当与相关工作部门保持良好的沟通与协作,不仅有助于各自工作目标的实现,更有利于医院目标的实现,提升医院的竞争力。

（三）病人安全与风险管理

1. 病人安全 是指在实施护理服务全过程中,病人不发生允许范围以外的不幸或损失的风险。病人安全是全面提升医疗护理质量的关键环节,是实现优质医疗护理服务的基础,确保病人安全需要一种系统化的方案。是医疗保健领域的一门新兴学科,侧重于医疗事故的报告、分析和预防。

2. 护理风险管理 是指对现有的或潜在的护理风险的识别、评价和处理,有组织的、系统的消除或减少护理风险事件对病人、探视者、医护人员和医院等的危害和经济损失,以最低成本实现最大安全保障的科学管理方法。

3. 病人安全与护理风险的关系 病人安全和护理风险是在实施护理服务全过程中的一对相互消长而又始终相伴的概念。病人安全与护理风险相对,护理风险降低,病人安全就会最大限度的得以实现。反之,如果护士风险意识薄弱,护理风险增加,病人安全系数降低,病人在接受护理服务过程中将无安全性可言。

4. 加强护理风险管理,确保病人安全策略 强化风险管理,保障病人安全是医疗服务的前提和最基本的要求,如果在医疗服务过程中病人安全无法得到保障,则医院管理也无任何意义可言。保证病人安全,没有任何捷径可走,必须夯实基础,从每个服务环节做起。

下面介绍目前在保障病人安全方面的护理策略:

（1）建立健全风险管理组织:体现预防为主的原则,建立多方位、多途径、多视角的护理风险管理组织。由护理部主任担任护理部护理质量管理委员会的组长,各总护士长为委员会成员,分别负责全院的风险安全管理和质量检查,可由 1 名护理部副主任作为管理人员具体负责委员会的相关事宜。各病区成立由护士长任组长的科室风险管理小组,选拔具有扎实理论基础、丰富工作经验、有较强责任心、警惕性高的护士作为风险评估员。各级人员要各负其责,切实做好三级护理风险管理。病区每周组织护理风险分析会,对本科内的风险进行分析、评估,查看病人安全落实情况;总护士长每月组织护士长对所管片区的护理风险进行分析、评估,制定防范措施,并向护理部呈递护理风险管理报告;护理部质量管理委员每个季度都会组织护理不良事件分析讨论会,利用根本原因分析法（root cause analysis, RCA）对护理不良事件进行深入探讨,剖析产生不良事件的个人原因及系统原因,进行有效改进。健全的"护理部—总护士长—护士长"三级护理风险管理体系是护理风险和安全管理的保障。

（2）开展护理风险与安全培训:对各级护理人员持续开展护理教育培训,提高风险防范能力。倡导责任文化,促进管理者从责备犯错误个体到视错误为促进病人安全的机会的理念转变。同时,护理管理者,不断提高其科学分析问题和解决问题的能力,如针对事件而言,具体关注发生了什么、发生的原因以及对此如何进行防范;针对个人而言,关注这些个体是否在意系统的安全问题,能否胜任安全工作等;通过系统地分析,寻求护理安全管理的改进方法,如增加人员配置、改变排班方式、加强护理安全关键点的控制、悬挂警示牌等。护理风险和安全管理是一个持续不断的教育和干预过程,通过专业教育与培训制度,对护士进行持续的护理教育和风险意识的培养,确保护士具备综合专业能力,更加有效地增进与病人的沟通,使其对护理风险的认识更加具体化,提高其责任心和技术操作水平,保障病人安全。

（3）建立风险预报奖励制度和无惩罚上报制度:为了鼓励护理人员积极查找风险因素,

在年度绩效考核时,护理部对发现风险因素的护士,会给予绩效加分。针对已发生的护理不良事件,护理部制定不良事件无惩罚上报制度,要求所有护理人员知晓上报途径(口头、书面、网上直接上报),对本病区发生的护理不良事件,护士长要在24小时内主动提交书面报告。对不主动上报的科室和个人,一经查实将给予处罚。有些医院为了鼓励病区和个人上报护理不良事件,采用上报人员和上报事例均匿名的方式。这样护理部每个季度都可以对上报的信息进行分析、归类,制定相关事件的预防措施。

（4）进行护理风险分析评估:护士长每周组织科内质量控制小组对人员、物品、器械、环境、制度流程等各个方面进行具体分析;利用每天交接班和检查各班次工作质量的时间,对新入院、有特殊检查治疗、重症、手术前后等病人进行护理风险因素的查找;使用专项表格如压疮评估表、跌倒坠床评估表等对特殊病人进行分析评估,确定风险级别,制定有效的防范措施,加强护理人员对该风险的认识程度,并持续跟踪整改情况,提高护理人员对护理风险的警惕性;针对给药错误、跌倒、管道滑脱等发生的原因进行讨论分析,明确各个流程中可能的潜在失效模式,根据每一失效模式的严重度,发生频率,根据风险值的大小实行分级预警,采取积极有效的控制措施。例如:有研究提示护理部可以制定相应的风险分级标准:一级,给病人造成伤害,增加经济负担甚至危及生命,造成不良社会影响;二级,造成病人一般的疼痛,但未增加病人经济负担;三级,对病人未造成身体伤害,但与质量标准和规范要求存在差距,引起病人不满。一级风险需要护士长及时上报护理部,二、三级风险则经护士长每月汇总后向护理部报告。护理部组织质量管理委员会对上报的各级风险进行讨论,协调院内各部门,制定相对有效的解决策略并持续跟踪整改情况,最后再次评估方案的可行性与有效性。

（5）采用根本原因分析:根本原因分析是指由多学科的专业人员,针对选定的不良事件进行详尽的回溯性调查的一种分析技术,以揭示造成病人安全事故或严重的临床失误的深层次原因,并提出改进和防范措施。

（6）应用病人安全技术:病人安全技术是指用来帮助医护人员减少临床失误和增进病人安全的各类技术的总称。目前,护理工作中应用的病人安全技术包括:

1）个人数字化辅助设备:如PDA（personal digital assistant）移动护士工作站、医师移动查房等,实现床边生命体征录入,护理评估,护理记录等,减少转录的错误。

2）条形码系统:如二维条码腕带识别系统、口服药输液检验治疗等二维码扫描系统、检验条形码管理系统等,降低人为因素的误差。

3）全自动口服药品摆药机:集口服药自动摆药、自动分装、独立包装、自动打印及二维条码识别等综合功能于一体,减少给药错误。

4）计算机医生工作站和护士工作站:实现医嘱的开具、转抄、打印、执行、核对、校正等功能电子综合处理化;医疗及护理病历实时电子化书写,并实现与影像、检验系统的联网操作。降低由于手写报告或记录、手工医嘱录入、非标准缩略语以及字体潦草难辨,造成了大量的差错和损伤的发生率。

5）各类报警技术:如检验危急值在医生、护士工作站的实时报警;护理病历生命体征预警报警技术,以确保病人安全。

6）病人监护系统:电子监护系统的集束化管理、全智能电子监护系统的管理等,可随时接收每个病人的生理信号,如:脉搏、体温、血压、心电图等,定时记录病人情况。

（7）加强高危环节的安全管理：高危环节是指有可能影响全局或最容易出现病人安全问题的风险因素。护理部对这些关键点进行重点监督,制订出防范措施,并定期或不定期对高危环节进行督查。护理管理控制的高危环节包括以下内容：

1）关键制度：查对制度、消毒隔离制度、交接班制度和危重病人抢救制度等。

2）高危护理人员：新上岗的护士、实习护士、进修护士以及近期遭受重大生活事件的护士等。

3）高危病人：疑难重症病人、新入院病人、大手术后病人、接受特殊检查和治疗的病人、有自杀倾向的病人以及年老和婴幼儿病人等。

4）高危设备和药品：特殊耗材、急救器材和药品、重症监护仪器设备、剧毒药品、麻醉药品、高渗药品以及高腐蚀性药品等。

5）高危科室：急诊室、手术室、供应室、监护室、新生儿病房、血液透析室、产房、高压氧治疗中心等。

6）高危时间：交接班时间、节假日、夜班、考试前等。

7）高危工作流程：病人转运环节等,严格执行特殊科室之间病人转科交接管理制度,如：急诊与手术室交接、急诊与 ICU 交接、病房与手术室交接、手术室与病房交接、病房与ICU 交接、病房与产房交接、产房与病房交接等,明确职责及交接内容,双方确认签字。

对病人而言,护理风险及安全管理减少了病人在治疗过程中发生的护理差错及不良事件,从而为病人创造更加优越的医疗环境,使病人得到更加放心、更加满意的优质护理服务。对护理人员而言,护理风险及安全管理丰富了护理人员的知识,增加了他们的主观能动性,激发了其工作信心和热情,提高了他们的职业道德和品行素质,促使其深刻认识到自身工作的责任感及使命感。不仅如此,护理风险及安全管理还能够增强护理人员与病人的法律知识及意识,从而减少了一些不必要的医疗纠纷和护理缺陷问题的出现,提升了护理品质,促进了临床护理质量水平的不断提高。

二、质量管理的工具和方法

质量管理活动中,强调"用数据说话",因此,需要借助科学的工具和方法进行数据收集、整理,对数据进行分析,寻找质量问题发生的原因,进一步针对原因采取措施。常用的质量管理工具有头脑风暴、调查表、直方图、因果图、分类法、控制图、排列图、散点图等。每种工具侧重不同：调查表集数据,直方图看分布,因果图追原因,分类图抓重点,控制图找异常,排列图作解析,散点图看相关。常用的质量管理方法有 PDCA 循环和根本原因分析。

（一）头脑风暴

1. 用途　头脑风暴是一种快速且简单的分析问题并提出解决方案的办法（详见第四章第一节"概述"）。在质量管理中,头脑风暴可以用来识别存在的质量问题、可能的原因、并寻求解决措施。

2. 举例　如针对护士发错药的事件,科室人员可通过头脑风暴来共同分析问题的原因、解决的办法、需要修订的流程等。

（二）调查表

1. 用途　调查表在质量管理中,常常用来帮助收集数据,它是利用一定格式的图表形式,进行初步的质量数据收集、整理,对事件的发生过程、原因做粗略分析的方法。

2. 举例　常见的有不良事件分类统计表、不良事件原因统计表、不良事件时间统计表等。见表 4-3-1。

表 4-3-1　不良事件原因统计表

时间	科室	用药错误	输血错误	输液错误	导管脱落	液体渗漏	坠床	跌倒	压疮
2017-01-01	普外科						1	1	
2017-02-01	手术室	1							
2017-03-01	普外科							1	

（三）直方图

1. 用途　直方图是从总体中随机抽取样本,将从样本中获得的数据进行整理,较直观地传递有关过程质量状况的信息,根据这些数据找出数据变化的规律,以便预测质量好坏,估算不合格率的一种方法。分析直方图的全图形状,能够发现生产过程的一些质量问题。把直方图与质量指标作比较,观察质量是否满足要求。

2. 举例　直方图的常见类型,见图 4-3-1。

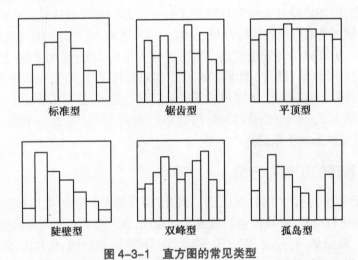

标准型　　　　　锯齿型　　　　　平顶型

陡壁型　　　　　双峰型　　　　　孤岛型

图 4-3-1　直方图的常见类型

（1）标准型:左右对称,这是正常情况下的形状。

（2）锯齿型:数据分组过多,或测量读数错误。

（3）平顶型:当几种平均值不同地分布混在一起,或过程中某种要素缓慢变化时,出现这种形状。

（4）陡壁型:工序能力不足。

（5）双峰型:均值相差较大的两种分布混在一起。

（6）孤岛型:数据中混有另一分布的少量数据。

（四）因果图法

1. 用途　又称鱼骨图,它通过带箭头的线,将质量问题与原因之前的关系表示出来。因果图是分析影响产品质量（结果）诸因素（原因）之间的关系的一种工具。

2. 举例

（1）要解决的质量问题是患儿呼吸道感染，见图4-3-2。

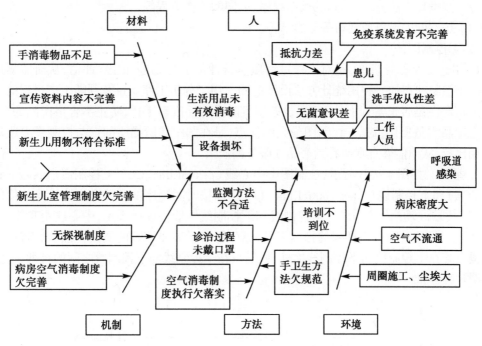

图4-3-2 患儿呼吸道感染发生原因鱼骨图分析

（2）将影响质量的原因分类，先按大的方面分，然后由大到中，由中到小依次细分，以直到可以直接采取措施为原则，并用箭头表示到图上。分析原因时，应从人、机制、材料、方法、环境等方面考虑。

（3）为了醒目，对起决定作用的因素画重线或标记。

（五）分类法

1. 用途 又叫分层法，它把具有相同性质或条件的数据归并在一起，这样就可以使数据反映的事实更明了、突出，便于识别问题。

2. 举例 按问题的性质分类，见表4-3-2。还有一些常用的分类列举如下。

表4-3-2 护理不良事件分类统计表

序号	护理不良事件名称	例数（%）	累计（%）
1	给药差错	25（41.7）	41.7
2	病人跌倒	20（33.3）	75.0
3	管路滑脱	5（8.3）	83.3
4	病人坠床	4（6.7）	90.0
5	压力伤	3（5.0）	95.0
6	化疗药外渗	3（5.0）	100
合计		60	

（1）按不同的时间分,如按不同时期、不同班次进行分类。

（2）按操作人员分,如按工作年资、班次、性别等进行分类。

（3）按操作方法分,如不同的操作程序、不同的工作流程等。

（4）按不同的设备或耗材等分类。

（六）控制图法

1. 用途　又称管理图,是对工作过程质量特性值进行测定、记录、评估,从而监察过程是否处于控制状态的一种用统计方法设计的图。用于分析工序质量及判断生产过程的工序质量的稳定性是否正常;用于工序质量控制排除系统性因素干扰,防止不合格产品的产生;为评定产品质量提供依据。控制图最大的优点,是在图中将所描绘的点与控制界限或规范界限相比较,从而能够直观地看到产品或服务的质量。

2. 举例　如图 4-3-3 所示,控制图由中心线(central line, CL)、上控制线(upper control line, UCL)和下控制线(lower control line, LCL),以按时间顺序抽取的样本统计量数值的描点序列(质量波动曲线)构成。上控制线和下控制线一般用虚线表示,中心线用实线表示。图上横坐标是按时间顺序排列的样本组号,纵坐标表示需要控制的质量特性值。若控制图中的描点落在上控制线与下控制线之外,或描点在上控制线与下控制线之间的排列不随机,则表明过程异常。

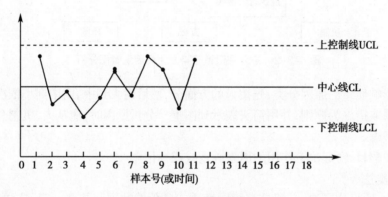

图 4-3-3　控制图示例

（七）排列图法

1. 用途　又称柏拉图法或主次因素分析图法,经常被描述为 80/20 原则,意思是在很多情况下, 80% 的问题是由 20% 的原因引起的。它是定量找出影响质量的主要问题或因素的一种有效方法。

2. 举例　见图 4-3-4。

（1）在绘制排列图之前,先做排列图数据表:表中须列有质量不合格的项目类型、每个项目类型的频数、每个项目类型的累计频率(表 4-3-2)。按每个项目类型的频数从大到小的顺序,将数据填入排列图数据表中,将频数很小的数据合并为"其他"项,将其列在最后,可以不考虑"其他"项的数据大小。

（2）排列图:由左右两个纵坐标、一个横坐标、多个直方柱和一条折线构成。左边纵轴表示质量问题频数,右边纵轴表示累计频率,横轴表示影响质量的各项因素,按其影响大小,从左至右依次排列。直方柱高度表示因素影响大小,折线表示各项累计频率的连线。

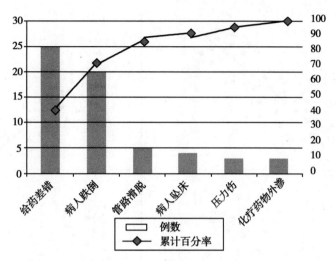

图 4-3-4 护理不良事件分类

按累计百分数把影响质量的因素分为三类：0~80% 的是 A 类：给药差错、病人跌倒、管路滑脱为主要因素；80%~90% 是 B 类：病人坠床、压力伤为次要因素；90%~100% 是 C 类：化疗药物外渗为一般因素。抓住主要因素，就可以集中力量加以解决，从而达到控制和提高产品质量的目的。

应用排列图的注意事项：①主要因素不宜过多，一般 3 个左右，否则就失去寻找主要原因的意义；②影响因素小于 5% 的因素可以归为其他类，并统一放在横轴最后；③针对主要原因采取措施后，应再取数据，按原项目重新画出排列图，以检查措施效果。

（八）散点图法

1. 用途　又称相关图法，是用来分析研究某质量因素与质量特性之间相互关系及相关程度的方法。它是通过将两种有关的数据列出，并且用点填在坐标纸上，进而观察两种因素之间的关系。

2. 举例　见图 4-3-5。

（1）采集需要做关系分析的两种数据（样本数 30）。

（2）横坐标和纵坐标的关系：如果要分析的两种数据的关系是特性和原因的关系，则一般以横坐标表示原因数据，纵坐标表示特性数据；如果两种数据是两种特性或原因的关系，则以横坐标表示容易测定的那种特性或原因的数据，纵坐标表示不易测定的那种特性或原因的数据。

在划分横坐标和纵坐标刻度时，为了增加数据相关的直观性，应取恰当的比例，让横、纵坐标的极差长度大体相等。

（3）在坐标图上一一打点：一对数据在坐标图上用一个"·"表示。如有两组数据完全相同，则点用"⊙"表示。

（九）流程图法

1. 用途　是通过图示的方法表示项目需要完成的事件的顺序并列出可能的环节。流程图适于计划简单直接的行动，缺点是没有时间指示，不适用于复杂的项目。建立医院工作流程图可以有效地帮助医院质量管理人员明确和优化服务流程，提高医院服务质量。

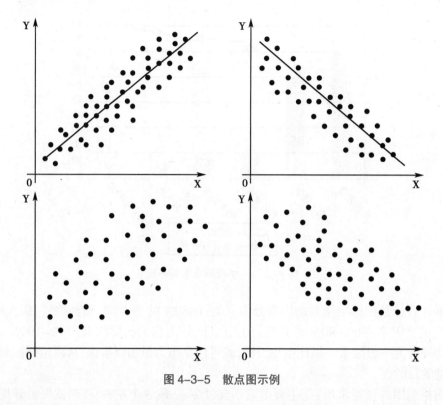

图 4-3-5　散点图示例

2. 举例　图 4-3-6 为不良事件分析流程。通常,用椭圆表示"开始"和"结束",方框表示主要的行动,菱形表示做出"是"或"否"的选择。

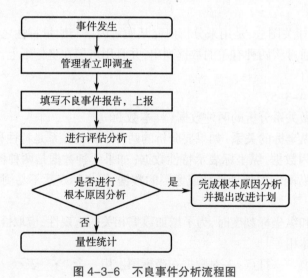

图 4-3-6　不良事件分析流程图

（十）甘特图法

1. 用途　又叫横道图,它是以图示的方式通过活动列表和时间刻度形象地表示出任何特定项目的活动顺序与持续时间,一般横向标出时间,左边纵向标出任务。虽然甘特图很简单,但是它是一种很有价值的管理方法和工具,在项目计划与管理中得到了最广泛的运用。

2. 举例　甘特图的类型如下。

（1）甘特图（图4-3-7）：在甘特图中，横轴方向表示时间，纵轴方向表示所要完成的各项任务。图表内以线条、数字、文字代号等来表示计划（实际）所需时间，计划（实际）产量，计划（实际）开工或完工时间等。

（2）带有分项目的甘特图（图4-3-8）。

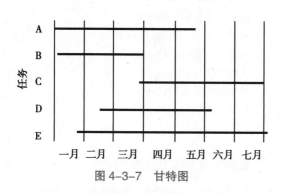

图4-3-7　甘特图

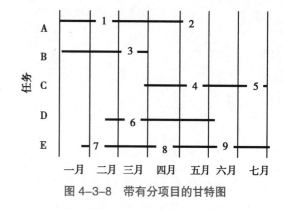

图4-3-8　带有分项目的甘特图

（3）带有分项目和分项目网络的甘特图（图4-3-9）：甘特图表明完成某项任务（如任务A）已经安排的时间进度和完成其他各项任务（如任务B）相关的时间进度。每项任务又细分为若干分项目（如任务A-1、任务A-2），然后再确定每项任务与其他任务的各分项目之间的网络关系，其结果就是计划评审法示意图的一些基本要素。

（十一）质量改进的方法——PDCA循环

PDCA循环是一种科学的程序，持续质量改进与解决质量问题，都离不开PDCA循环的转动。不论提高服务质量，还是改进服务缺陷，都要先提出目标，即质量提高到什么程度，不合格率降低多少，都要有计划。这个计划不仅包括目标，也包括实现这个目标需要采取的措施。计划制订后，按照计划进行检查，评估是否实现了预期效果，有没有达到预期的目标。通过检查找出问题和原因，最后进行处理，将经验和教训制订成标准、形成制度。

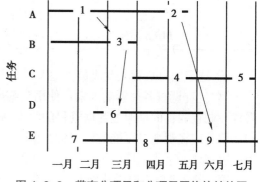

图4-3-9　带有分项目和分项目网络的甘特图

PDCA循环的实施分为若干个步骤，可以概括为"四阶段、八步骤"，见表4-3-3。

1. 计划（plan）阶段

第一步：分析现状，明确问题，确立质量改进项目。

1）对质量改进项目的必要性、内容范围和重要性进行明确阐述，应包括有关项目背景、历史情况、相关的质量损失和目前状况。

2）选定题目和目标值，必要时制订子题目。

表 4-3-3 PDCA 循环的实施步骤与主要方法

阶段	步骤	主要方法
P	1. 分析现状,明确问题	排列图、直方图、控制图
	2. 调查各种影响因素	头脑风暴法、因果图
	3. 找出主要影响因素	排列图、散点图
	4. 针对主要原因,制订改进方案	回答"5W1H" 达到什么目标(What)? 为什么制定该措施(Why)? 由谁负责完成(Who)? 在何处执行(Where)? 什么时间完成(When)? 如何完成(How)?
D	5. 执行、实施计划	
C	6. 检查计划执行结果	排列图、直方图、控制图
A	7. 总结成功经验,制定相应标准	制定或修改工作流程、检查流程及其他有关的规章制度
	8. 把未解决或新出现问题转入下一个 PDCA 循环	

3)选定项目负责人及成员。

第二步:调查各种影响因素。使用头脑风暴法、因果图法等全面分析问题的原因或影响因素。调查的目的是通过数据资料的收集、确认和分析,来增进对有待改进项目过程的了解和认识。应客观地对可能的原因进行调查,在不加任何对策和臆断的情况下,以事实为依据做出决策。

第三步:找出主要影响因素。在第二步数据收集的基础上,对数据资料进行分析,整理归类,可以使用排列图表法、散点图找出要解决问题的主要影响因素。

第四步:针对主要原因,制订质量改进方案,确定纠正和预防问题的措施。改进方案应经济、切实可行,并且赢得全体参与人员的理解和支持。制订计划可以使用 5W1H 方法,即达到什么目标(What)、为什么制订这个措施(Why)、由谁负责完成(Who)、在哪里执行(Where)、什么时候完成(When)、怎么完成(How)。

2. 实施(do)阶段 执行、实施计划在实施过程中,往往会遇到质量改进的阻力,阻力主要来自既得利益者和习惯势力,后者表现尤为突出。组织管理者和质量改进项目管理组成员要积极宣传,充分动员,并通过自己在工作过程中的不断改进来影响他人。

3. 检查(check)阶段 检查计划执行结果在实施改进措施后,要整理分析实施过程中的数据资料,进行分析对比,以确认改进效果,效果不论大小都要列举出来。

4. 处理(act)阶段 总结成功经验,制订相应标准在质量改进通过实施并取得预期效果后,应及时总结经验,把改进措施制订到相应的工作程序或制度中去。为保证落实,此时须再次确认 5W1H 的内容,并将其标准化。及时对有关人员进行培训,创造相应的工作条件,执行新的标准,建立保证落实的质量责任制。

在新的质量水平的起点上,寻找新的质量改进的机会,进一步的质量改进永远都存在可能性。组织应营造持续改进质量的文化与激励机制,使质量保持领先地位。

第八步:把未解决或新出现问题转入下一个 PDCA。若改进后没有明显好转,或产生了意外副作用,都要转入下一个 PDCA 循环。

PDCA 循环作为全面质量管理体系运转的基本方法,需要搜集大量数据资料,并综合运用各种管理技术和方法。PDCA 循环的特点为:

1)各级质量管理都有一个 PDCA 循环,形成一个大环套小环,一环扣一环,互相制约,互为补充的有机整体。在 PDCA 循环中,一般说,上一级的循环是下一级循环的依据,下一级的循环是上一级循环的落实和具体化。

2)每个 PDCA 循环,都不是在原地周而复始运转,而是像爬楼梯那样,每一循环都有新的目标和内容,这意味着质量管理,经过一次循环,解决了一批问题,质量水平有了新的提高。

3)在 PDCA 循环中,A 是一个循环的关键。因为处理阶段就是解决存在问题、总结经验和吸取教训的阶段,该阶段的重点又在于修订标准。

(十二)质量改进的方法——根本原因分析

根本原因分析(root cause analysis,RCA)是通过系统性的方法找出造成偏差的原因的程序,是一种回溯性失误分析方法。根本原因分析是以改善系统为目的,着眼整个系统及过程的研究,常用于分析病人安全事件。

根本原因分析的实施分为 4 个阶段:

1. 第一阶段　组成团队,调查事件并确认问题。

(1)组织一个 RCA 小组:针对发生的不安全事件成立 RCA 工作小组。小组成员包括:

1)相关流程的一线工作人员。

2)审慎考虑是否纳入与事件最直接的关系人。

3)最好不超过十人。

4)小组成员具备评判性观点,有优秀的分析技巧。

5)RCA 运作的主要负责人应具备与事件相关的专业知识且能主导团队运作。

(2)情境简述:运用"4W1E",即在何时发生(When)、在何处发生(Where)、出现何种问题(What)、如何发生(Why)及达到何种程度(Extent),要说明"做错了什么"、"造成了什么后果",而不是直接跳到"为什么会发生",要避免在理清事实前就妄加推测。如果发生的事件与操作流程相关,那么就要评估事件发生时的执行过程是否与规定流程相符。

(3)事件相关资讯的收集:事件发生后最好尽快收集相关资料,以免重要的细节随着时间而淡忘。资料的收集应包含目击者说明与观察资料、物证及书面文件证明三大部分,应从地点、人员、流程、设备、记录五个方面来收集资料。通过调查表、因果图等还原事件经过,通过头脑风暴法、名义群体法等发掘问题实质。

2. 第二阶段　找出直接原因。

(1)具体描述事件始末:以细节具体的方式叙述事情的发生经过,应用流程图确认事件发生的顺序,以协助小组成员将焦点放在事件的事实上,而非马上跳到结论。

（2）重整资料。

（3）确认事件程序规范与否：列出可能造成事件的护理程序，评估当时执行的步骤是否符合规范的操作流程，确认操作程序有无问题。

（4）确认事件间的关联性。

（5）列出事件的可能原因（表4-3-4）：可能原因分为几类，如病人因素、个人因素、资源因素、工作因素、可控及不可控的外在环境因素和其他因素。

表 4-3-4　事件的可能原因分类

分类	项目
病人因素	临床状况：严重度、合并症、可治愈性、复杂度
	生理条件：营养状况、睡眠、体力等
	心理条件：压力、动机、精神疾病等
	社会条件：文化、语言、生活态度、适应能力等
	人际关系：医患关系、护患关系、家庭关系
个人因素	生理：健康情形、生理障碍、疲惫度
	心理：压力、精神疾病、认知与动机
	社会：家庭、工作、生活
	人格：缺乏自信或过度自信
设备资源因素	讯息：明显、清楚、正确、无干扰
	使用操作：标准化、易于操控
工作因素	工作指南和标准作业：缺乏、过时、不清楚、不易执行
	决策支援模式：不易取得资源、资讯不足、缺乏指导者
	工作环境：条件、设计
	工作负担时间
沟通因素	口头：语意不清、传达不当
	书面：不易取得、不易辨识、记录不全
	其他：肢体语言解读问题
团队因素	个人角色：工作任务、个人定位
	领导角色：领导能力、工作分配、权利义务
	团队氛围：对新人的支援、对异常事件的反应、对冲突的处理
教育因素	个人能力胜任度：知识、熟练、经验、品质
	教育训练合适性：内容、目标、方式、时间
机构政策因素	组织架构：权责不清
	安全文化：通报、遵从性、领导风格

（6）再收集资料以佐证可能原因：可由资料中的指标了解可能原因的趋势，指标也可作为未来评价改进措施干预后的成效。

（7）探讨可行的预防措施：找出直接原因后，可针对直接原因迅速地做出一些处理及反应，以减少事件造成的不良影响。

3. 第三阶段　确认根本原因。

此阶段在于更深层次的探索与发掘，确认问题的根本原因，根本原因是事件发生最基础的因素。

（1）从直接原因中找出根本原因：其筛选标准可依据以下三个问题：①当此原因不存在时，问题还会发生吗？②若此原因被排除，此问题还会因相同因素而再次发生吗？③原因排除后还会导致类似事件发生吗？如果答案为"是"，为直接原因；如果答案为"否"，则为根本原因。

（2）确认根本原因间的关系：以避免只排除其中一个根本原因，而其他原因交互作用反而造成不同类型，但严重度相当的事件发生。

4. 第四阶段　制定并执行改进计划。

（1）找出风险降低策略，寻找可改善的流程并组织一个了解该流程的团队，阐明对该流程的认知，了解该流程产生变数的原因。

（2）制订可行的改进方案并贯彻执行。同时，设立指标，监测系统在改进计划实施前后的变化，以评价改进方案的效果。制订改进方案应遵循的原则：①简单化；②以事实为依据；③让员工、病人和家属共同参与；④列出优先次序；⑤考虑可行性及成本效益；⑥考虑可转移性。改进方案的制订和执行可采用 PDCA 循环。

三、护理质量评价体系与指标

护理质量评价体系作为一种有效的管理工具，可通过系统监测护理活动的实施、结果等内容来综合判断工作的实际效益。因此，准确、有效的质量评价体系能够更好地保证护理服务项目的顺利开展与实施。20 世纪 60 年代末，Donabedian 主张用结构－过程－结果模式对医疗保健服务的质量进行评价。该模式的提出和发展，为医疗保健服务质量评价提供了更为广泛的视野，改变了传统的应用于复杂医疗环境下照护质量的评价指标。该模式不仅为质量评价提供了宏观的理论框架，还为质量的改进和提升提供了明确的导向。

（一）结构－过程－结果质量评价模式的基本内容

1. 结构　评价结构，即照护环境属性，包括照护服务项目组成所需的组织构架、物力和人力资源配备等。主要目的是评价该服务项目的适宜性和可行性。评价指标包括：①照护环境；②照护者，包括护患比例、照护者的专业水平及其心理学技巧的掌握等；③病人特点，包括人口学资料、疾病基本状况等；④其他，包括照护活动相关的社会支持人员。

2. 过程　评价过程描述的是如何将结构属性运用到实践中，即病人接收的直接或间接医疗照护及其他补充性活动。评价的具体内容包括：照护活动运行顺序和进展状况；活动顺利运行时照护者和病人的角色、关系要求；发现照护活动实施过程中存在的问题并提供相应的解决方案。主要评价指标包括：①照护者的干预技术；②人际沟通能力，如护患之间的互动方式；③病人接受的干预强度；④实际干预同计划内容的一致程度。

3. 结果　评价结果，即过程所带来的结局表现，目的是评价该项目的实施是否成功。

结果是结构和过程的衍生,其评价指标包括主观和客观两方面。主观指标:①护患双方的满意度;②健康相关的生活质量;③病人焦虑或抑郁等不良情绪的改善。客观指标:①病人健康状况的改善;②病人再入院率;③临床终点,如病死率;④社会效益,如病人自身及健康照护活动所产生的费用。

（二）结构－过程－结果质量评价模式的应用

1. 照护服务方案设计 结构－过程－结果模式涵盖了照护服务项目的结构、过程、结果的各个阶段,以此为理论依据设计照护服务项目,能够有效地保障工作的顺利实施。如我国台湾学者基于该模式,构建了针对护士的协作化个案管理专业继续教育方案,具体内容包括:个案管理过程、必备的知识和技能、个案管理师的活动。旨在促进护士作为个案管理师的角色适应、拓展护理工作的范围,提高临床护理质量。

2. 照护服务项目评估 在澳大利亚,人口老龄化的加剧带来了大量预防老年人再入院项目的涌现。Crilly 等以结构－过程－结果模式为理论依据,对澳大利亚"护士之家"医院老年保健服务项目的结构、过程进行评估。评估的主要内容包括:结构如病人年龄、性别和病种,项目管理者的教育背景和工作经验,服务项目相关资源链接;过程包括项目参与人员如护士、医疗保健人员及相关协作人员的角色定位。通过对"护士之家"的 19 名工作人员的半结构式访谈结果显示,在老年医疗保健服务项目中,转诊服务、合理沟通策略及项目管理者的急诊护理、社区保健工作经验等占有十分重要的地位。

3. 护理服务质量控制 有研究者提出,综合医院护理质量评价指标应涵盖要素质量、环节质量、终末质量 3 个领域。对要素质量和环节质量进行评价是判断护理是否是在最好的环境或条件下以最恰当的方式实践的,这也是保证终末质量的前提。因此,需要提炼出每个护理流程中的要素质量的关键部分并对其进行控制,在每一环节中强调护理行为的标准及落实。环节质量直接影响终末护理质量,加强对过程质量管理,有助于在护理过程中及时发现问题并及时补救。在对每个单元质量检查中,将要素质量、环节质量和终末质量相结合进行综合评价。医院护理管理者在评价终末质量时,既要从宏观层面来分析质量问题的原因,也要从微观层面改善工作流程,提升专业技能。将终末评价指标与环节评价指标相结合,使终末质量管理与环节质量管理有机融合。这一理念与结构－过程－结果模式的内涵实质相一致。

（三）结构－过程－结果质量评价模式的争论

1. 健康结局的影响因素问题 结构－过程－结果模式认为,结构和过程导致预期的结果,但从过程到结果并非是一步直接到另一步的线性关系。以健康教育为例,其潜在驱动因素被认为是多种因素和环境共同作用的结果,某些健康教育项目的作用效果还必须考虑到政府干预及非营利性因素所造成的影响。

2. 护理过程和结果的权重问题 健康照护质量常常用结构、过程、结果及病人所获得的体验来定义。但针对过程测量和结果测量哪一方面更为重要这一问题,许多学者也提出了不同的结论。有研究者认为,过程测量往往优先于结果测量,因为照护者能够更好地控制过程测量指标,并且可以通过提高可操作信息来改善照护质量。同时,很多结果指标的测量在初级保健环境下难以实现,因此,大多数质量评价结果也多集中于对过程质量的测量。也有研究者提出:过程测量可能有助于优化结局,但不能够取代结局指标;过程测量的更新存在一定困难;仅仅强调对过程的测量可能会导致,在一些难以实现的过程测量中倾注了过量的注意力。

（四）结构－过程－结果质量评价模式对护理工作的启示

日趋复杂的护理活动要求医务工作者不仅要重视对结局的测量，也不能忽视了对整个照护过程的评价。在实施护理活动过程中，需重视工作流程的整体性和连贯性，加强不同照护水平间的协作，督促工作人员对各项规章制度、操作章程的落实；关注病人在整个医疗护理系统中的生理、心理需求，站在病人角度对护理工作质量进行评价，持续改进护理服务质量，使病人对其各个方面均满意。通过有效的评价指标体系，对护理活动各个环节的关键点进行有效质量控制，避免护理缺陷的发生，持续改进护理工作。管理者应该充分调动和培养护士工作的积极性和责任心，提高护士对自身工作满意度的同时改善对病人的服务质量。

健全、准确的质量评价体系是医疗保健服务工作成功的重要保障。无论是从宏观或是微观角度出发，质量评价指标体系不是一成不变的。因此，根据当时、当地的环境及临床病人疾病特点等因素，以科学的理论为基础，制订出准确、具有特异性的评价指标体系来保证护理工作的有效性。

（王德慧）

第四节　护理信息管理

一、护理信息学概述

（一）相关概念

1. **信息管理系统**　信息管理系统是以人为主导，利用计算机硬件、软件、网络通信设备以及其他办公设备，进行信息的收集、传输、加工、储存、更新和维护，以提高效益和效率为目的，支持高层决策、中层控制、基层运作的集成化的人机系统。这个定义说明了信息管理系统绝不仅仅是一个技术系统，而是把人包括在内的人机系统。

2. **医学信息学**　探讨生物学的、医学的或者更广义的健康数据的采集、存储、交互和展现的过程的科学；探讨如何利用信息科技来优化这些过程的科学；以及探讨如何利用这些数据实现信息和知识层次的各种应用的科学。医学信息学有三个重要概念：数据，信息，知识。数据是原始符号，信息是经过分析的可用的数据，而知识是信息组成的一系列法则和公式。比如：36 是数据，3 度是信息，36 度体温是知识。

3. **护理信息学**　护理信息学是一门结合护理科学、计算机科学以及信息科学的新兴交叉学科，以在护理所有领域中管理和传递数据、信息、知识和智慧。在护理的有关角色和背景中通过信息化结构、信息化程序、信息化技术推动数据、信息、知识和智慧的综合，以支持病人、护士和其他保健服务人员的决策过程。

具体来说，护理信息学是应用信息科学理论和技术方法，去研究解决护理学科所提出的问题的专门学科。它是以护理学理论为基础，以护理管理模式和流程为规范，以医疗护理信息为处理对象，以护理信息的相互关系和内在运动规律为主要研究内容，以计算机网络为工具,以帮助病人、护士和其他保健服务人员解决护理信息各种问题。其供体学科是信息学,受体学科是护理学。

（二）护理信息的标准化

护理信息表达的标准化是使用计算机处理护理类信息必须跨越的障碍,没有信息标准化,就难以实现信息共享,更不能实现信息化所应有的效益与作用。标准化是护理信息化建设的基础,标准化的术语也是电子病历的重要组成部分。我国医院信息化建设存在的标准化程度低,软件开发缺乏统一规划的问题,影响了医院信息系统之间的数据共享。因此,标准的护理信息表达方式、标准的护理工作流程、标准的护理病历格式,是当前护理电子病历和临床护理决策支持系统开发亟待研究解决的问题,是护理信息发展面临的挑战。解决了这一问题,护理信息的共享就有了保障。

护理信息标准化是学科现代化的基础性工作,是制订、贯彻、修订学术标准的有组织活动的全过程,是卫生信息化建设的基础工作,进行信息交换与共享的基本前提,也是发挥信息的辅助决策价值的重要保证。具体来讲,主要包括护理学信息内容的标准化、学科信息管理指标体系的建立及专业信息分类与编码等三个主要方面的内容。它是护理学科建设和发展的系统工程,要用系统论的思想、理论和原则来指导各类护理信息标准的制定,使之全面配套,层次恰当,目标明确。

1. 护理学信息内容标准化　护理学信息内容标准化主要包括三个方面的内容:一是理论标准化,即将护理学科理论结构化、体系化,并用规范化的语言再现经典护理学的内涵,重构现代护理学术理论模式和框架;二是操作规范标准化,即对护理操作的规范化和护理操作技术的标准化;三是应用现代管理理论和方法,建立护理学术管理规范和流程。学术内容标准化的过程是循序渐进的过程,需要护理研究者不断地归纳总结,使之成为护理行为的准则和实际工作的行动指南。现有的护理学理论和各种技术方法的标准与规范,如:护理分级管理标准、各科疾病护理常规、各科疾病健康指导、基础护理技术操作规程、护理质量评价体系等都是护理学术内容标准化的成果。

2. 护理学科信息管理指标体系的建立　护理学科信息管理指标体系是在"标准"的指导下,根据信息管理的目标要求,对相应信息管理系统中的每个管理"项目"进行概念的界定,确立其内含"信息"之间的关系,并把所有的"信息项"依据它们自身的作用和相互间的关系,按一定的逻辑层次关系进行归纳整合所形成的一个信息项集合。

护理信息管理指标体系是建立护理信息管理系统的依据之一,是系统的重要管理内容。以创建产科病区护理信息管理系统为例,首先按产科护理学理论和产科病区管理流程与相应的规范,分门别类地提取该病区护理信息管理项目,并对每一管理项目进行概念的界定、作用的说明、确定该项目所含"信息"间的逻辑与数量关系,最终以产科病区的每一个信息管理流程为准进行"信息项"归类整合,从而构成产科病区护理信息管理系统指标体系。它将成为该系统计算机程序设计的依据和产科病区信息管理系统的重要构成。

3. 护理专业信息分类与编码　护理专业信息分类与编码是护理信息标准化的重要内容。所谓信息的标准化处理,就是对"信息"自身的描述形式、其概念进行的界定和表示符号的统一与规范。具体来讲包括:一是将"信息"按规定的术语原则进行科学分类,二是在分类的基础上进行统一的编码。

护理专业信息的分类是在护理学科理论的指导下,采用分类学原则和方法对护理学科知识进行属性分类,将其学术内涵升华,使其概念的描述更准确、更完整,层次的划分更清晰、更具逻辑性,使学科更具有体系化特征。

护理信息的编码就是将经过明确分类的护理信息,用计算机容易识别和处理的符号对每一类护理信息进行分类标识,建立起既符合护理管理学理论,又适用于护理信息处理(存储、传输和分析处理)的护理信息分类与代码体系,即"信息"的代码化。它是信息项内涵特征的一种简洁表达方法,它将为计算机护理信息管理系统提供基本元素。没有护理信息的分类与代码无法进行护理信息的计算机处理。

(三)护理信息标准化的作用和意义

1. 医院护理信息管理系统的基础　要实现护理管理的现代化,其管理方法必须高科技化。由于护理管理工作涉及的范围广,内容复杂,信息量大,动态性强,质量要求高,要对这些信息进行快速综合地分析和处理,必须依靠计算机这个高科技产品强大的信息处理功能来完成。而计算机护理信息管理系统的建立,必须基于护理学术内容的标准与规范、护理信息管理流程的标准化、护理信息管理指标体系的建立和科学的护理信息分类与编码。

2. 规范工作行为,提高工作质量　通过护理信息标准化,规范各类医疗护理名称、术语、格式及工作流程,可以提高执行力,有效避免随意行为,减少差错事故,从而提高工作质量。

3. 优化工作流程,提高工作效率　现代护理活动的趋势是技术上的规范统一和广泛协调相结合,利用护理信息标准化替代部分重复性工作,可以减轻护理工作者的工作强度;改变了信息的传递方式,提高了工作效率。

4. 完善内部机制,提高经济效益　护理信息标准化节约人力、物力,缓解护士工作压力,将时间还给护士,将护士还给病人,提高护理工作质量,提高病人满意度。

二、护理信息系统的结构与主要功能

(一)护理信息系统的结构

1. 医院信息系统的构成　护理信息系统是医院信息系统的重要组成部分,护理信息系统的运行与医疗部门,如病案统计室、医疗设备科、医疗科室、药房、医疗设备科、住院收费处等有着密切的业务联系,因此,医院护理信息管理系统的设计,应充分考虑与这些部门的数据接口关系,建立与医院信息管理一体化的网络系统。

2. 医院护理信息系统的构成　医院护理信息管理系统是应用信息管理理论和计算机程序语言所编制的一套专门处理医院护理信息的软件系统。该系统按行政和专业科别的隶属关系可划分为如下几个子系统,即护理部信息管理子系统、各科护理信息管理子系统(包括病区信息、门诊信息)、手术室信息管理子系统、供应室信息管理子系统。门诊信息根据各医院的实际可挂靠临床各科子系统下,也可集中在门诊部办公室信息子系统中管理。护理信息管理系统构成见图4-4-1。

(二)护理信息系统的主要功能

护理信息系统是医院信息系统的重要分支,利用电子计算机和网络设备为临床护理提供信息、收集、存储、提取、转换信息,满足临床工作和管理工作的需求。

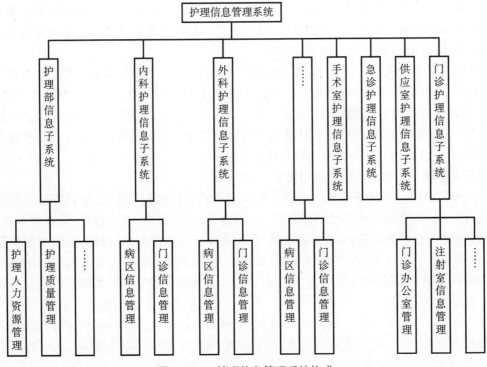

图 4-4-1 护理信息管理系统构成

1. 基本功能

（1）通过医院局域网,从医院信息系统（hospital information system, HIS）获取或查询病人的一般信息,以及既往住院或就诊信息。

（2）实现对床位的管理以及对病区一次性卫生材料消耗的管理。

（3）实现医嘱管理,包括医嘱的录入、审核、确认、打印、执行、查询。

（4）实现费用管理,包括对医嘱的后台自动计费、病人费用查询、打印费用清单和欠费催缴单。

（5）实现基本护理管理,包括护理诊断、护理记录单、护理计划、护理评估和专项评分、护理人员档案和护士排班的录入及打印。

2. 护理管理功能

（1）护理人力资源管理:包括护士资质、培训、技术档案管理、薪酬管理,职称与晋升管理,培养与继续教育管理,科室护士配置及调动管理。随着医学模式的改变、整体护理的实施,病人对护理的需求不断增加,信息使护理人数与资源配置情况更加直观。护理信息系统的应用有效地解决了传统护理人员编配方法导致的护理人力资源分配失衡,不同程度地克服"非责任制"和"超负荷工作"等不良状况,实现了对护理人力资源动态、合理的调配,有效地提高护理质量,增加护士对工作的满意度。

（2）护理质量管理:将电子计算机作为先进的管理手段广泛应用于护理质量的控制与评价,是现代护理思想、方法和手段的集中体现。护理质量管理通过电子系统可随时为管理者提供护理质量的相关信息,为管理者提供了有效的决策支持;迅速、准确地为临床护理工作者提供有效的信息反馈,使各科护士能及时了解和分析工作中存在的不足,迅速采取管理对策,减少工作失误,提高质量。

（3）护理成本管理:包括对人工成本(护士工资、奖金分配)、材料成本(卫生材料、低值易耗品)、设备成本(固定资产折旧及维修)、药品成本(消毒灭菌等)、作业成本(卫生业务、洗涤费用)、行政管理成本、教学科研成本等综合要素。随着医院管理成本化意识的不断增加,越来越多的管理者认识到护理是重要的成本中心。如何降低护理成本,实现护理资源的优化配置,成为管理者关注的课题。

（4）护理教学管理:包括知识库、题库、案例学习、教学计划、课程安排、教学设备、师资配置、教学资料、教学质量、学籍管理、进修护士管理等。

（5）护理科研管理:包括课题管理、经费管理、资料管理、成果管理等。

3. 辅助支持功能　国外已开发利用的辅助护士决策系统有:计算机辅助护理诊断和处理系统(computer-aided nursing diagnosis and intervention, CANDI),这是支持护士根据临床资料自动做出诊断和处理意见的系统。在线多模块专家系统(creighton on line multiple modular expert system),这是一个辅助护士做出计划和安排的系统。

国内的一些医院也尝试开发了护理信息系统的决策支持功能,建立了病人病情、护理诊断、相关因素、护理措施等字典库,设计了一些决策支持功能,使护士能利用这些字典库,在护理信息系统终端方便地通过相关选择完成护理记录,极大地减少护理书写的工作时间,提高护理记录和护理工作的质量。

4. 护理知识库和健康宣教功能　护理信息系统应具有自身的护理知识库,并提供在线查询检索,使护士能利用护理信息系统方便地获取所需要的护理知识。如果这些护理知识是结构化的,则能发挥更大的作用。

护理信息系统应具有为各种疾病提供护理知识的功能,病人可以通过设在门诊大厅或病房休息室的电脑终端自由查询、获取。另外,利用护理信息系统,护士可为每一个病人制订护理计划,量身定制提供个性的"护理健康处方"。

三、护理信息管理展望

医院临床护理在护理质量、护理安全、护理效率及病人满意度方面始终围绕着"以病人为中心"的宗旨开展,依靠传统的护理工作模式,很难有所突破。现今移动护理信息系统、物联网和信息通信技术,为改善护理效果提供了先进的技术支持。

（一）移动护理信息系统的应用与展望

国内部分医院开始采用基于移动网络、移动设备和分布式软件开发的医院信息系统来提高医院的工作效率与服务质量。为了提高工作效率,让护理人员随时随地进行生命体征数据的录入、医嘱报告的查询,移动护理信息系统(mobile clinical information system, MCIS)应运而生。移动护理信息系统使用手持设备,如智能手机、平板电脑等终端,具有小巧、便于携带、操作性和实用性强等特点。移动护理系统的应用保证了护理安全,规范了护理行为,实现了护士床边操作。

1. 在临床护理中的应用　传统工作中,护士在执行护理工作后,回到护士办公室,凭记忆或记录的字条将病人的护理数据录入电脑,这样容易出错、费时费力。使用移动护理系统后,护士用 PDA 可实时录入护理数据,不易出错、节约时间。

传统的医疗数据查询,必须要到护士办公室才能查到。使用移动护理系统后,可以在病区的任何地方查询到,为护士了解病情提供便利。

传统工作中,护士绩效考核采用纸张登记,既浪费纸张、消耗成本,又费时费力。移动护理系统的使用,使得护士的绩效考核得以无纸化,降低了病区的运行成本。同时,也为管理者提供了准确的考核数据,为管理者的决策提供有力保证。

2. 远景与展望 将无线移动技术引入现代护理工作是对传统护理工作模式的一场变革,期待着 PDA 的使用能与床旁呼叫系统相连,护士可随时得到病人的呼叫信息,提高主动服务的意识,追求精益求精的护理品质。此外,随着智能手机的普及,无论病人还是护士,可以在手机上查到所在医院的检验报告和检查报告。让属于本人的健康信息真正为自己掌握。病人可以通过网络实现预约就诊、预约检查等。

移动护理信息系统的应用改变了原有的护理工作模式,使护理管理更加严谨、科学。通过条码的扫描核对工作,既加快了接收速度又提高了准确率,同时也避免了因字迹潦草或转抄错误导致的问题,最大限度地杜绝了差错的发生。

(二)物联网在护理领域的应用与展望

物联网(internet of things,IOT)是将各种信息传感设备(如二维码、射频识别和各类传感器等技术和设备),与互联网结合起来而形成的网络。其目的是让所有物品与网络连接起来,使得系统可以进行信息交换和通信,实现物与物、物与人之间的交互,支持智能的信息化应用,实现对物体的智能化识别、定位、跟踪、监控和管理。物联网的理念和技术渗透到现代临床护理,如移动查房、医疗器械追溯管理、智能决策支持等,并促使临床护理在管理模式、工作流程等方面的创新与发展。

1. 在临床护理中的应用

(1)护理移动查房:查房时医护人员通过具有 PDA 对住院病人条形码腕带进行扫描,即可实时读取、存储、编辑病人相关动态信息(如基本病史、诊断、过敏史、用药、生命体征、检查结果、费用、护理级别、输液巡视等)。医嘱开处时护士即可同步执行无须受时间和空间的限制,改变以往护士需要在护士站完成医嘱处理,不断往返于病房、医生站、护士站之间的状况。信息的流动替代护士的跑腿,帮助一线护士优化工作流程,减少环节,缩短反复人工核对、转录的间接护理时间,提高护理效率、服务品质和质量监管的力度。

(2)病人安全管理:物联网中射频识别在临床护理应用于病人安全管理方面有着显著的效果,能够实现国际病人安全管理目标(international patient safety goals,IPSG)提出的 6 个方面的要求:有效身份确认、有效交流、药物安全、手术精准安全、降低医院感染、防止坠床/滑倒。病人佩戴的射频识别腕带会将实时动态信息传递给物联网,在医护人员接入网络的智能设备上(如 PDA、平板电脑或者智能手机)上直接显示出其精准的行为状态、跌倒指数等信息。

(3)药品、器械和装备管理:通过 PDA 对储存药品、器械和物资基本信息的射频识别条形码标进行识别完成对其清点、查询、维护或定位追溯记录管理。当这些物品的定位、数目、有效使用期等不符合管理规定时,PDA 扫描时会准确定位、追踪并警示。在对药房进行药物的库存、保存期限管理和药品防伪识别管理时,也便于药剂师掌握药品动态信息,有利于药品的安全使用和合理制订采购计划;利用对器械、装备等的定位和追踪技术,实现可视化器械、装备管理和立即寻址,为安全管理提供保障,使医院管理部门可以全程监控。这样就可以避免因设备遗失造成财产损失和工作疏忽危及医疗、护理质量安全。

（4）精准化护理:"精准化"来源于科学管理之父泰勒的精益理念,目标是通过精确化、科学化、合理化的方法来管理。精准化护理实现的是个性化、科学精准及精益求精。临床上采用物联网技术的血糖监测和治疗管理就是一个典型案例:血糖是糖尿病诊断、治疗随访、饮食指导的重要指标。为了达到控制血糖、改善其代谢控制的目标,人们在不断探究新的血糖监测方法。传统血糖监测是通过血样测定静态、即时血糖值,无法做到实时动态监测。物联网技术发展后血糖监测则通过近红外光谱原理实现无损、连续24小时测定动态血糖值,描绘出血糖波动、漂移变化幅度的曲线图,以及异常血糖值及持续时间等,可提供研究者和病人掌握血糖连续变化与个体运动状态、情绪波动、药物干预、饮食差异等因素的相关性,以指导和制订适于病人个体情况的血糖控制方案,实现精准治疗与护理。

2. 远景与展望 物联网时代引领的"个性化服务、精准化护理"向着日趋注重个人健康,减少医院资源浪费,改善医疗环境,提升医疗护理服务质量和价值逐步发展。它给临床护理事业也带来蓬勃发展的机遇,将传统的粗放型手工方式转变为现代化集约型信息化工作方式。

随着医疗服务模式由临床治疗向疾病预防和慢性病管理的模式过渡,从病房转移到社区和家庭,服务于健康管理模式的应用将会越来越普及。物联网能有效解决准确有效地从人体物质世界获取所需生命特征信息的同时,实现远程护理和监测管理,使得用户迅速进入医疗护理环境,得到有效便捷的健康管理和救助。

（三）信息通信技术在护理领域的应用与展望

信息通信技术（information and communication technology, ICT）是指通过电信、互联网、无线电、卫星传播等信息接口,利用电话、计算机、电视、个人数字助理和其他移动设备,为病人提供非面对面的健康护理服务和健康照顾,其形式包括电话随访、远程医疗、智能手机、健康门户网站等,是护理健康照顾技术、远程通信技术和信息技术的结合与综合应用。

1. 信息通信技术在护理领域的应用

（1）健康评估:健康评估是医疗护理程序中的一个重要组成部分,尽早确认病人的健康需要就能够及时采取适当的干预措施。ICT健康评估的方式包括:远程提示（与保健专家或其他机构的联系）、远程监控、网络的自我评估、便携式移动医疗、临床监控的移动应用程序等。英国1998年就利用电话为病人提供咨询对病人进行最初的健康评估,实施三年,处理了5 180 000例健康咨询服务,大多需求为紧急救护求助,人们将其与急救服务热线混淆了。研究指出,来自经济社会地位低或老年人只有在事故和紧急服务才求助电话服务。在西班牙,会使用互联网的老年人自测健康状况显著好于那些不会使用的老年人。

（2）健康促进:包括健康教育、健康保护和预防工作,是医疗护理的重要组成部分,ICT的健康促进方式有电话、文本、电子邮件等。医疗门户网站传输个性化健康促进方案,还有通过网络广播的护理健康干预等。研究发现,将定期的健康提示作为干预措施,可促使病人开始减轻体重的健康行为。在荷兰开展了应用互联网和电子邮件对妊娠妇女的健康干预的研究,发现只能联系到8%的妊娠妇女,文化层次极大影响这些妇女参与项目的积极性。这种信息提示效果还受到文化程度的影响。美国一项研究表明,年龄能够影响人们在线寻求健康信息的行为:相对于老年人,年轻人使用网络的时间更长更加频繁。因此,有必要将老年人认识能力和网络信息检索行为纳入健康信息网站设计的考虑之中。2008年香港有关医院通过官方网络提供视频教育,结果提高了公众在线获取健康相关信息的能力。4周后进行测试,发现这些参与者基本的计算机操作能力明显增加,并能够拥有网络搜寻健康保健等相关信息的能力。

2. 远景与展望 利用信息通信技术,实现资源与信息的共享,通过网络系统传输图形、动画、文本、语音等,完成护理信息的交流,增加信息量,可为护理学科的发展提供更丰富、更可靠、更前沿的课题。除了已有的远程护理会议、视频教育、健康咨询和发布护理信息,还可以应用于特殊环境下医护人员无法或难于在现场为病人提供诊断和治疗,如战地伤员、恶性传染病人、航天航海人员、交通事故现场等,远程信息技术的发展能够真正实现护士对病人24 小时连续的、全程的、整体的护理,从而保证病人的安全。

国内外的 ICT 在护理领域已有众多的应用和对应用效果的研究,但全面推广电子医疗保健项目尚不成熟。应充分考虑服务人群的年龄、性别、经济、文化因素,提高 ICT 在临床护理中的实用性、可操作性。

(王德慧)

第五节 护理成本 – 效益管理

一、护理成本的构成和特点

(一)护理成本的概念与构成

护理成本是指在护理服务过程中活劳动和物化劳动消耗的货币价值。护理成本包括直接成本和间接成本的总和,直接护理成本包括护理人力成本、护理材料成本、护理设备成本等;间接护理成本包括管理成本、作业费用(暖气、电、房屋费用)、教学研究费用等。

(二)护理成本核算的作用

随着卫生经济学的发展,国内外学者对护理经济学的研究也不断深入,护理成本核算是护理成本管理的重要内容,对于医院的成本管理意义重大:

1. 成本核算是降低医疗护理成本的有效途径。
2. 成本核算是制定合理价格的基础。
3. 成本核算是合理配置护理人力资源的基础。
4. 护理成本核算是衡量护理服务效益的标尺。
5. 护理成本核算也是护理价值评价的基础。

(三)目前常用的护理成本核算方法

1. 项目法(fee-for-service) 项目法是以护理项目为对象,归集费用与分配费用来核算成本的方法,项目法与护理费有直接联系。

2. 床日成本核算(per day service method/per diem) 是护理费用的核算包含在平均的床日成本中,护理成本与住院时间直接相关。

3. 相对严重度测算法(relative intensity measures) 用于 ICU 病人的成本。

4. 病人分类法(patient classification systems) 是以病人分类系统为基础测算护理需求或工作量的成本核算方法。根据病人的病情程度判定护理需要,计算护理点数及护理时数,确定护理成本和收费标准。

5.（疾病）诊断相关分类法（diagnosis related groups，DRGs） 是以病种为成本计算对象，归集与分配费用，计算出每一病种所需护理照顾成本的方法。

6. 综合法 即计算机辅助法，结合病人分类系统及 DRG 分类，应用计算机技术建立相应护理需求的标准，实施护理，来决定某组病人的护理成本。

（四）项目核算方法

项目护理成本核算公式：

（1）护理人力成本（A 表示）：护理人力成本是在护理服务过程中所消耗的人力资源价值。 护理人力成本 =（月平均工资 / 月平均工时）× 每次耗用工时，其中：月平均工资 = 全年工资 /12 个月（注：全年工资包括基本工资、各项补贴、夜班费、劳保费等）；月平均工时 = 全年上班时数 /12 个月 × 工作负荷比例[注：全年上班时数 =8 小时 ×365 天 –（双休日）–（节日）；工作负荷比例：主管护师为 60%；护士及助理护士为 80%，每次耗用工时应折合成小时]。

（2）护理设备折旧（B 表示）：护理设备折旧是指在护理服务过程中所消耗的各种物品；折旧护理物品价值应在 500 元以上。护理设备折旧金额 =（月设备折旧金额 / 月使用时间）× 每次使用时间，其中：月设备折旧金额 = 取得成本 / 使用年限 /12 个月；月使用时间 = 每月工时 75%，每次使用时间应折合成小时。

（3）护理材料成本（c 表示）：护理材料成本是指在护理服务过程中直接消耗的各项材料的价值。护理材料 = 材料含税单价 × 实际消耗量

（4）作业费用（D 表示）：作业费用主要指清洗费、水电费、空调等费用，分摊比例为 15% ~25%（G 表示）。作业费用 = 护理人力 + 材料 + 设备费用 /（1–c）× G 简写：D=A+B+c/（1–c）× G

（5）行政管理费（E 表示）：行政管理费的范围包括管理、会计、人事等部门费用。按总成本的 3% ~5% 计算。行政管理费 =（护理人力 + 材料 + 设备费用 + 作业费用）×（3% ~5%）。简写：E=（A+B+c+D）×（3% ~5%）

（6）教学研究及社会服务费用（F 表示）：主要是指护理人员开展教学研究、培训等过程中的费用，按总成本的 5% 计算。教学研究 =（护理人力 + 材料 + 设备费用 + 作业费用）×5%，简写：F=（A+B+c+D）×5%。成本总计 =A+B+c+D+E+F。护理成本项目核算是从社会的角度了解提供这些服务所消耗的资源价值，有利于研究护理成本与服务量的关系。

（五）病种分类法

1.（疾病）诊断相关分类法（DRGs）内涵 DRGs 是一种综合考虑医疗资源消耗和疾病临床规律的病例组合系统，研发于美国，20 世纪 70 年代中期以后在医疗计划、医疗成本控制等方面得到广泛的应用。DRGs 支付制度是将按服务项目付费改为按病种付费，根据国际疾病分类法将住院病人按病人年龄、主次要诊断、手术、并发症或伴随病等分为若干组并制定相应的支付标准。当医院面对固定的 DRGs 价格时，如果实际服务成本超过了该病人的 DRGs 价格，医院则承担相应的经济损失；如果实际服务成本低于 DRGs 价格，两者之间的差额即成为可供医院自由支配的"利润"。对医院来讲，DRGs 建立了一种动态的价格调整机制和服务监督机制，客观上要求医院增强成本意识，加强对医疗服务成本的预测、计划、计算、控制、分析和考核，努力降低成本，从医疗服务的设计、提供等各环节，寻求最合理的流

程,高效使用医疗资源,减少人员、设备、技术的无效投入。

2. DRGs 基本分组方法

(1)首先根据主要诊断对各个病种按主要诊断分类(major diagnosis category, MDC)进行分类。

(2)按有无手术室操作分为内科组和外科组。

(3)每一内科组和外科组按有无主要并发症或合并症进行划分。

(4)按一定层级进行划分,如外科组按手术等级(主要手术、次要手术、其他手术、无关手术)、年龄、有无并发症或合并症等逐层进行分类;内科组按首要诊断的严重程度、年龄、并发症或合并症等逐层进行分类,将病例分为若干个 DRG 组。

二、护理收入的组成与特点

医改之前我国的护理收费项目与实际护理中各省市医疗服务价格规范中与护理工作相关的收费项目很少,北京、上海、深圳、江苏等经济发达的地区也不例外。仅有护理级别的收费与护理工作相关,而像静脉输液等项目虽为护士执行,但并未归为护理项目进行收费。而口腔护理、基础护理和其他护理工作项目,每一项都耗费不等的护理时间。除了直接用在病人身上的操作,有相当多辅助工作的操作项目无收费或收费甚微,如电子医嘱的处理、转科或转床、围术期/检查前后的宣教、配制消毒液消毒物品等,这些辅助工作是花费护理人员活劳动最多的项目。其次,按有关部门规定,部分护理耗材不能收费,例如护理服务中使用量较大的物品,棉棒、碘酒、酒精、消毒剂等消耗品均不能收费。此外,手术室、门诊等科室医护配合中护理成本的消耗没有明确的界定及相应的收费标准,如口腔门诊,在进行护理操作中,护士的配合是必不可少的,但是没有相应的收费标准。

医改后,以北京为例,护理项目的收费除了护理级别收费外,新增加了约50个护理项目,如口腔护理、管路护理等项目,但是有些护理项目在特定护理级别下面则不得单独收费。医疗保险政策更新后,应组织护理人员充分学习、理解政策,符合医保政策前提下,减少不必要的损失。

三、提升效益的有效途径

1. 加强全体护理成员成本管理知识的培训,强调护理成本管理的意识,从一般重视到高度重视,具体表现在"三个原则,四个增强":即坚持以"病人为中心"、医疗护理质量第一、经济效益与社会效益统一的原则,增强成本意识、节约意识、经济意识、质量意识。在科室形成人人讲成本、抓节约、反对浪费的风气,病区每个区域均有专人负责检查督促,使有限的资源得到合理的利用。强化节支意识,从我做起,从小事做起,人人参与,发扬节约"一滴水、一度电"的好传统,白天尽量使用自然光线照明,杜绝长明灯,做到人离关灯、关空调、关水龙头,限制个人使用电话时间。为控制成本,也可将科室的成本消耗与科室、个人利益直接挂钩,充分发挥护士的潜能,让节约成本成为每位工作人员的工作常规,逐渐形成制度化、科学化、规范化、程序化。

2. 对科室固定资产及护理设备进行建档保管,专人负责,定期检查,对使用后的设备及时清洁、消毒、保养,提高设备的完好率,降低维修及更新费用。购置新的护理设备时,应考虑到成本、使用频率、周期问题,进行可行性分析;将闲置的护理用品、器材及时同其他科室调换或统一调配,充分发挥应有的效率。

3. 一次性医用耗材的规范使用　对所有一次性日用耗材制定基数,尤其是贵重物品 >50 元 / 件,实行专册登记,及时记账收费。严格执行一周计划领用,量出为入,对照比较使用情况,及时领用,确保物品定位放置,定量领取,并按日期先后顺序使用,杜绝浪费。对一次性用品使用实行科室人人培训:①消耗性用品的使用指南(手套、抹手纸、病历纸张、废纸的重新利用等);②不断进行护理操作培训,提高操作的成功率(失败者不能记账,如留置针,胃管,尿管等);③制定一次性物品记账流程,从收入上做到取之合理,防止乱收或少收。严格把关,加强监督:领导监督,互相监督,培养自律。

4. 严格执行物价政策规定,定期通过计算机网络设置的各项计价项目,检查退药是否落实、核算消耗材料使用数量是否与实物吻合;并结合核查情况,对护士的工作质量进行控制,严格检查护士执行各项收费标准的准确性、合理性,做到不漏收、不多收;既要维护好病人的权益,也要确保科室的利益不受损失。严格落实一日一清单制度,加强医、护、患之间的沟通,通过实施全程和全面的监控,从根本解决科室成本核算流于形式的问题,真正保证病人明明白白消费。

5. 积极开拓护理收费新出路　我国护理费用的收入收取一直以来建立在成本分析上,传统的护理费用都被合并在病床费、治疗费之中,护理活动中有很多须投入相当的人力时间,仍然未获得合理的护理费用收益(如测生命体征等)。美国于 1992 年建立了护理干预分类系统(nursing interventional classify, NIC),具体护理干预内容共有 486 项,分为 7 大类,通过项目内容来定项目执行人及确定护理时间,从而最后制定成本价格,使护理干预分类系统作为判定护理收入的现状护理成本基础。可参考美国的护理干预项目,建立我国的护理项目分类数据库,以提供给相关管理部门。

6. 护理成本核算的系统化管理

(1)建立护理成本核算体系:将病人的评估分类、护理人员的调配排班与成本核算结合起来,对护理器材、护理费用、护理人力成本、供应物品、护理收入及综合成本进行分析管理,使护理成本核算逐渐从医疗成本中分离出来。

(2)护理成本核算构成要素:成本的构成、分类可根据不同的特点将护理项目成本的构成归纳为直接成本和间接成本。直接成本即人员的费用、材料消耗、设备折旧及维修;间接成本即业务费、管理费及教育经费。

知识拓展

单病种付费

　　单病种付费,就是对疾病的种类进行划分,国际上有统一的划分标准,根据病人的病种种类,实施不同的定价付费原则。同时,在实施单病种付费的过程中,需要对每种疾病设立临床诊疗标准和步骤,即临床路径。由于病种决定了付费的标准,所以医院会合理地进行诊疗服务,控制每一病种的医疗费用,降低不合理医疗费用的产生。整体来说,临床路径是一种服务手段,既能帮助医院管理阶层提高服务质量,同时还可以对成本进行控制。临床路径的内容是根据服务对象的实际情况而制定的具有针对性的服务项目,一般包括服务预期的效果、对服务内容的评估、对病人进行的健康教育和指导以及治疗疾病的标准诊疗程序等。临床路径相较于传统模式的优势在于,标准化的诊疗程序既能够降低病人的住院日,还能抑制不合理医疗费用的产生,同时还能达到理想的治疗效果。临床路径作为保证医疗质量,节约医疗资源的重要手段,包含了质量控制、循证医学、护理学、药学等方面的先进管理思想和方法,是一种将治疗过程标准化,并可以对医疗资源进行准确计量的临床诊疗规范。临床路径规定了疾病治疗过程中的工作程序,对每一项程序应占用的时间也有着明确规定,旨在保证医疗质量,最大限度地缩短治疗时间,合理配置医疗资源,为病人提供更高质量的医疗服务。

知识拓展

DRGs 支付制度

DRGs 支付制度是将按服务项目付费改为按病种付费,根据国际疾病分类法将住院病人按病人年龄、主次要诊断、手术、并发症或伴随病等分为若干组并制定相应的支付标准。DRGs 方法的优势:国外近 20 年的应用经验表明,与其他的付费方式相比,按 DRGs 付费是一种相对合理的医疗费用管理方法和质量评价方法,既兼顾了政府、医院、病人等多方利益,又考虑了医疗质量与费用的合理平衡。

DRGs 的优势:

(1)此方法可以有效控制医疗费用的过快上涨。由于支付标准事先确定,可以激励医院自觉控制医疗成本,降低医疗费用。这一新型付费制度能通过规范化的临床路径很好地控制医疗费用增长,但也使医院面临着更多的收益风险问题。

(2)其次,按 DRGs 支付制度的实施,还给医院管理领域带来了一场深刻的变革,促进了医院医疗质量、卫生经济、信息等方面管理学科的发展。DRGs 被引入以后,其应用领域拓展到医疗费用预算和医疗服务绩效评价。DRGs 良好的同质性保证了不同医院之间能够进行绩效比较,由于不同医院在规模、技术特长、收治病例等方面存在差异,临床服务绩效在医院之间的横向比较相当困难。单单运用没有经过标准化的指标进行评价,其结果缺乏说服力。究其原因,在于没有把病例的严重度、临床治疗难度和风险考虑在内,而事实上,这些因素恰恰是体现医院医疗服务能力的重要指标。由于 DRGs 的分组过程充分考虑到不同病例临床过程的差异,同时也考虑不同病例治疗过程中资源消耗的差异,因此可以认为,同一个 DRGs 分组内的同病种病例具有同质性,这便解决了病例"标准化"的问题。利用 DRGs 进行调整,可以保证评价对象之间的可比性,因此,评价的结果更为可信。

(齐晓玖)

第六节　领　导

一、领导相关概念

（一）领导

1. 领导的概念　是指引和影响个人和组织，在一定条件下实现某种目标的行动过程。领导是一个行为过程，管理心理学认为，领导是一门科学，是探索领导者、被领导者、环境三要素相互作用的科学。

不同学者对领导有不同的理解，然而领导具有以下四个共同点：

（1）领导是一种群体和社会现象，如果没有被领导者就谈不上领导者。

（2）领导总是包含人与人之间影响和说服的过程，领导者推动他人采取行动，迈向目标。

（3）领导者以目标和行为作为导向，并在群体和组织中发挥着积极的作用，领导者将运用影响力并通过一系列行动计划指导他人（团队中）完成目标。

（4）领导存在的前提是群体内存在某种等级形式，领导者处于组织内部等级的顶层。

2. 领导有效性的判定　对领导有效性的判定，是对结果的关注。通常人们通过评价领导者所取得的成就来判断他们的有效性，比较全面地评价领导有效性的方法是评判领导团队是否同时能满足成功地保持组织内部的稳定和外部适应性，以及是否实现组织目标。当下属能完成目标，能够较好地合作、运行正常，并能应对外界变化时，这样的领导就是有效的。领导有效性包括三个因素：

（1）目标成就：可包括实现财务目标，提供高质量的产品和服务，满足客户需求。

（2）高效的内部流程：包括内部团结、较高的员工满意度以及有效的组织运营。

（3）外部的适应性：主要是指团队可以适应变革和演化的能力。

（二）领导者

1. 领导者的概念　领导者是指在一定的组织或团体中负责决策、组织、指挥、协调和监督的人员，是组织成员中的率领者、引导者，在领导系统中具有核心的地位。根据领导者所从事的工作和领导者本身的不同性质、特点，领导者可以划分为多种类型，包括个人领导者和群体领导者，正式领导者和非正式领导者等。

2. 管理与管理者　管理是指通过信息获取、决策、计划、组织、领导、控制和创新等职能的发挥来分配、协调包括人力资源在内的一切可以调用的资源，以实现单独的个人无法完成的目标。管理的职能在于计划、组织、领导和控制，领导是管理的一个职能（领导职能），但管理的其他职能不属于领导。管理者是指在组织中从事管理活动、担负管理职能的人。

3. 领导者与管理者　领导者与管理者都是在组织中拥有权力的个体，在组织中处在重要位置，工作的最终目标都是为了组织发展。但领导者与管理者又存在一定区别，详见表4-6-1。

表 4-6-1　领导者与管理者的区别

项目	领导者	管理者
含义不同	率领并引导某个组织朝一定方向前进,更加关注未来	负责并促使某项工作顺利进行,更加关注现状
对象	领导活动或过程中的被领导者,对象是人	管理活动或过程中被管理的一方,可以是人也可以是一系列资源系统
工作重点	着重分析研究和解决本部门与外界相关的重大、长期和广泛的问题	注重于解决部门内的一些非重大、短期、策略性和技术性的具体问题
作用方式	领导与职权的取得没有必然联系,通过感召型权威和非强制性影响力作用于组织成员	管理的实施与职权不可分割,通过法理型权威和强制性影响力作用于组织成员
作用范围	非正式组织	正式组织
能力习得途径	领导不仅是一门科学更是一门艺术,领导艺术的发挥一方面在于领导者对领导理论与方法是否能灵活运用,另一方面在于领导者个人的修养、人生感悟	管理学是一门社会科学,管理能力可以通过正规的教育途径习得
效果的评估不同	评价和分析组织内成员之间	评估组织以有效益和高效率的方式使用资源实现组织目标的程度

（三）领导力

1. 领导力的定义　关于领导力,有许多学者对其定义。Mullins 定义领导力是一个人通过影响他人的行为来完成一项工作的能力; Davidson 等认为领导力是一个复杂的过程,包括目标设定、激励和支持别人共同努力完成目标; 著名的管理学家 Drucker 认为领导力是把握组织的使命及动员人们围绕这一使命奋斗的能力。总之,领导力强调的是激励和影响他人的能力,是人们做好每一件事的核心。

当代领导理论和实践的前提是领导力是可以学习的,领导者不是与生俱来的,他们是锻造出来的。领导学领域的学者认为领导者能够改善和开发他们的领导技能。组织面对多变的环境和灵活性的需求要求领导力开发,同时更重要的是要求拓展领导能力和技能。对于领导力的开发,与其说是成本,不如说是对未来的投资。领导应具有能力、才智和技能,同时也关注技术技能、人际交往能力和概念技能。

2. 护士的领导力

（1）护理领导力的内涵:在研究者眼中,护理领导力是一种影响力,能激励引导病人或其家人、服务环境中的其他人（下级、同事和其他医务工作者）及组织,采取一定的措施和行为,共同促进病人维持健康、恢复健康。

英美等国家通过研究发现护理领导力在护理服务过程和护士自身发展中起到非常重要的作用,在提升护理服务质量和提供优质护理服务过程中,护士的领导力起到关键性的作用。Jacinthe Pepin 总结了 Goudreau 等人关于临床护士领导力的观点,认为护理领导力是一种护士所必须具备的专业能力,通过护士对他人的影响力从而提升护理质量。Patrick 等把临床护理领导力定义为"护士为病人提供指导和支持的行为",他认为护士是临床领导者,她们可以影响并协调病人、病人家属以及健康照顾小组的同事共同给病人提供更优质的护理以达到良好的护理结局。

（2）全球护理领导力变革：进入 21 世纪,护士作为床边领导者（bedside leader）,对医疗卫生保健体系发挥着更重要的作用,许多国家把积极促进护士领导力发展作为促进病人安全管理和保证护理服务质量的关键。2008 年,WHO 提出领导力是促进卫生服务的关键因素,并且高度重视护士领导力的发展,国际护士协会（International Council of Nurses,ICN）把领导力作为护士的核心能力之一,美国护士资格审查中心认为领导力是护士的五大必备能力之一。爱尔兰国家护理委员会、爱尔兰健康部和儿童部分别于 1998 年、2001 年,提出在护理服务中发展和培养护士领导力,并推出一系列的领导力培训方案,来促进护理行业的发展。在战略目标和政策制定方面,爱尔兰国家护理和助产职业发展委员会已经协助培养了 2000 多名专科临床护士和助产士、113 名高级护理和助产全科护士,对这些护理专家角色期待的四种核心功能之一就是专业性的领导力。英国国家医疗服务体系（National Health Service,NHS）把领导力作为确保高质量护理的重要组成部分,2007 年,英国健康部执行官员在医疗转型方案中,强调对病人的服务必须以临床领导和小组服务为基础,并建立完整的领导策略来帮助临床护士提升领导力,并于 2009 年开始重点通过鼓励、支持和带教来发展护士的领导力。

3. 护理领导力的构成　关于护理领导力的构成,很多学者进行了研究,目前尚未形成定论。Contino 描述了护理领导力包括：组织管理能力、沟通能力、数据操作分析和计划组织能力以及创新能力。Patrickd 等指出护理领导力包括有效的沟通能力、临床专业知识、协调能力、合作能力和人际交往能力。Grossman 和 Valiga 通过研究认为与护理领导力相关的能力有创新能力、良好的适应性、灵活性、勇于冒险、有远见、冲突管理能力、授权。2014 年美国磁性大会主题发言中,Jean Watson 提出新形势下的领导力由人文关怀、同情心和爱等核心价值观所指引,新的领导力构成要素包括批判、关爱、创造和改革。

4. 提升护理领导力的意义

（1）对病人：可以保障病人安全,提高病人的护理质量,改善病人的结局,从而提高病人的满意度。

（2）对护理管理者：护士领导力的提升可以增强护士对自身的认同感,对组织环境的认同感,减少员工的离职率,保留住优秀人才。

（3）对护士：护士领导力的提升,可以使护士更好地应对工作中出现的各种困难和挑战,同时减少了护士对医生的依赖,提高了临床决策的主动性,提升了护士的地位。

二、领导理论

领导理论的研究成果可分为三个方面,即领导特质理论、领导行为理论和领导权变理论。

（一）领导特质理论

早期的领导理论研究都着重在找出杰出领导者所具有的某些共同的特性或品质上,称为特性论（或品质论）。19 世纪末至 20 世纪 40 年代中期,研究者认为人的个性和行为是天生的,因此领导者天生就是具有某些特殊才能。不管发生什么情况,这些特定的领袖才能和特质都意味着他们成为领导者是必然的。领导特质的研究假设是,如果领导者确实有不同于下属的特殊个人特质,那么这些政治领袖、工商界领导和宗教领袖应该拥有这些特质。

然而通过 40 年的研究,"领导者是天生的"这一论断并未得到证实,领导并不能仅仅通过一两个特质来进行说明。20 世纪 30 年代到 40 年代早期,因为这种论据不充分甚至得出矛盾的结论,大多数研究人员的共同观点是:虽然特质是决定领导能力和有效性的一个因素,但它的影响是最小的。而且领导应该被看作是一种不能脱离于外部环境来研究的群体现象。由于领导特性理论忽视下属的需要、没有指明各种特性之间的相对重要性、缺乏对因与果的区分、忽视了情境因素,导致它在解释领导行为方面的不成功。

（二）领导行为理论

领导行为理论的研究萌芽于 20 世纪 40 年代,由于特质研究并没有产生预期的结论,同时也因为第二次世界大战出现了对领导识别和训练的要求,管理心理学家在调查研究中发现了领导者在领导过程中的领导行为与领导效率之间有密切的关系,基于此,为了寻求最佳的领导行为,许多机构对此开展了大量的研究。行为理论强调一个有效的领导者应该具备哪些行为,而非判断谁应该是一位有效的领导。勒温和他的助手最初关于民主、专制和放任的著作奠定了领导行为理论的基础。美国俄亥俄州的领导行为研究最为著名。该研究列出了约 2000 种领导行为,然后逐渐缩减变量,得出了几个关于领导行为的主要变量。在这些变量之中,人们发现与工作相关、与人际关系相关的领导行为是最为关键的领导行为。领导行为描述问卷调查表至今仍在应用。

领导行为研究明确了一系列行为,但仍没有明确哪一类行为是最有效的。领导行为研究方法只注重行为而没有考虑环境因素。因而仅仅为高度负责的领导过程提供了一个简单视角,并不能完全解释领导现象。这些理论在确定领导行为类型与群体工作绩效之间的一致性关系上取得了有限的成功,主要的原因是缺乏对影响成功与失败的情境因素的考虑。

（三）领导权变理论

20 世纪 60 年代早期至今许多研究人员都呼吁,应该用全面的方法来理解领导,进而出现了权变理论学者们,他们提出任务、工作团队类型等情境因素对领导是有影响的。费累德·费德勒率先提出了他的领导权变模型,其他学者也摒弃了仅仅依赖领导者的简单模型,转而选择了更为复杂的权变观点。权变理论的前提是领导者的个性、行为方式以及行为的有效性高度依赖于他自己所处的情境。

领导行为与领导的有效性之间的关系显然依赖于任务结构、领导成员关系、领导权威、下属的主导性需求等情境因素,领导权变理论弥补了这一缺陷,提出领导的有效性依赖于情境因素,并且情境因素可以被分离出来,它的研究成果包括菲德勒权变模型、情境领导理论、路径目标理论和领导者参与模型。但由于实践者很难确定领导成员关系、任务结构等权变变量,领导权变理论相对于实践者显得过于复杂和困难,使它的应用具有一定的局限性。1978 年,詹姆斯·麦格雷戈·伯恩斯（Burns）在对政治型领导人进行定性分类研究的基础上,提出领导过程应包含交易型和变革型两种领导行为,这一分类为领导行为的研究开辟了新的思路;1985 年,Bass 正式提出了交换型领导行为理论和变革型领导行为理论,它比以往理论采取更为实际的观点,是以一个"走在大街上的"普通人的眼光看待领导行为,具有实际的应用价值,在实践中得到了广泛应用。

权变理论强调了领导者风格和不同情境要求之间的关系。权变理论将重点转移到了领导情境上,特别是领导者与工作情境之间的关联。权变理论有预见性,因此提供了关于特定情境下可能有效的领导模式的有用信息。根据"最难共事者"(LPC)测验提供的数据和三个情境变量的描述(即领导者—下属关系,任务结构和职位权力),我们可以判断某个人在特定的情境下成功的概率。这使得权变理论具备了其他领导力理论所没有的预见性和判断力。

权变理论为团队提供了一些关于领导者风格的数据,它们对于更全面地描述领导方式比较有用。LPC测验得分和人力资源计划中的另一些评估结合,可以构成员工个人资料,这些资料可用于决定员工在哪个岗位上工作才能最好地为公司服务。权变理论被一些研究者誉为未来管理的方向。它整合了管理学科某些方面的基本认识和方法,建立了多变量和动态化的新管理规定,它提倡实事求是、具体情况具体分析的精神,注重管理活动中各项因素的相互作用。

三、激励的艺术

(一)激励的含义

激励就是采用某种有效的措施或手段调动人积极性的过程,它使人产生一种兴奋的状态并保持下去,在这种状态的支配下,员工的行为趋向组织的目标,并且行为效率得到提高,最终高效地完成组织的目标。

(二)激励的基本原理

1. 行为与动机 人的行为都是由人的动机支配的,动机是人行为的直接动力,行为是动机的外在表现。动机是人的一种精神状态,它对人的行为起激发、推动、加强的作用,可以说是直接决定着人的行为方向,是人的行为发动的直接原因。动机的起源是需要,需要是指内、外部客观的刺激作用于人的大脑引起的个体缺乏某种东西的状态。这里的刺激既包括个体本身的、内部的,也包括个体外部的。人类的各种行为都是出于对某种需要的满足。未满足的需要是激励的起点,从而导致某种行为。但需要并不是行为的直接决定因素,需要只有转化为动机才能决定人的行为。

需要向动机的转化是要有条件的:一是需要达到一定的程度,足以产生满足需要的愿望;二是确定目标,在需要达到一定程度,并对其产生满足愿望的基础上,而后确定行为的目标时,动机就会产生了。

2. 激励的本质 激励的实质就是根据员工的需要设置某些目标,并通过一定的措施激发员工和组织目标一致的强势动机,并按组织所需的方式引导员工行为的过程。激励的实质主要强调以下几个方面:

(1)激励是一个满足员工需要的过程。

(2)激励是激发员工动机,调动员工积极性的过程。

(3)激励是引导员工的行为指向组织目标,并且和组织目标保持一致的过程。

(4)激励是减少员工挫折行为,增加建设行为的过程。

（三）具有代表性的激励理论

按照研究层面的不同，激励理论可以分为三种类型：内容型激励理论、过程型激励理论和综合型激励理论。

1. 内容型激励理论　内容型激励理论，主旨是确定有哪些因素能够促使员工努力工作，并根据这些因素，设计并实施相应的措施和手段，从而达到激励的目的。

（1）需要层次论：需要层次理论是由美国著名的心理学家亚伯拉罕·马斯洛教授在1943年出版的《人类的动机理论》一书中提出的，这一理论的基本内容包括：

1）人有多种需要，共分为五个层次

生理需要：生理需要是人的最基本的需要，在各层次需要中居于基础地位，是维持生命所必需的。包括人们的衣、食、住、行。该需要得不到满足，也就谈不上其他的需要。只有生理需要得到满足了，人们才会关注更高层次的需要。

安全需要：保护自己免受生理和心理伤害的需要。

社交需要：也称归属需要，人是社会动物，是社会关系的总和。任何人都不可能孤立地生存和工作，总希望与别人交往，在交往中受到关注、接纳、关心、友爱等，要求在感情上有所归属。

尊重需要：人们并不仅仅满足于作为组织的一员，总是希望自己的重要性得到认可，希望自己的成就、人品、才能等得到较高的评价；希望自己拥有一定的声望，有一定的影响力。内部尊重因素，如：自尊、自立和成就；外部尊重因素，如地位、认可和关注。

自我实现需要：这是最高层次的需要，在上述需要满足后，这个需要就突显了。自我实现的需要就是一种追求个人能力极限的内驱力，包括成长、发挥自己的潜能和自我实现。

2）马斯洛认为人的行为产生的原因是未满足的需要的存在。这五个需要是有层次之分的，分为较低层次需要（生理需要、安全需要）和较高层次需要（社交需要、尊重需要和自我实现需要）。人在不同的时期其需要是不同的，在同一时期也有不同的需要，在各种需要中，只有占主导地位的需要才能支配人的行为。

（2）双因素理论：双因素理论是由美国心理学家弗雷德克斯·赫兹伯格提出的，该理论也称为激励－保健理论。

1）环境因素：环境因素也称为保健因素，主要包括除工作本身之外的外界环境因素，如公司政策、人际关系、监督、工作环境、薪金、地位等；他认为这些工作环境和工作条件不具备时，会使员工感到不满意，从而降低员工的工作积极性和热情。如果具备这些条件，就不会降低其工作热情，就能够维持员工已有的现状，但不会因此提高其积极性。

2）激励因素：激励因素主要是工作本身的因素，包括工作本身的挑战性、工作成就的认可、工作责任、晋升等。他认为这些工作本身因素的改善，能够激发和调动员工的积极性和热情，从而会经常性地提高员工的工作效率。如果这些因素没有处理好，也能引起员工的不满，但影响不是很大。

（3）ERG理论：ERG理论是由耶鲁大学的阿尔德佛提出的。该理论某种程度上是对马斯洛的需要层次理论和赫茨伯格的双因素理论的一种延伸和扩展，但是他对于人类需要的研究成果与实际情况更为接近。他把人的需要归结为三种：生存（existence）的需要、相互关系（relatedness）的需要和成长（growth）的需要。所以该理论被称为ERG理论。

1）生存的需要即是人们的物质生存需要,相当于马斯洛的生理需要和安全需要,属于低层次需要。

2）相互关系的需要相当于马斯洛的社会交往的需要和尊重需要的外在部分。

3）成长需要相当于马斯洛尊重需要的内在部分和自我实现需要。

ERG 理论也认为人的需要具有层次性和发展性,生存、相互关系、成长需要是逐层发展的,低层次的需要得到较好的满足,个体便会增强对较高层次的需要。但 ERG 理论同时强调了人在同一时刻可能存在多种需要,如果高层次的需要的满足受挫,那么人就会转而向下,其低层次的需要就会变得更强烈。

ERG 理论还倡导是一种"受挫－回归"的维度。马斯洛认为,如果一个人在某层次的需要未得到满足,那么他的需要就会待在这个层次上,直到满足为止。ERG 理论认为,一个人高层次的需要得不到满足时,其低层次的需要的强度就会增加。

2. 过程型激励理论 过程型激励理论关注的是动机的产生以及从动机产生到采取具体行为的心理过程,试图揭示出用于解释激励行为的普遍的过程。由于这类理论研究的重心是激励过程而非激励的具体内容,所以其适用性更广泛。

（1）公平理论:公平理论是美国心理学家亚当斯于 1963 年提出的,也称社会比较理论。该理论主要讨论报酬的公平性对人的工作积极性的影响,即人除了关注自己报酬的绝对量外,还关注与相关的他人的报酬相比较的相对量。该处的比较有横向比较和纵向比较之分。横向比较:将自己与别人相比较来判断自己所获报酬的公平性。纵向比较:将自己当前的报酬与过去的报酬相比较。在感觉到不公平存在的情况下,个人主体就会采取措施。在第一种不公平下,他可能要求,一是增加自己的报酬绝对量或者减少自己的投入量;二是减少他人的报酬绝对量或者增加他人的投入量。在第二种不公平下,他可能自己主动多做些工作(但时间一长就不太可能了),但不会主动要求减少自己的报酬。

（2）期望理论:弗鲁姆,美国心理学家,于 1964 年提出该理论。人们在采取一定的行为之前,总是要对自己行为所指向的目标的价值及成功的概率进行一番估计。当他认为行为指向的目的物正是自己所期望的,对自己的价值较大时,其行动的激发力量就会增大;反之,则减小。同时,当他估计到自己的行为成功的可能性较大时,其激发力量也会增大;反之,如果成功的概率微乎其微或者根本不可能,那么他的激发力量也就微乎其微或者为零。

（3）强化理论:强化理论是美国心理学家斯金纳于 20 世纪 70 年代提出的。主要研究人的行为与外部因素之间的关系,是以学习的强化原则为基础的关于理解和修正人的行为的一种学说。人们为了实现自己的目标,就必须采取一定的行为。行为产生结果,结果作用于环境,环境对结果做出评价,该评价对人的以后的行为产生影响,好的评价会加强该行为,使其重复出现;不好的评价或者不进行评价,则该行为将会减弱甚至消失。环境所起的就是强化的作用。

强化方式改造行为,一般有 4 种基本方式。

1）正强化:对于积极的、符合组织目标的行为进行奖赏,如奖金、表扬、提升、改善工作关系等。受到正强化的行为得到加强,就会重复出现,从而有利于组织目标的实现。

2）负强化:对于那些消极的、与组织目标偏离或者背道而驰的行为进行惩罚,如克扣奖金、批评、降级等。消极的行为得到负强化,就会减弱或消失。

3）自然消退：指对某种行为不予回应，以表示对该种行为的轻视或某种程度的否定，从而减少这种行为。比如：有经验的教师往往对上课扮鬼脸的淘气的学生佯装未见，使其自讨没趣而自行收敛。

4）惩罚：用批评、降职、罚款等带有强制性、威胁性的结果，创造一种令人不快甚至痛苦的环境，以表示对某些不符合要求行为的否定，从而消除这些行为重复发生的可能性。

基本强化方式中，正强化是影响行为的最有利手段，能够增强或增加有效的工作行为。自然消退仅使员工知道不应该做什么，而不能使其知晓应该做什么。

3. 目标设置理论　洛克于20世纪60年代提出该理论。管理实践表明目标对人的行为具有导向作用，目标为员工的行为指明了方向，告诉他们应该做什么以及需要付出多大的努力才能达到目标。在管理中，目标的价值是有目共睹的。目标的明确与否，对员工行为的激发力量的大小是不同的。在明确目标的指引下，通常来说员工的行为是高效率的，而模糊的目标则会导致员工行为的盲目性，从而效率低下。另一方面，有一定难度的目标总是比容易的目标更能激发员工付出更大的努力，效率也更高。

实践还证明，对于参与制定的目标，员工的努力程度总是比对上级指定的目标所付出的努力大，也更容易为员工所接受。所以，困难的目标，应该积极地吸引员工参与其中。在实现目标的过程中，反馈与否，对员工的效率有很大的影响。反馈可以告诉员工已经取得的成就与所要达到的目标之间的差距，从而促使他们及时地完善策略，提高效率。自我效能感也会对人的行为产生影响，自我效能感是指个人对自己胜任工作的信心。自我效能感越高，其行为效率越高，实现目标的可能性越大；反之，则可能性越小。对于不同的反馈，具有不同效能感的人，其反应也是不同的。

4. 综合型激励理论　波特和劳勒于1968年提出了新的综合型激励模式，将行为主义的外在激励和认知派的内在激励综合起来。在这个模式中含有努力、绩效、个体品质和能力、个体知觉、内部激励、外部激励和满足等变量。

在这个模式中，波特与劳勒把激励过程看成外部刺激、个体内部条件、行为表现、行为结果相互作用的统一过程。一般人都认为，有了满足才有绩效。而他们则强调，先有绩效才能获得满足，奖励是以绩效为前提的，人们对绩效与奖励的满足程度反过来又影响以后的激励价值。人们对某一作业的努力程度，是由完成该作业时所获得的激励价值和个人感到做出努力后可能获得奖励的期望概率所决定的。很显然，对个体的激励价值愈高，其期望概率愈高，则他完成作业的努力程度也愈大。同时，人们活动的结果既依赖于个人的努力程度，也依赖于个体的品质、能力以及个体对自己工作作用的知觉。

（四）激励在管理中的应用

1. 激励的结果不能事先感知。激励是以人的心理作为激励的出发点，激励的过程是人的心理活动的过程，而人的心理活动不可能凭直观感知，只能通过其导致的行为表现来感知。

2. 激励产生的动机行为是动态变化的。从认识的角度来看，激励产生的动机行为不是固定不变的，受多种主客观因素的制约，不同的条件下，其表现不同。因此，必须以动态的观点认识这一问题。

3. 激励手段是因人设置的。从激励的对象来看，由于激励的对象是有差异的，所以人的需要也千差万别，从而决定了不同的人对激励的满足程度和心理承受能力也各不相同。

要求对不同的人采取不同的激励手段。

4. 激励的作用是有限度的。从激励的程度上看,激励不能超过人的生理和能力的限度,应该讲究适度的原则。激励的目的是使人的潜力得到最大限度的发挥。但是,人的潜力不是无限的,受到生理因素和自身条件的限制,所以,不同的人发挥的能力是不同的。

（齐晓玖）

第五章 护理教学

学 习 目 标

完成本章内容学习后,学生将能:

1. 列出三个领域教学目标的层次内容、教学评价的分类、培养评判性思维的方法。

2. 复述教学组织形式的分类、护理领域中评判性思维的定义。

3. 陈述护理教学方法的分类、基本方法及运用的基本要求、学生学业和临床能力评价的方法以及课堂教学评价的途径。

4. 选择并运用合适的教学方法进行护理教学。

第一节 护理教学目标

教学目标(objective of teaching)是指教学中师生预测达到的学习结果和标准,是教学活动的起点和归宿,目标的编写直接反映出教师对教材的理解、对学生情况的判断以及对教学过程的构思。

教学目标以一定的课程内容为媒介,它的确定与课程内容的选择和组织紧密联系,并和具体的教学内容一起呈现给教师和学生。理想的教学目标应该是教授目标和学生目标的统一体。教学目标的确定可保证教学活动按计划向预期目的进行,也是组织教学内容,是确定教学方法的前提和依据,又是评价教育结果的标准。

一、教学目标分类理论

教学目标分类法中,影响最大的是布鲁姆(Bloom BS)的教学目标分类理论(taxonomy of education objectives)。根据此理论,教学目标分为:认知领域、情感领域和动作技能领域。

(一)认知领域

认知领域(cognitive)涉及一些心理及智力方面的能力和运算,分为六个层次见图5-1-1。

1. 知识 指回忆所学的事实资料。

2. 理解 指领悟学习材料,用自己的话解释所学,并做总结和归纳。

3. 应用 指运用所学的知识有效地解决问题。

4. 分析 指将所学整体材料分解成部分,说出各部分之间的联系,并对其中独特的部分进行研究。

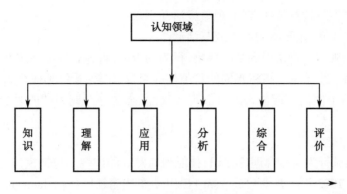

图 5-1-1 认知领域的六个层次

5. 综合 指根据所学知识,针对个别情境的需要,想出独特的解决方法。

6. 评价 指根据知识材料提出意见、判断。

其中知识在认知领域处在低级的水平,评价为高级水平。不同水平的目标反映了对学生的不同要求,常用的动词见表 5-1-1。

表 5-1-1 认知领域教学目标的常用动词

目标层次	常用动词
知识	定义、描述、复述、列出、背诵等
理解	解释、区分、总结、举例等
应用	演示、操作、使用、运用、应用、计算、修改等
分析	分析、指出、识别、区分、选择、分类等
综合	设计、制定、综合、发展等
评价	评价、评判、断定等

（二）情感领域

情感领域(affective domain)的教学目标以克拉斯沃尔(Krathwohl)为代表,于1964年首次提出,分为五个层次,见图5-1-2。

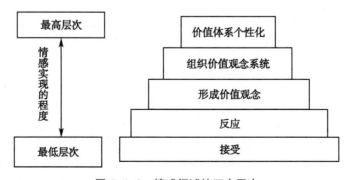

图 5-1-2 情感领域的五个层次

1. 接受　指愿意注意某件事物、现象或活动。

2. 反应　指主动、乐于参与某事或某活动。

3. 形成价值观念　指认识到某一事物、行为的价值,行为表现出坚定性。

4. 组织价值观念系统　指将不同的价值标准组合、比较,最终形成个人价值观体系。

5. 价值体系个性化　指个人的价值观、信念及态度等形成和谐的系统,内化为个人性格的一部分。

（三）动作技能领域

动作技能领域行为是综合理论知识、技能精通熟练的体现。包括模仿、操作、精确、协调和适应性熟练。1972年辛普森（Simpson）提出动作技能领域（psychomotor domain）教学目标分七个层次:

1. 知觉　指运用感官能够领会操作信息、指导动作。

2. 定势　指为适应某种动作技能的学习而做好准备。

3. 指导下的反应　指能在教师指导下完成相关的动作行为。

4. 机械动作　指学习者能按一定的程序步骤完成动作操作,无须他人指导。

5. 复杂的外显反应　指能熟练地完成全套动作技能。

6. 适应　指技能达到高度发展水平,具有应变性,以适应具体环境、条件及要求等方面的变化。

7. 创新　指以现有的动作模式,创造新的动作模式以满足具体环境、条件等的需求。

二、教学目标的种类及局限性

（一）教学目标的种类

教学目标可分为三种:课程目标、课堂教学目标和教育成才目标。

1. 课程目标　教学科目（学科）是教学内容的基本门类。所谓课程目标,实际上就是在教育部各个学科的《课程标准》里,要求每个参与基础教育教学工作者在教学的过程中要认真关注的内容。

2. 课堂教学目标　课堂教学目标是课程教学目标的细化与具体实施。该目标要求是具体、可执行,通过一节课的教学,学生能达到的。例如:护理基本知识的掌握、护理操作能力训练过程的方法等。

3. 教育成才目标　教书育人是教师的天职,也是教师的基本使命和主要工作。教育成才目标是需要长期坚持和努力才能达到的,因此这部分教学目标是属于隐含的教学目标,并不是某一节课可以达成的,如:学生对自主学习能力的培养对于学生终身学习非常重要,这是教学目标中非常重要且必不可少的一部分,但并不是某一节课可以达成的。这也是教学的最终目标。

（二）教学目标的局限性

1. 具有一定的适用范围　并不是所有学习结果或能力都可以通过行为清楚客观地表现出来。

2. 影响教学的整体构思　教学目标按行为结果分类,层次多、分类细,会导致教师过分注意易于说明的低水平目标,而忽视较难目标的严谨表达,使目标间内在联系难以充分表现。

3. 单方面强调教学目标,可能导致僵化、机械的教学模式。

三、护理教学目标的编制技术

（一）基本要求

1. 必须与培养目标相结合。

2. 必须与非教学目标相结合。

3. 必须包含本学科课程全部重要成果。

4. 必须有可行性。

5. 必须有可测性。

（二）护理教学目标编制的标准与步骤

1. 确定教学目标等级层次　识记、理解、运用。

（1）识记:要求的是记忆能力,学生要回答"是什么"的问题。

（2）理解:要求学生掌握教材的内在联系和新旧知识的联系,能回答"为什么"的问题。

（3）运用:包含直接运用和综合运用,要求学生不仅具有水平迁移的能力,而且具备不同水平上进行纵向迁移的能力。

2. 分析教材　分析材料的目的是找出学科知识点及知识点之间的相互联系,确定知识点在学科教学中占据的相对重要程度及学生的接受能力,对号列入相应的目标层次。

3. 描述教学目标　一个表述得好的教学目标应具有三个基本要素并符合三条标准:

（1）三个基本要素:指明构成目标的具体条件;规定学生实现目标的行为方式;规定学生完成任务的合格标准。

例如:学生拥有无菌观念和无菌意识。这个目标就过于大了,无具体条件,也没有体现学生的行为方式,并不符合教学目标的阐述方式。较为合理的目标设定应该是:通过本节课的学习,学生能掌握无菌的概念,能通过观察和小组讨论举例说出病房中哪些物品是无菌物品、哪些区域是无菌区域和非无菌区域,正确率达 90% 以上。

（2）三个标准:陈述的主体是学生,并不是教师做了些什么;目标的行为动词必须是可测量、可评价、明确而具体的;反映出学生习得知识的水平层次。

例如:通过学习后,学生能理解静脉输液的概念;指出静脉输液的正确操作方式和错误的操作方式;学生能采用正确的方式进行静脉输液操作（行为目标）。

（刘华平）

第二节　护理教学的组织形式

护理教学组织形式是护理教学质量的前提,在进行教学之前,先要确定好教学组织形式。同时,教学组织形式也是教学过程的重要因素,合理地选择教学组织形式有助于教学工作的顺利进行。

一、护理教学组织形式

（一）教学组织形式的概念

教学组织形式（organizational form of teaching），简称教学形式，是指为有效地完成教学任务，教学活动的诸要素（教学活动的主体、内容、技术手段、方法、情景）如何组合和表现，即如何控制教学活动的规模，安排教学活动的时间和利用教学活动的场所，是教学活动的一定结构方式。

（二）教学组织形式的分类及特点

1. 班级授课制　又称课堂教学，是将学生按照大致相同的年龄和知识程度编成有固定人数的班级，由教师根据教学计划中统一规定的课程内容和教学时数，按照学校的课程表进行分科教学的教学组织形式。其特点是：

（1）一个班级的同学的年龄和知识水平相当，人数固定，便于老师对整个班级进行同样内容的教学。

（2）班级授课制方便教师将知识分成"课"，并进行一课接着一课的教学。

（3）把每一"课"规定在固定时间内进行。课与课之间有间歇和休息。

2. 小组教学　是将2人以上的学生编成一个小组，以各小组为单位共同学习的教学组织形式。有利于学生进行合作学习，是培养健全人格，促使个体社会化的有效途径。其特点是：

（1）小组教学可增强学生学习的主动性和积极性，有利于教学的多边互助。

（2）使不愿意动脑思考的学生在小组学习中不得不思考，并提出自己的意见，使思考结果不正确的学生及时得以纠正，从而提高了学习的正确率。

（3）通过思考、讨论形式，激发了学生学习的兴趣。教学质量也会随之而提高。

3. 个别教学　可通过该种形式解决个别差异问题。在个别教学模式中，教师能根据学生的特点因材施教，使教学内容、进度较好地适应于每一个学生的接受能力。但由于一个教师所能教的学生的数量十分有限，因此易导致教学规模小、教学成本高和教学效益低。

（三）护理教学组织形式选择的依据

在选择护理教学组织形式时，要首先考虑教学的目的、任务和内容。如，教学过程中需要有学生合作完成的任务，可以安排小组教学的形式进行教学；对于一些成绩落后的同学，要采取个别教学的形式，增强其学习的自信；有时候还要考虑学校的办学硬件设施等条件。通常，护理教学组织形式的选择，主要考虑以下四个方面：

1. 依据护理教学的目的和任务。

2. 依据护理教学内容。

3. 依据学生身心发展特点。

4. 依据学校办学条件和教学设置。

二、课堂教学

（一）备课

备课是教学的初始阶段，是顺利完成教学任务的前提和基础。

1. 钻研大纲和教材

（1）钻研教学大纲：教学大纲是本课程教学内容的总体设计，教师应把熟悉大纲、执行大纲作为教学的起点和落脚点,明确本学科的教学目的、教材体系、基本内容和教学方法上的基本要求。

(2)钻研教材:教材是护理教师进行课程教学的根本依据。护理教师钻研并掌握教材,一般要经过懂、透、化三个阶段。"懂"是掌握教材的基本结构;"透"是对教材通汇贯通、运用自如;"化"是教师的思想感情要和教材的思想性、科学性溶化在一起。

(3)广泛查阅教学参考材料:在钻研教材的同时,通过收集与教学内容相关的参考资料,了解相关的新进展,以便充实、丰富教学内容。

2. 了解学生 了解学生要全面,包括学生的基础知识、学习态度和方法、理解能力、个性特点等,在全面了解学生的基础上,进行分析,概括全班学生的共性并掌握个别情况,针对性地进行分类指导和个别指导。

3. 设计教学方案

(1)学年或学期教学进度计划:内容包括本学期或学科的教学总要求,章节或课题编排及学时数和时间的具体安排,教学形式与所需教学手段的安排。

(2)课程或单位计划:内容包括课题的教学目的、课时划分及各课时类型和主要教学方法、必需的教具等。

(3)课时计划:课时计划又称教案,是备课中最深入、具体、落实的一步,包括确定具体、可行、可测的教学目标;确定教学的重点、难点和关键点;确定课程的类型和结构;选择合适的教学方法和教学媒体;设计教学的语言行为和非语言行为;设计提问、练习和课外作业;确定各个教学进程的步骤和时间分配。

(二)上课

上课是整个护理教学工作的中心环节。上课应按教案进行,但又要根据课的进展情况,灵活掌握,不为教案所束缚。

1. 课的类型和结构 根据完成的任务不同,如一节课只完成一种教学任务称单一课,如复习课、练习课、测试课、参观课等。一节课要完成两个或两个以上教学任务,称综合课。课的结构就是一节课的操作程序,基本程序即组织教学、检查复习、教新教材、巩固新教材、布置作业。

2. 上好课的基本要求 目标明确、重点突出、内容正确、方法恰当、表达清晰、组织得当、师生互动。

(三)作业的布置与批改

1. 作业的内容要符合教学大纲和教材的要求。

2. 作业的形式可设计成个人独立作业或小组作业,以充分发挥个人学习和集体学习各自的优越性。

3. 作业的分量要适当,难易要适度。

4. 作业的要求必须明确、具体。

5. 作业的检查和批改要做到及时批改、及时反馈,必要时要做集体讲评或个别指导,使教师及时了解教学的质量,使学生及时了解学习掌握情况。

(四)课外辅导

课外辅导是课堂教学的延伸和补充。是师生相互了解、交流思想情感的好机会,辅导内容不只局限于书本、学科领域,还可广泛涉及世界观、人生观等。

（五）学业成绩的测量与评定

学业成绩的测量和评定是根据一定的标准,对学生的学习效果进行价值判断。学生的学业成绩是衡量教学效果的主要标志,是学校和教师最常用的评价类型。

三、临床教学

临床教学是护理教学必须而重要的教学组织形式,是培养护理专业学生分析和解决问题能力及护理操作技能的有效途径。

（一）临床教学的概念

国外学者 Schweer 将临床教学（clinical teaching）定义为: 为学生提供把基础理论知识转移到以病人为中心的高质量护理所必需的不同的智力技能和精神运动技能的媒介。

临床护理教学则是帮助护理专业学生将课堂上所学到的专业知识和技术运用到临床护理实践中,使之获得应有的专业技能、态度和行为的教学组织形式。

（二）临床护理教学的目标

临床教学的目标也包括三个领域:知识目标、技能目标及态度目标。

1. 知识目标　知识目标包括两个方面:关于具体事实、信息知识的目标,以及关于如何将理论知识运用于实践的目标。后者包括问题解决、评判性思维和临床决策等高层次认知技能。

（1）基本理论知识。

（2）高层次认知技能:解决问题;评判性思维;临床决策。

2. 技能目标

（1）护理操作技能能按规程实施某项护理操作。

（2）护患沟通能力能在与服务对象的沟通中,展示有效的沟通技巧。

（3）组织管理能力能在指导下有效地承担某项管理者的职责。

3. 态度目标　态度目标包含了形成专业观念、价值观、人道主义和专业伦理道德,并体现在专业行为中。作为医学护理学生,必须要形成正确的专业价值观及救死扶伤的人道主义精神和专业伦理道德。

（三）临床护理教学环境

临床护理教学环境是包括临床教学的场所和人员,是影响临床教与学的各种因素。它由人文环境和自然环境两部分组成。

（四）临床护理教学的形式

临床护理教学的形式主要有两种:临床见习、临床实习。

1. 临床见习　临床见习（clinical observation）是指在讲授专业课期间,为使学生获得课堂理论与护理实践相结合的完整知识而进行的临床实践表征的一种教学形式。其包括见习前的准备和见习期间的组织这两个基本环节。

2. 临床实习　临床实习（clinical practice）,又称生产实习或毕业实习,是指全部课程教学完成后,集中时间对学生进行临床综合训练的一种教学形式。组织临床实习的主要环节包括全面认识临床实习的目的;联系安排好实习场所,建立实习基地（医院）;制订实习计划和大纲;加强临床实习的指导和组织工作。临床实习过程还包括临床实习讨论会（clinical discussion and conference）和临床查房（clinical ward round）。临床实习讨论会的形式包括实习前讨论会、实习后讨论会、专题讨论会、重要事件讨论会。临床查房的形式包括医疗查房和护理查房，通过医生查房，学生可以充分了解病人的病情，通过护理查房，可促进学生护理病人的综合能力发展。

（五）临床教学中的伦理与法律问题

临床教学是在一个复杂的社会情景汇总进行的。临床教师、学生、医护人员以及病人等具有其角色、权利和职责，但他们之间有时又是相互矛盾的。这些矛盾有可能导致伦理、法律方面的问题。应注意预防并妥善处理这些问题，以保证临床教学的安全和高质量。

1. 临床教学的伦理问题　伦理规则是护理专业的重要特征，临床教与学中所涉及的伦理问题主要有以下方面：

（1）学习者在服务场景中的问题：大部分临床教学活动都发生在有病人存在的场所，病人期望得到高质量的服务，而对提供机会给学生学习则被置于次要地位。这里涉及的伦理准则是"有益性"，即护士具有帮助病人的职责，达到有益的结果或至少不伤害病人，当学生在护理服务场所的主要目的是学习时，这项准则就有可能被违反。

（2）师生关系：包括对人的尊重、公平与公正、实习生的隐私权、合格的教学、学术不诚实行为。

2. 临床教学中的法律问题　临床老师需要有很强的法律意识，同时教育学生明确自己的合法身份，了解病人的基本权利。

（1）学生的权利：知晓实习的安排、良好的学习环境、合格的带教教师、有权询问、评价实习结果。

（2）学生的法律身份及法律责任：《中华人民共和国护士管理办法》第十九条规定：护理专业在校或毕业生进行专业实习，必须按照卫生部的有关规定在护士的指导下进行。即：在带教教师的严格指导下认真执行操作规程。对于自己实习中未曾学习过的技能或认为尚不成熟的技能，学生有权拒绝。如果学生因故导致了差错或事故，需承担部分法律责任。

（3）病人的基本权利：包括病人的知情同意权、隐私权等。

（4）潜在性的法律问题：如实习生不具备单独执行医嘱、单独书写护理记录的权利等。

（5）实习生发生护理差错事故的预防与处理：应了解常见差错的发生原因，并对带教老师和实习学生分别进行法律法规教育。带教老师应针对不同的学生采取适当的带教措施，并对实习生造成的差错予以处理。

（刘华平）

第三节　护理教学方法

教学方法是教师实现教学目标的重要手段，是教学过程中不可或缺的重要组成部分，直接影响着教学系统功能的发挥。专科护士作为某一领域内掌握充分理论知识和丰富实践经验的人员，不仅承担着专业照护病人的责任，经常也需承担一定的教学任务，掌握护理教学的基本方法可帮助专科护士更好地开展教学活动，从而帮助学生掌握知识、技能和技巧。

一、教学方法概述

教学方法是师生为完成一定的教学任务在共同活动中所采用的教学方式、途径和手段的总称。"教学",顾名思义,不仅强调教师的"教",也强调学生的"学",因此教学方法高度要求"教"法与"学"法的统一。

教学方法需因人而异、因时因地制宜,根据教学目标、教学内容、教学对象、社会背景等的不同,选用的教学方法也有所不同。即使是同一年级、同一门课程,学生从开始接触到最后学完课程,随着他们知识累积的程度不同,便需要选用不同的教学方法以达到更优的教学效果。随着科学技术的发展和知识更新速度的加快,教学方法也出现了多种辅助手段以适应时代需要,教学观念上也越来越强调学生的主观能动性和评判性思维能力,因此对教师灵活运用、切换和结合使用不同种教学方法的能力提出了更高的要求。

护理教学方法是教学方法在护理教育领域的应用,以下将对护理教学中常用的教学方法进行介绍。

二、护理教学方法的分类

依据教学活动的过程、教师指导的程度及学生在学习中独立性的程度不同等,可对教学方法进行多种分类。本节主要以学生认识活动的不同形态为分类依据,将护理教学中常用的教学方法归纳为以下几类:

（一）以语言传递为主的教学方法

以语言传递为主的教学方法是指通过教师和学生口头语言活动及学生独立阅读书面语言为主的教学方法。语言是传递和交流思想的重要工具,师生之间大量信息的传递主要靠书面语言和口头语言实现,因此教师的口头表达能力和学生的阅读书面语言能力极大地影响着教学效果。护理教学中常用的此类教学方法主要有讲授法、讨论法和谈话法。

（二）以直接知觉为主的教学方法

以直接知觉为主的教学方法主要指教师通过对实物或直观教具的演示、组织教学性参观等使学生学习知识的方法,具有形象性、真实性和具体性的特点。护理教学中常用的此类教学方法主要有演示法和参观法等。

（三）以实际训练为主的教学方法

以实际训练为主的教学方法是以形成技能、行为习惯和发展学生实际运用知识的能力为主的教学方法,强调学生在实际活动中学习知识。护理教学中常用的此类教学方法主要有实验法、练习法和实习作业法。

（四）以陶冶为主的教学方法

以陶冶为主的教学方法是指教师根据教学要求,有计划地使学生处于一种类似真实的活动情境中,利用其中的教育因素综合地对学生施加影响的一类教学方法。学生在具体、生动的情境或活动中受到熏陶和潜移默化的影响,在不知不觉中学习知识。护理学是实践性很强的应用科学,其服务对象是人,因此陶冶的教学方法在护理教学中具有较强的适用性和重要意义。护理教学中常用的此类教学方法主要有角色扮演法、情境教学法和游戏法。

不同类别教学方法的合理选用和有机结合,可促进教学活动更好地开展,提高学生学习的兴趣、信心和掌握信息的能力,从而取得良好的教学效果。

三、护理教学的基本方法

大部分教学方法在护理教学中均有应用,如讲授法、谈话法、讨论法、读书指导法、演示法、参观法、实验法、实习作业法、练习法和角色扮演法等,其中以讲授法、讨论法、演示法、参观法和实习作业法较为常用,因此以下将对这些方法进行详细介绍。

（一）讲授法

讲授法(lecture method)是指教师运用语言向学生系统、连贯地传授知识的方法,又称"口述教学法",是护理教学中最基本、运用最广泛的方法,常与其他教学方法结合使用。讲授法可分为讲述、讲解和讲演(表5-3-1),三种方法常常结合运用。

表5-3-1　讲授法的分类及使用

讲授法分类	使　　用
讲述	叙述事实、描绘所讲对象
讲解	解释、说明、论证事物原理、概念和公式等
讲演	描述事实,并且深入分析和论证事实

讲授法适用于传授现成的或是其他材料中已经被证实的知识,如生理学和解剖学知识。作为最经久不衰的教学方法,讲授法最大的优点是能用较短的时间传递较丰富的知识,尤其在学生人数多、讲授内容丰富、时间又紧的情况下,讲授法是首选的教学方法。然而,讲授法在促进学生的思维能力方面往往不如其他教学方法,且在听课过程中,学生的注意力集中时间有限,调查结果也显示,经讲授教学的知识比其他方法教学的知识更容易被遗忘。现对讲授法的主要优缺点进行总结,见表5-3-2。

表5-3-2　讲授法的优点和缺点

	内　　容
优点	1. 一个教师能同时与许多学生交流,传授效率高
	2. 信息传递密度大,学生短时间内获得较多知识
	3. 介绍新课题或课本里没有的新知识
	4. 教师对知识进行整合后系统、连贯地讲授给学生
	5. 优美生动的讲授能提高学生的主观能动性
缺点	1. 不能照顾个别学生的需要
	2. 进度不一定适合所有学生
	3. 教师存在明显偏好
	4. 学生更多处于被动接受知识的境况,不能充分发挥主观能动性
	5. 学生得到的是"第二手"资料,不利于培养其自学能力
	6. 学生的注意力在20分钟后逐渐减弱

值得注意的是,教师们往往在无形中采用了多种教学技巧充实于讲授法中,单纯的讲授已不多见,以防教学过程变得冗长、乏味。除此以外,讲授计划的制定、教师的语言表达技

巧、思维的清晰性、内容的趣味性、教师的热情和自信等,均会影响到讲授的效果。因此,运用讲授法教学时,应采取一些增进讲授效果的措施,如在讲授内容上,注重科学性和思想性,强调基础性、原则性和关键性的必要知识,突出重点、解析难点,理论与实践相互例证,并补充科研动态和前沿信息,达到启迪的效果;在讲授语言上,语速、音量、语调适中,用词清晰、简练、生动、准确,语句既要具有科学性和逻辑性,又要通俗易懂、富有感染力;在教学环境上,营造安静、清洁、明亮和师生气氛和谐的氛围;在讲授技巧上,可使用生动活泼的开场白"引人入胜",在过程中把握节奏,张弛有度,并在结束时做结束性总结,以加深学生的学习印象。

语言是讲授法的重要工具,但教师的表情、眼神和动作等非语言行为可对语言起到支持和修饰的作用,帮助教师表达出难以用语言表达的感情和态度,从而增加语言的感染力。

需要注意的是,讲授应有目的性,根据教学目标有重点地进行讲解,切忌不着边际、即兴而谈的讲授。在讲授前,教师应做好周密的计划,课前进行充分准备,熟悉讲解内容,并在授课过程中能根据学生在课堂中的反馈适当进行调整,真正做到"讲授"而非"念稿",吸引学生注意力,促进积极思考,使学生的思维活动与讲授内容交融在一起,更充分地发挥讲授法的作用。

（二）谈话法

谈话法（conversation method）是教师根据学生已有的知识和经验提出新的问题,引导学生积极思考,通过师生之间的问答,得出结论,获得知识和发展智力的教学方法,又称为问答法、提问法。《论语》其实就是孔子运用谈话法对其弟子进行传道、授业、解惑的记录。

谈话法强调激发学生的思维活动,通过教师提问的思路,使学生了解到知识的来龙去脉。在护理教学中,谈话法特别适用于临床参观、见习和实习等现场教学形式,易于使学生保持注意力和兴趣,也使教师能及时获得学生学习的反馈,从而有针对性地进行教学。但谈话法耗时较多,对教师提问能力的要求也较高,若提问不科学,易导致讨论流于形式,无法起到促进或刺激学生思考的作用。

（三）讨论法

讨论法（discussion method）是学生在教师指导下,通过集体（小组或全班）的组织形式,围绕某一主题发表看法,从而相互启发、搞清问题的一种教学方法。讨论法可用于巩固原有知识,也可用于学习新知识,尤其适合于有探讨性、争议性的问题。

学生在准备讨论题时往往无现成答案可循,这就促使他们自学教材和参考资料,并进行独立思考,对问题进行分析、归纳和表达,因此此法有利于培养学生的思维能力和语言表达能力,也有利于师生之间的思想交流和相互启发。然而讨论法耗时较多,对学生的自学能力和教师的组织能力要求较高,低能力学生易处于被动地位,教师组织不当时容易偏离教学目标。以下是可以增进讨论法教学效果的几点措施:

1. 讨论前

（1）周密计划,充分准备:教师应明确讨论活动的目标,确定讨论题目和讨论的具体要求,讨论题要具有讨论的价值,并兼顾教学内容、教学要求和学生的实际水平,契合学生的兴趣。为了使讨论更有效地进行,应预先拟定讨论提纲并提供相应的学习材料,让学生做好讨论的准备。

（2）合适的讨论小组规模:讨论组的大小显然会影响到组内成员间面对面相互交流的

概率和效果。小组规模应依据需要分组,目的在于让组内的每个人都能参与讨论,通常以5~6人最适宜,若组内人员达到或超过25人,就很难实现组内成员之间的相互交流,使教学效果打了折扣。

（3）合理分组:分组的形式很多,如随机分组、按顺序分组、按专业分组、自由组合等。一般来说,有意识的搭配分组可达到更好的教学效果,如将内向型和外向型学生进行搭配分组,可避免讨论组激烈争执或无人发言的尴尬情况出现。

2. 讨论中

（1）发挥教师的组织引导作用:教师在讨论中应努力扮演好组织协调者的角色,可采取蹲点和巡视相结合,既要深入参与讨论,认真听取和及时分析学生的发言,引导学生围绕主题,联系实际进行讨论,又要掌握各组讨论情况,鼓励学生积极发言,深入思考,展开有理有据的争论。讨论过程中应注意使每位学生都有平等发言的机会,避免仅个别活跃学生包揽全组讨论的情况出现。对于讨论活动中常出现的问题,如全组成员同时发言的混乱局面、出现个别好说的活跃学生、出现争执场面、学生不愿参与等,教师应事先有所预想并准备解决措施。

（2）讨论小组座次安排:学习环境直接影响着教学效果,愉快、舒适的环境对学习十分有益,如何安排座位与课桌也是实现物理环境舒适的重要因素之一。有人认为,小组讨论时最好的形式是学生在没有课桌的情况下坐在一起,使组内产生相互联系的气氛,然而某些情况下,学生们更倾向于有一个桌面以便书写或记录。无论是否使用课桌,一个重要的原则便是使包括教师在内的每一个组员感到舒适、便利。图5-3-1是常用的几种座次安排方式。

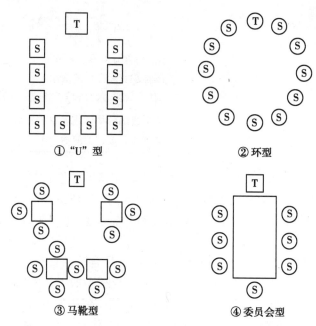

图5-3-1　讨论组座次安排示意图（T:教师　S:学生）

3. 讨论结束后

（1）总结评价:讨论完毕时,每组应推选代表向全班汇报本组的讨论情况和讨论的意见,教师应进行总结评价,归纳讨论得出的观点并对讨论结果给以重点强调,阐明正确的概念和观点,可帮助学生加深印象。需注意避免直接对学生的观点做出对或错的判断,而是运用事实材料对讨论中出现的错误观点或片面认识进行澄清,也可提出进一步讨论的问题,让学生自己继续学习和研究。

（2）整理书面材料:在讨论结束后,最好引导学生对讨论的过程、结果及感想进行及时记录、总结和反思,或是提出本次讨论的不足和下次讨论的改进建议,有助于学生及时总结知识、加深印象,同时对讨论的组织形式、讨论内容等积极谏言,在今后的讨论中发挥更多的主观能动性。

（四）读书指导法

读书指导法（reading tutoring method）是教师指导学生通过阅读教科书和参考书获取知识的方法,主要培养学生的自学能力,使学生学会读书和独立思考。但该法常常受学生以往经验、知识水平和认识方法的影响,因此个体间的学习效果差异较大。教师应帮助学生明确阅读的目的和要求,指定部分参考资料的范围,引导学生积极思考,指导其写好读书笔记,最好定期举行读书报告会或座谈会,以进一步巩固和扩大读书效果。

（五）演示法

演示法（demonstration method）是教师通过向学生展示实物、直观教具或进行示范性操作、实验等来传授知识和技能的方法。由于护理学科的实践性特点,演示法在护理教学中占据着重要分量。演示法的分类见表5-3-3,各类演示法在护理教学中均有较多应用。

表 5-3-3　演示法的分类

分类依据	分　类
根据演示教具类型不同 （4类）	实物、标本和模型演示 图片、图画和图标的演示 试验及实际操作的演示 幻灯、录像、录音和教学电影等的演示
根据教学要求 （2类）	单个或部分物体或现象的演示 事物发展过程的演示

演示法形象、具体、真实、直接,可使学生获得较丰富的感性材料,更好地将理论知识和实际事物联系起来,或是将知识与实物或想象联系起来,形成深刻的学习印象。同时,采用演示法授课时,更容易激发学生的学习兴趣和使其集中注意力,从而使对习得知识的理解更到位。

需要注意的是,教师应在演示前根据教学内容选择合适的直观教具并检查教具的功能状态。每次演示的教具不宜过多,以免学生"走马观花"。如果是实际操作,则需在演示前进行预操作。同时,应在演示前明确出观察的目的和要求,让学生带着任务去观察,以免因注意力分散到细枝末节而错过了演示的重点。演示时,注意保证全体学生都能看到演示的对象,并在演示过程中辅以讲解和提问等技巧,引导学生思考。

（六）参观法

参观法（visiting method）是教师根据教学的要求,组织学生到现场观察和接触客观事物或现象,从而获得新知识或巩固验证已学知识的教学方法。参观法是护理教学中的常用方法,如《护理学基础》《临床护理学》等课程均较为适用,可使教学与实际医疗护理实践紧密联系起来,从而帮助学生更好地领会知识、开阔眼界、接受生动的专业思想和职业道德教育。依据在教学过程中安排参观的时间不同,可将参观法分为三类,见表5-3-4。

表 5-3-4　参观法分类

参观法分类	参观时间	目　　的
预备性参观	讲授某一内容之前	为学生学习新内容提供必要的感性认识和引起学习兴趣,打下学习基础,如三甲医院的优质护理病房参观
并行性参观	讲授某一内容的进程中	使理论与实际更好地结合起来,如临床教师 PICC 换药的规范操作参观
总结性参观	讲授完某一内容之后	帮助学生巩固课堂所学知识,如膝关节置换术的围术期护理

　　参观前,教师应明确学生的参观目的和具体要求,引导学生有目的、有重点地进行观察,并强调参观纪律,以免对正常的临床工作造成阻碍和困扰。参观时,指导学生围绕主题收集参观资料并做好参观笔记。参观后,对学生的参观情况进行总结,并指导学生书写参观报告,记录所学知识及所感所想。

　　（七）实验法

　　实验法(experimental method)是学生在教师的指导下,运用一定的仪器设备进行独立作业,以获取知识、培养动手能力的一种教学方法。在护理教学中,此种方法主要集中在医学基础课的教学中,如《生物化学》《微生物学》等课程中,本书不做详细介绍。

　　（八）实习作业法

　　实习作业法(practical work method)是教师根据教学大纲要求,组织和指导学生在校内外从事实际操作活动,将书本知识应用于实践的一种教学方法,又称实践活动法。这种方法在护理专业教学中占据重要地位,我们通常所说的"教学实习"和"生产实习"便是实习作业法在护理教学领域的应用。实习作业法可最大程度地体现理论与实际相结合、教学与临床相结合的原则,对学生巩固和充实所学知识、培养从事实际工作的能力和培养救死扶伤、关爱病人的良好职业道德具有重要意义。护理学中的许多知识,往往只有在经过实习后才能更好地被学生掌握。

　　实习作业法应在教学大纲的指导下进行协调安排,取得实习病区的同意及支持。在学生正式进行实习作业前,教师应先组织学生学习和掌握相应的理论知识和实践知识,并为其制订实习计划,包括实习要求、实习分组、实习内容、时间分配、考核方式、考核内容及实习注意事项等。在学生实习过程中,教师要给予学生合适的指导和帮助,有计划地让学生接触病人和动手操作,并结合学生所分管的病例给予个别化指导。采取一对一的临床带教制可使学生较为系统地学习临床护理工作,并得到及时的反馈和个体化指导。实习结束后,应及时对学生的操作能力、实习表现、职业素养等进行考核和检查评定,可通过平时的观察、安排操作考试、评阅学生的实习作业等实现。也可开展临床实习后讨论会,给每位学生提供深刻分析其经历的机会,彼此分享经验和情感,或让学生就实习中遇到的重要事件和问题进行讨论、解释和澄清。

如果有机会,应鼓励学生在实习时积极参加临床科室的医疗和护理查房、病室报告会和病例讨论会,从而学到更多的知识。

（九）练习法

练习法（exercising method）是学生在教师的指导下完成某些动作或活动方式,以巩固知识和形成技能、技巧的教学方法。《医学统计学》中的解答问题练习、护理专业外语教学中的会话练习、《护理学基础》中的体温单绘制练习和铺床操作练习等均属于练习法的应用。

（十）角色扮演法

角色扮演法（role playing method）是教师根据一定教学要求,有计划地组织学生运用表演和想象情境,启发及引导学生共同探讨情感、态度、价值、人际关系及解决问题策略的一种教学方法。角色扮演法寓丰富的教学内容于活动情境中,使学生获得真实体验,形成正确的认识。运用角色扮演法教学时,前期需做大量准备工作,如设计情境、编写剧本、选择角色等,对教师的指导、组织、控制和总结能力要求较高。同时,此法存在传递信息不多、不快,培养动手能力不够的缺陷。

参与角色扮演的人数一般控制在 2~4 人为宜。教师根据教学内容设计情境时,应注意情境的戏剧性和真实性,并指导学生自行编写小剧本,从而激发学生的表演热情及真实体验。表演结束后,教师应对表演进行总结并启发学生思考,鼓励学生将所学知识应用于实践中。

四、现代护理教学方法

随着科技的迅猛发展及教育观念的不断更新,教育越来越重视学生的智力、创造力和自我发展能力的培养,许多教学方法由此产生,并多被护理教学采纳。这些方法主要包括以问题为基础的教学法、情境教学法、自学指导法、目标教学法、发现教学法、概念图法、行动学习法、微型教学法和计算机辅助教学法等。本节主要对以问题为基础的教学法、情境教学法和计算机辅助教学法进行介绍。

（一）以问题为基础的教学法

以问题为基础的教学法（problem-based learning, PBL）是一种以临床问题激发学生学习动机并引导学生把握学习内容的教学方法,在医学和护理教育领域得到了广泛应用。此种教学方法与传统的以教师为中心的教学方法有很大不同,它强调以学生为主体,目的是促进学生的自学动机,提高学生自己解决问题的能力,可较好地促进学生评判性思维能力的发展。同时,它也可培养和提升学生团队合作的能力、包容同伴不同见解的精神、组织利用时间的能力、获取和评价信息的能力等多方面的技能。

以问题为基础的教学法可应用于护理教学的大部分教学内容,但目前已有的报道主要集中于内外科护理学、急危重症护理、妇儿科护理学和社区护理学当中,而较少运用于基础护理学、健康评估和护理心理学课程。

运用以问题为基础的教学方法时,学生以小组为单位进行学习,每组以 8~15 人为宜,人数过多难以合理组织,人数太少则不利于小组讨论。教师需先讲授总论、基本概念及重点内容,使学生对教学内容有所了解,并根据教学大纲设计出具有一定难度、包含学习目标、有实用价值的 PBL 辅导材料供学生预习。学生需根据材料中的案例或思考题提出一系列问题

（也可由教师提出问题），分析、归纳出解答这些问题所需的相关知识，然后小组成员分工合作，通过各种途径寻找资源进行自学、分析、推理从而解决问题。随后组员之间进行内部讨论，分享和补充各自所学知识，并将讨论结果代入课堂讨论，最后教师根据学习目标对学生的学习过程和讨论进行评价及总结。

不难看出，在以问题为基础的教学中，教师不再是直接将知识"倾倒"给学生的教育者，而是学生学习的引导者、促进者和鼓励者，更多的是激发学生思考、鼓励学生自学和协助学生理清议题的作用。

虽然以问题为基础的教学方法的作用已经得到了全世界医学院校的公认和高度评价，但在我国广泛实施仍存在一些困难。首先便是师资问题。以问题为基础的教学法需要教师具有较强的基础知识和临床知识，教师经培训后才能担任小组导师工作。在能力要求上，教师需具备较高的案例问题设计能力、促进学生学习能力和对 PBL 教学法反思的能力；在知识结构上，教师应了解 PBL 教学法知识的哲学内涵，并具有多元化的知识结构。由于每个小组均需配备一名辅导教师，因此需要一支数量足够的高质量师资队伍。其次，以问题为基础的教学法较传统的教学法更耗费人力、物力和财力，学生能便利地得到学习资料是该方法实施的前提保障，参考书、电化教学设备、计算机系统、网络系统等均需资金的支持。再者，对于从小接受传统教学模式的学生来说，自学能力和推理能力可能较为薄弱，需对新的教学方法进行适应。因此，开展以问题为基础的教学时，教师需考量一下目前的教学资源及学生素质是否达到要求，以利于教学活动的顺利开展。

知识拓展

PBL 教学法的问题设计和提出

问题设计是 PBL 的核心，所有的学习活动均围绕问题的解决而展开。因此设计问题时需满足：问题与教学内容的相关性、问题的真实性及可行性。如为了使学生掌握母乳喂养的知识，在给出某相关案例时，可以提出以下问题：

1. 新生儿出生头两天，母亲初乳少，不加奶会影响新生儿发育吗？
2. 母亲保持足够乳汁的秘诀是什么？
3. 什么是早吸吮、勤吸吮、有效吸吮？
4. 如何判断孩子吃到了足够的奶？

（二）情境教学法

情境教学法（situational teaching method）是指通过设置具体生动的模拟情镜让学生参与其中，以激发学生主动学习的兴趣、帮助学生巩固知识、学习特定专业场景中所需的技能技巧的教学方法，又称模拟教学（simulated teaching method）。该方法具有情境真实性、情境可控性、学生参与性和教师指导性的特征，常用于护理专业课的临床教学及训练。

通过模拟逼真、生动的情境，激发学生的学习兴趣，提高学生参与的积极性，让他们体验专业人员（如护理人员）的角色、作用、处境和工作要点等，从而受到一定的专业素养训练。作为从书本直接到临床情境的过渡阶段，情境教学课缓解学生直接进入真实临床情境的焦虑和紧张情绪,使他们首先在模拟的情境中运用所学知识解决问题,在演练中得到训练。对于一些敏感医疗环境,如新生儿重症监护室、灾害护理或临终病人的护理,情境模拟教学法的使用可避免对病人造成不良后果或引发护患冲突。然而,学生在模拟环境中提高的能力与实际环境中所需要的能力仍然存在一定差距,同时,学生在情境模拟时容易集注意力于事件发生与发展过程的演练当中,而容易忽略对深层理论问题的思考。

情境教学的基本应用过程主要包括:设计情境教学方案,准备场景与器材,公布情境与背景资料,分配情境模拟的角色与演练任务,情境演练准备,情境演练实施,情境效果验证,教师讲评,组织撰写情境演练报告。

根据文献报道,目前情境模拟教学法已经广泛应用于内外科护理、儿科护理、母婴护理、急危重症护理、手术室护理等教学中,几乎涵盖了护理专业课的所有内容,以本科生教学为主。如某研究将情境教学法应用于本科儿科护理实训教学后,学生不仅在最终的理论成绩上有所提升,在专业知识和技能、临床决策能力、分工合作能力、交流沟通能力、专业发展和评判性思维能力上评分均超过了对照组学生。但同时,该方法也对教师的综合能力提出了更高的要求。教师除了需具备较高的专业水平、临床经验及扎实的医学基础知识外,还需具备较强的启发、组织及应变能力。

(三)计算机辅助教学

计算机辅助教学(computer assisted instruction,CAI)是以计算机为工具、以学生与计算机的交互式"人机对话"方式进行的教学。目前计算机辅助教学主要包括四种类型:多媒体教学、交互式多媒体教学、网络教学和高仿真模拟教学。

计算机辅助教学的产生于与计算机的发展和普及有关,其教学系统由计算机系统、教师、学生、教学信息或多媒体教材等基本要素组成,改变了传统"人人对话"的方式,是教学方法的一次革新。它可将抽象、枯燥的教学内容具体化、形象化,有利于激发学生学习兴趣,从而帮助学生较快地掌握相关知识。学生可根据自己的学习需求选择适合自己的教学课件和学习模式,使得个性化教学成为现实。

本节主要介绍了护理教学的常用方法。需要注意的是,护理教学方法仅是途径和手段,其最终目的是使学生掌握相应的教学内容,达到教学目标。因此,护理教师应依据教学目标和任务、教学内容、学生的特征与水平、教学条件等综合选择有效的教学方法,灵活运用,将各种方法有机结合,以取得最佳的教学效果。

(刘华平)

第四节　护理教学评价

教学评价是护理教学过程的重要组成部分,并贯穿整个教学过程的始终。教学评价在教学活动过程中起着控制和调节作用,不断地为教学活动提供反馈信息从而促进教学活动的改进。掌握教学评价的概念、内容及护理教学评价的方法,有助于教师有效地开展教学活动,提升教学质量。

一、概述

（一）评价与教育测量

评价（evaluation）是通过系统地收集资料，对评价对象的质量、水平、收益及社会意义进行价值判断的过程。在护理教育中，评价是指基于评估数据，对学生的学习和学业成绩、临床实习表现和护理专业技能以及教育项目的设计、实施与结果等做出判断的过程。

教育测量（educational measurement）是指根据教育目标的要求，按一定规则用数字对教育效果加以确定的过程。教育测量就是要确定学生各种知识能力增长的变化情况，表明其现状及差异等，并把这些结果用数字表现出来。

（二）护理教学评价

护理教学评价（nursing teaching evaluation）是以护理教学目标为依据，对教学过程和教学效果进行价值的判断，其目的是保证最大限度地实现护理教学目标，提高护理教学质量，以及对培养对象做出某种资格证明。

二、基本理论

对教育评价基本问题的不同解答，形成了不同的教育评价思想，完整的、内在一致的教育评价思想方法，构成了一定的评价理论。特定的教育评价方法是特定的教育评价思想理论系统化的集中体现。以下将重点介绍评价理论的主要观点以及常用的评价模式。

（一）评价的理论依据

1. 以系统论为核心的现代管理科学系统论的思想和方法，使现代管理组织系统化、决策科学化、方法定量化、手段现代化。评价中主要应用系统论中的整体原理、反馈原理、有序原理和动态原理。

2. 建构主义理论　建构主义是从皮亚杰、布鲁纳等人的理论基础上发展起来的认知主义理论的一个分支，是一种关于知识和学习的理论，强调学习者的主观能动性，认为学习是学习者基于原有的知识经验生成意义、建构理解的过程，而这一过程常常是在社会文化互动中完成的。建构主义提倡在教师指导下的、以学习者为中心的学习，重视以知识建构过程为核心的评价，强调对学生自我成分和元认知发展的评价，以及多侧面、多形态的评价标准，主张动态的评价。

3. 后现代主义　后现代主义认为世界是开放的、多元的和具有可转变性的，尊重个体主体性，注重过程。每一个学习者都是独一无二的个体，教学不能以绝对统一的尺度去度量学生的学习水平和发展程度，应将学习者视为知识的探索者和发现者，同时教学不仅要注重结果，更要注重过程。

4. 现代数学理论和方法　综合运用数学有关概念、理论对课题进行定量描述，从量的方面揭示客体本质和运动规律的科学研究方法。例如，利用计量学的研究成果，可为评价开拓广阔前景；应用模糊数学，可使教育教学评价定量化研究取得突破性进展。

5. 多元智能理论是一种关于智力及其性质和结构的新理论，智力结构由七种智力组成，每种智力由不同的核心功能组成，并以不同的形式得以表现和发挥。每个正常人都或多或少地拥有这七种智力，只是每种智力发挥的程度不同或多种智力之间的组合不同。多元智能理论为重新审视传统教学评价开启了新的角度，强调评价主体的多元化，注重教学过程评价及评价结果信息的多样性,以及评价标准的非预定性。

（二）常用的评价模式

对教学进行评价是一项复杂的工作,涉及价值判断的过程和结果,并受到不同价值取向的影响。教学评价模式是依据某种教育理念或特定的评价目的,选取一种或几种评价途径所建立起来的相对完整的评价体系,它对评价的实施作了基本的说明。西方教学评价相关研究发展较早,我国相关理论研究起步较晚,以下将简要地介绍几种在当代西方教学评价领域中产生了深远影响、且有代表性的模式。

1. 目标达成模式（goal-attainment mode）　目标达成模式由"美国教育评价之父"泰勒于20世纪30年代提出,故又称"泰勒模式"。目标达成模式的基本步骤是:①确定教育活动的一般目标和具体目标;②按照行为和内容两个维度表述具体目标;③建立可以展示目标达到的情景;④选择和编制相应的评价工具;⑤设计获取被评行为的方式并收集分析所获取的行为;⑥将收集到的信息和行为与行为目标作比较。

该模式提出用教育目标作为评价的标准,将评价的范围从学生扩大到教学的整个过程,提供了可用于修改课程计划的反馈方式。但该模式过分注重评价的结果,评价的方法和评价体系的建立难以完善。

2. CIPP模式（CIPP mode）　该模式又称"背景-输入-过程-输出"模式,由美国的教育评价专家Stufflebeam于20世纪60年代提出。Stufflebeam认为教学评价应该是一个过程,能够获取和提供全面的、整体的信息,能够判断各种课程计划、课堂行为和课程实施。该模式由以下几个环节构成:

（1）背景评价（circumstance evaluation）,鉴定教师存在的不足,集中和整理能弥补其不足的因素,诊断哪些方法能够提高教师的教学质量。评价的目标是使评价结果对调整教师的课堂教学提供可靠的依据。

（2）输入评价（input evaluation）:评价能够达成教学目标的几种方案的优劣。

（3）过程评价（process evaluation）:对所确定的教学方案的实施过程进行评价。

（4）结果评价（product evaluation）:解释和判断教学的结果。

CIPP模式把过程改良视为首要任务和基本特征,改变了之前的评价将绩效评定作为目标的现象,同时它将评价标准本身也纳入了评价的范围,在一定程度上增强了评价结果的有效性。但它同样没有解决课堂教学中人文性的、不可量化和具体描述的因素。

3. 目标游离模式（goal-free mode）　该模式由学者Scriven于1967年提出。Scriven认为,得出评价结论的依据,不应局限在制订方案者的预期目标内,而应侧重评价客体所取得的实际成效。该模式突破了目标的限制,转向以学生的需要为向导的评价,具有更大的民主性。同时,它将形成性评价和总结性评价有机结合起来,所有的评价步骤不是一次性的,在一个评价期间,应循环执行几次,早期的循环是形成性评价,最后的循环才是总结性的。但该模式过度依赖教师和学生的需要,在评价中难以做出合适的价值判断,同时由于缺乏相关的评价标准,很难使教师意识到当前状态和目标状态的差距从而做出改进。

4. 应答模式（responsive mode）　由美国学者Stake首先提出,该模式强调评价要从关心这一活动的所有人的需要出发,通过信息反馈,使活动结果能满足大多数人的需要。应答模式重视与评价密切相关的人员的价值观,让其充分参与评价的过程,大力发扬了评价中的民主性。其次在评价方法上重视非正式评价,并没有否定预定目标,而是与之作了客观的比较,在认识上体现了扩散的、相对的和多元的特征。

三、教学评价的分类

按照评价的目的和功能划分,教学评价可分为:诊断性评价(diagnostic evaluation)、形成性评价(formative evaluation)和总结性评价(summative evaluation)。诊断性评价可以在教学活动开始之前进行,通过对教学背景及学生的各方面情况做出评价,并据此进行教学设计;形成性评价是在教学过程中为了不断了解活动进行的状况,以便能及时地对活动进行调整,进而提高活动质量所进行的评价,目的是获得反馈,修正和改进教学;总结性评价是对教育活动的效果进行的评价,用以判断学生达到教学目标的程度。

近年来,发展性教学评价日益受到关注。发展性教学评价是在以人为本的思想指导下,关注学生发展、教师素质提高和教学实践改进的一种形成性教学评价。发展性教学评价是基于"将促进学生的一般发展作为教学的中心"而提出的,以促进学生的发展为评价目的,以知识以外的综合素质的发展为评价内容,采用多种评价方式和多个评价主体,将评价贯穿于整个教学过程当中,这五个方面体现了发展性教学评价的内涵。发展性教学评价对评价做出了新的解释,是评价理论在诊断性评价、形成性评价和总结性评价基础上的一次综合和发展,它所阐释的理念有利于挖掘学生的潜力,找到适合自己的发展模式,是为改革传统教学评价而进行的一次大胆尝试。

四、学生学业评价

现阶段我国护理教学评价的方法很多,其中学生评价是理论教学评价中最常采用、最直接、最具有说服力的方法,相对比较容易实施,是理论教学评价的主要手段。学生评价是指在一定教育价值观指导下,根据一定的标准,运用现代教育评价的一系列方法和技术,对学生的思想品德、学业成绩、身心素质、情感态度等的发展过程和状况进行价值判断的活动。

一般来说,护理教学目标是学生学业评价的主要依据,而不同的评价目的和不同的评价内容决定不同的评价类型和评价方法。好的评价方法应该具备良好的信度(reliability)、效度(validity)和实用性(practicality)。应根据每种方法的优缺点、评价目的、实际情况等选择可靠的、有效的及可行的评价方法。

(一)学业评价的方法

在护理教学过程中,对学生学业评价的方法有考核法、问卷法、访谈法等,以下将分别予以介绍。

1. 考核法 考核法(assessment method)是以某种形式提出问题,由考生用文字(笔试)或语言(口试)予以解答,并依此做出质量判断。由于考核法能按评价的目的有计划地进行预定的测量,故针对性强,应用普遍。其中,考试是护理院校评定学生学业成绩的主要考核形式。

考试按形式可分为笔试、口试、操作考试等,按答卷要求可分为闭卷考试和开卷考试,按考试的时间可分为期中考试、期末考试等。可根据不同目标、不同内容选择合适的考试形式。

(1)笔试:简便易行,是应用最为广泛的学生成绩测评方法。其优点是可以考查学生对知识广度、深度的掌握,及运用知识的能力,其信度和效度较高。这种考核方式还具有效率高、费时少的特点,同时学生考核试题相同,教师便于掌握评分标准,可比性强。但笔试无法考察叙述的口头表达能力、动作技能等，考生也有可能凭借猜测或作弊得分，这些是该考核方法的缺点。

（2）口试：指通过师生对话的方式对学生进行考核。这种考核方式能够考查学生对所学知识掌握程度、思维敏捷性、应变能力及口头表达能力等，同时主考教师可通过现场提问，要求学生做出补充说明或澄清，学生也不易作弊。但该考核方式只能逐个对学生进行考核，较为费时，且每个考生的考题不同，评分易受主考教师个人偏好的影响，评分标准难以保持一致，考试信度较差。

2. 问卷法 问卷法（questionnaire method）是以精心设计的书面调查项目或问题，向被评价对象收集信息的方法。问卷法也是教学评价常用的方法之一，具有高效和便于进行定量分析的特点。根据回答问卷的方式，可分为封闭式（结构式）和开放式（非结构式）两种，在实际运用中，可以将这两种方法结合起来，以封闭式问题为主，开放式问题为辅，以便收集的信息更加全面、完整。

3. 访谈法 访谈法（interviewing method）是通过与被调查对象进行交谈而获取有关信息的方法。根据被访谈人数的不同，访谈可分为个别访谈和集体访谈。访谈法实施程序比较灵活，适用于调查对象较少的场合，便于双向交流，但对访谈者要求较高，同时对访谈结果的处理和分析也比较复杂。

（二）试题类型及编制步骤

常见试题可分为两大类，即主观题和客观题。

1. 试题类型

（1）主观题（subjective item）又称自由应答型试题，学生回答时可自由组织答案，教师也需借助主观判定。常见的题目形式有简答题、论述题、病例分析题等。这类试题易于编制，一般用于测量较高层次的认知目标，如综合、评价等，对学生的思维逻辑性与条理性、分析问题与解决问题的能力有较高的要求和较好的检查效果，但知识面覆盖较小，评分易受主观因素影响。

（2）客观题（objective item）又称固定应答型试题。这类试题格式固定，评分标准易于掌握，常见的题目形式有各类选择题、是非题、匹配题等。一般适用于测量知识、理解、应用、分析等层次的认知目标，具有答案明确，回答简便，可包含足够的试题量以保证对教学内容的覆盖，评分准确、简单、可靠等特点，但客观题的编制需要专门的技巧，容易受考生阅读能力的影响，且考生对试题可能随机猜测。

2. 试题的编制步骤

（1）确定考核目的：考核目的要与教学进程相关联，不同教学进程中的测验在测量目标、测量重点、样本性质、试题难度等方面有所不同。教学前的考核，目的在于考查学生是否具备教学所需的先备知识和技能，难度通常较低。教学中的测验，目标在于监督或诊断教学进展，测量重点是事先界定的教学段落或多人共同的学习错误，通过持续性的反馈改善并指导学习。教学后的测验，目标在于提供师生教与学的反馈，测量重点是整个课程，难度范围通常较广，测量结果用于确定等级、确认成就或评价教学。

（2）设计双向细目表：决定考核目的后，对教学目标和教材内容进行界定，以教学目标为横轴、教材内容为纵轴来设计"双向细目表（table of specifications）"，包含 4 个步骤：①确定考核的教学目标与教材内容；②选取试题类型；③评估教材内容、教学目标、各试题类型的相对重要性；④决定各细格的配分与各类试题类型题数。

（3）编拟试题：编拟试题时需注意，依据双向细目表为指引，多编拟一些题目，便于核检时选择。题目需清晰明确，并能具体指出要测量的学习结果，顾及受试者的水平，每道测试试题避免为其他测验题目提供作答线索，正确答案需具体明确且经过专家审核，并经过再检查、校对的过程。

（4）审核与修改试题：在试题复印之前应仔细审核。建议分别从学生和教师的角度来核检试题，重点检查试题类型与欲测量的学习结果的适切性，每道试题与对应双向细目表中细格的契合度，试题文字表述的清晰度，内涵的精简度，答案的准确度及试题的规范度等。

（5）编排试卷：查看试卷是否有缺失，如缺作答方法或完整的指导语，编排是否过挤等，一般试题的编辑应依据试题类型排列，选择题、是非题一般在前，其后为填充题和简答题，最后为论述题；将同类型的试题编排在一起；试题应明确编号；排版方向要统一等。

（三）考核的结果分析与评价

对考核结果进行科学的分析是不断提高考核质量的重要手段，也是做出可靠、有效评价的重要依据。由于内容较为广泛，此部分仅简单介绍试卷的考试质量分析和试题的质量分析。

1. 考试质量分析　通过试卷卷面分析，可以了解本次教学的总体质量、学生对护理教学目标的掌握程度、教学或者试卷编制存在的问题等。可通过计算本次考核的平均成绩和标准差，并绘制学生成绩分布图、表，以了解本次考试质量。

2. 试题质量分析　试题分析常用指标是试题的难度和区别度。

（1）难度（difficulty）即指试题的难易程度，试题的难度指数用 P 表示，难度指数越大，试题难度越小。难度指数的计算方法为：①客观题的难度指数 P= 该题答对的人数 / 考生总人数；②主观题的难度指数 P= 全体考生该题得分的平均值 / 该题的满分值。试题的难度是评价试题拟定得好坏的指标之一，也是筛选试题的依据之一，试题的难度 P 值在 0.3~0.7 之间较为适宜，一份试卷所有试题难度指数的平均数最好在 0.5 左右，这样既可以反映考生得分的最大个体差异，又不至于使试题难度偏易或偏难。

（2）区别度（discrimination）是指试题对学生学业成绩的鉴别程度。区分度高意味着该题对学业成绩好和差的考生有较好的区别和鉴别能力。区分度的计算方法是：①客观题的区分度 = 高分组该题答对的人数比率 – 低分组该题答对的人数比率；②主观题的区分度可以用考生在某题上的得分与其考试总分之间的积差相关来表示。区分度的数值范围在 –1~1 之间，如果某题区别指数为正值，其数值越大，则该试题的区分度越好。

判断试题的质量应将难度和区分度结合起来分析。

五、学生临床能力的评价

护理教育中，临床能力评价是学生评价的重要方面，一名合格的护士不仅要掌握护理学的基本理论、知识和技能，还要能够灵活运用所学的知识从事临床护理实践工作。目前有多种临床评价方法，如模拟法、小组评价等，这些方法特别加强了形成性评价的运用。

（一）临床评价相关问题

1. 临床评价的概念　临床评价（clinical evaluation）是对学习者在临床实践中的能力做

出判断的过程。临床实践不仅包括对病人、家庭和社区的照护,还包括其他临床环境中的经历、模拟经历及各种能力的表现。多数情况下,临床评价是通过观察学生的表现,对学生的能力进行判断,因此临床评价是主观的,涉及教师和其他评价者的判断,教师要意识到自己的价值观可能导致判断偏差,在临床评价中应避免评价的不公正性。

2. 临床护理能力评价的范围及内容 临床护理能力是基于对知识的理解和应用,不是知识本身,包括临床技能和态度两方面。临床技能又分为基础能力和专科能力,其中基础能力包括评判性思维能力、信息利用能力、沟通能力、决策和解决问题能力、自主学习能力等。专科能力则根据不同岗位需求而有所不同,对临床护理能力的评价应包括基础能力和专科能力的评价。可分阶段进行临床能力评价,并按照各阶段特点确定相应的评价内容,如课程教学中专项技能达标考核、实习前强化训练及考核、实习阶段的出科考核及毕业前综合考核等。

3. 临床评价中的反馈 教师要针对学生的表现提供持续的反馈,以便于学生改进和保证临床评价的效果。反馈应遵循以下原则:①反馈要具体、明确;②对于程序性、操作性的技能,教师最好以演示正确操作的方式进行反馈;③反馈要及时,最好在学生表现之后马上给予反馈;④要从不同方面给学生反馈;⑤反馈应是诊断性的,要让学生明白问题所在。

（二）常用临床护理能力评价方法

1. 观察法 观察法(observational method)是通过观察学生的临床护理行为表现来做出评价,如学生的临床护理能力、人际关系、工作态度等,是评价学生临床表现的主要方法。但其信度和效度仍受到一些因素的影响,如教师自身的价值观、态度和偏见;教师观察的关注点可能不同;教师的观察可能有错误的判断;临床环境中的每一次观察只是学生临床实习中的一次表现,不能代表学生实习的综合表现等。

教师对学生进行观察时,可采用不同的方式对观察到的内容进行记录,常用的记录方法如轶事记录、检查表和等级评分表。

2. 模拟法 模拟法(simulation)是让学生在无风险的临床情境中进行相关活动,学生可以通过模拟提高自己的临床实践能力。模拟不仅可以用于护理教学,还可用于临床能力评价,近年来在教学和研究中受到越来越多的关注。

（1）客观结构化临床考试(OSCE):OSCE是指考生在既定的时间里依次通过一系列根据临床情景而设计的考站,考站内有标准化病人或考官被模拟检查或提问,考生根据自我判断做出诊断并给予相应处理,最终获得测试成绩。由于其能够高度、可靠、有效地评判临床综合能力,得到了全球医学教育领域的普遍认可。在我国,改良后的OSCE于20世纪90年代开始被尝试运用于护理领域,目前国内大部分院校通过借鉴这一新型的医学教育模式进行护理临床综合能力评价后,认为OSCE在培养学生的沟通能力、职业态度和临床思维能力等方面起到了一定成效。

OSCE是一种考核框架,既可用于临床综合技能的考评,也可用于某一单项能力水平的测评。OSCE的考站设计不是一成不变的,站数、每站持续时间和每站考核内容与方法通常都是由具体考核的方向、参加考试的人数等综合因素决定。近年来,我国已有大量护理院校开始借鉴这一新型的医学教育评价模式进行护理综合能力的评价,但目前大多数护理院校的OSCE模式中病例设计及考核方法等参照的是临床医学的考核模式,不能有效地体现护理学科的专业特点。因此在积极引入 OSCE 模式的同时,需设计出具有护理学专业特点的标准化病例,进一步完善护理学 OSCE 考核模式。

（2）标准化病人：标准化病人（standardized patient, SP）也是一种利用模拟进行评价的方法,标准化病人又称为模拟病人（simulate patient）,指经过标准化、系统化培训后,能准确表现病人的实际临床问题的正常人或病人。

标准化病人用于临床评价具有以下优点：①考生面对的是同样的病人和问题,提高了评估结果的可靠性；②可以综合观察学生的综合临床护理能力（包括技能、态度及与病人沟通的能力等）；③SP 可以作为评价者对受试对象做出更加合理的评判；④SP 的考试手段可以有效规避考试中涉及道德伦理的问题；⑤师生均可通过考试得到及时反馈；⑥SP 考试方法更接近临床实际。但该方法的主要缺点是,应试者和模拟者均需进行专门的培训,需投入大量的时间和资金,考核的组织有一定的困难。

3. 综合评定法 一般在组织学生毕业考核时采用,评价者首先要根据培养目标和有关护理学专业学生临床护理技能的总体要求,拟定评价指标体系。由教师、临床护理专家组成评价小组,依据评价体系的要求,综合采用定量与定性方法,观察法等考核方法,对学生的临床技能做出综合判断。这种评价方法对学生的评价比较全面,但组织起来较费力,且评价结果易受到主观因素的影响。

其他临床护理能力评价方法还有小组项目法、游戏法、多媒体剪辑法、档案袋评价法、自评法等,根据多元智能理论与多元教学评价方法的应用原则,临床护理能力评价应采用多种评价方法,从多重角度、各个阶段进行评价,实现评价主体的多方参与。不管采用何种评价方法,都应注意评价结果的及时反馈,使评价能够更好地发挥导向、调控和激励功能。

六、教师评价

教师评价是对教师的工作价值做出判断的活动。教师评价可以为教师的工作提供反馈,促使教师不断提高教学能力,不断提升教学水平和质量。在护理教学工作评价中,教师课堂授课质量评价是一个重要的部分,它直接影响学生的学习质量,本部分重点探讨护理教师课堂教学的评价。

（一）评价准则

教师评价的准则是指对教师评价内容的质的规定,评价准则是评价活动方案的核心部分,是人们价值认识的反映,表明人们重视什么,忽略什么,具有引导教师向何处努力的作用。

教师评价准则可以通过以下方法确定,如从教育目标出发,把教师教学的效果作为评价的准则；从心理学原理出发,把教师运用心理学原理的程度作为评价的准则；从教师经验出发,把具有丰富教学经验的教师的意见作为评价的准则；从教师职责出发,从教学过程中履行的职责分析入手,将要履行的各项职责作为评价的准则；从教学效果出发,考虑教学效果的变化作为评价的准则。

（二）课堂教学评价的内容

课堂授课评价的内容包括以下几部分：教学目标、教学态度、教学内容、教学方法及教学效果等。

1. 教学目标　着重评价教学中目标是否具体明确,是否适当,本次教学是否达到了目标等,以及学生是否明确了教学目标。

2. 教学态度　是做好护理教学工作,完成教学任务的前提,主要考察教师能否做到忠诚教育事业、热爱教学、主动承担教学任务、认真备课、改革教学等。

3. 教学内容　是保证护理教学任务完成的关键,组织好教学任务,有利于学生学习知识,主要考量是否能做到完成护理课程标准规定的基础知识、基本知识、基本技能,能否根据不同教学层次,合理地选择教学内容,重点突出等。

4. 教学方法　是完成护理教学任务的重要手段,主要考量教师能否做到启发、引导学生认真学习与积极思考,发现矛盾、分析和解决矛盾,合理地运用教具,使各种教学方法最优组合等。

5. 教学效果　是根据一定教学目的和任务,对教与学两方面的效果进行评价。对教学效果的评价包括:教师的授课是否达到预定的目标要求及达到的程度;绝大多数学生是否能够理解和掌握教学内容;课题授课是否有利于培养学生的智能等。

（三）课堂教学评价的途径

课题教学评价有多种途径,主要是学生评定、专家评定、同行评定和自我评定。一般多采用两种以上途径同时进行,使结果更为客观、科学和可靠。

1. 学生评定　学生评定是护理教师教学质量、教学效果评价的主要依据之一。教学的对象是学生,通过学生对教师的教学评定,可以反映出教师的教学方法、教学艺术是否符合学生的要求,以及教师在学生中的威信和受欢迎的程度、师生之间的人际关系等。但由于学生缺乏对教学目标、教学内容及方法的总体了解,学生的学习方法、学习成绩甚至是师生关系都可能使他们在评定教师的课堂表现中产生一定的误差。因此,学生评定应与其他评定相对照,参考使用。

2. 专家组或领导评定　是指专家组或领导集体对被评教师所做的评定。主要由专家组或校、部、院领导通过听课,检查教师教案,召开师生座谈会等形式了解教师的教学质量,做出评定。一般由学校教务部门组织,选择热爱教学、有教学经验的专家教授组成考核组进行。该评定有一定的权威性,影响较大。

3. 同行评定　即由护理学教研室（组）或学校的其他教师对该教师进行评定。同行评价是教学评价的重要方面,同一教研室教师相互之间比较了解,对本课程的课程标准、教学意图、内容方法以及师生的背景情况等较为熟悉,因此容易做出恰如其分的判断,也有利于教师之间的相互学习、交流。但同行评价占用较多时间,也有研究结果证明同行评价的有效性和可靠性较低,因此该评价方法应与其他方法结合使用。

4. 自我评定　护理教师对自身教学活动进行评定,也是护理教学评定的一个重要途径。根据评定指标、内容、要求,教师对自己的工作进行自我认识、自我促进和自我学习。把教师被评地位转变成积极主动的参与地位,有利于达到改进教学的目的。虽然自评被认为与学生评价的相关系数很低,但它对提高教学有益。

由于上述几种评价方式的评定者对授课质量的评价各有侧重,所以在进行评价时,往往采用2~3种评价结果相结合的方法,做出综合评价。

（刘华平）

第五节　评判性思维在护理教学中的运用

一、概述

（一）评判性思维的定义

评判性思维（critical thinking）中的"评判性（critical）"一词源于希腊文 kriticos（意为提出问题、进行理解、分析和判断的能力）和 kriterion（意为标准），评判性思维又称为批判性思维，现有的定义主要来源于哲学、心理学和教育学。目前尚无统一的定义，以下是一些学者从不同的角度提出自己的观点。

评判性思维这一概念最早由美国学者杜威在《我们怎样思维》一书中提出，在该书中被称为反思性思维（reflective thinking）。他系统论述了评判性思维：由概念、判断、综合、分析、理解、假设、推理、检验组成评判性思维的基本要素，是一个解决问题的过程。恩尼斯（Ennis）认为评判性思维是一种用来决定相信什么或不相信什么的反思性思维。保罗（Paul）定义批判性思维为积极地、熟练地、灵巧地应用、分析、综合和评估由观察、实验、推理所得信息，并用其指导信念和行动，是一门让思维更清晰准确，更有说服力的思考的艺术。施耐德（Snyder）认为批判性思维是通过运用创造性的、直觉的、逻辑推理和分析的心理过程进行信息的理解从而解决问题的一种能力。摩尔（Moore）和帕克（parker）则赋予评判性思维更为自然的定义：指个体对接受或拒绝任何事物或对某种说法存在疑问的谨慎的、深思熟虑的决定，以及接受或拒绝某事物时的自信程度。1990 年，美国哲学协会（American Philosophy Association，APA）在《评判性思维：一份专家一致同意的关于教育评估的目标和指示的声明》中提出，评判性思维是有目的的、自我调控判断的过程，包括解释、分析、评价、推理及对证据、概念、方法、标准的解释说明，或对判断所依据的全部情境的考虑。该声明从认知技巧角度和倾向性角度方面对评判性思维给予解释和说明，从认知技巧角度方面出发，批判性思维技能由阐明、分析、评价、推断、解释和自我调节六个重要的核心技能组成，倾向性方面由寻求真理性、思维开放性、系统性、自信性、好询问性和成熟性六个方面构成。

（二）护理领域中评判性思维的定义

目前，护理领域尚未有统一的评判性思维定义。Bandman 认为，护理中的评判性思维是对观点、推理、假设、原则、论据、结果、问题、陈述、信念和行为的理性检验，使用护理程序以及归纳、演绎、推理等方法对争议的问题进行推理。Jacobs 将护理中的评判性思维定义为逐步建立的相关信息的不断综合、假设检验、形式的确定、结果的预测、决策的产生和行动的选择。1998 年，美国高等护理教育学会（American Association of Colleges of Nursing，AACN）提出，批判性思维存在于独立和相互依赖的决策中，包括提问、分析、综合、诠释、推理、演绎和归纳、直觉、应用和创造。具体包括：运用护理以及其他学科的理论模型、伦理框架；将护理和自然学科的基础知识作为护理实践的基础；掌握临床判断以及决策的技能；开展自我反思活动，与同事交流专业实践等方面的内容；通过分析数据和结果差异性对照护机构进行评价，并调整行为和目标，参与解决创造性的问题。

二、评判性思维在护理教学中的应用

（一）评判性思维在护理教学中的重要性

随着社会经济的发展,临床上对护士的各项能力尤其是评判性思维能力的要求越来越高。许多研究证明,评判性思维能提高学生的成绩,是发展团队合作能力、沟通交流能力等必备核心能力的基础。因此,护理学生的评判性思维能力是高等教育中重要的一个环节。1989 年,美国国家护理联盟将评判性思维能力纳入到护理本科教学质量的评价标准中来,美国教育部在 1993 年提出,所有接受大学教育的学生在毕业时,其评判性思维能力要有显著提高。2001 年,英国高等教育质量保证署颁布的《护理教育的学科基准》中规定,护理毕业生必须能够在收集资料和解决问题的过程中运用评判性思维,并能综合考虑社会、精神、文化、法律、经济和政治因素。2009 年,WHO 制定的《专业护士及助产士起点教育全球标准》中要求护理毕业生需要具备评判性思维能力,同年,我国在《本科医学教育标准——护理学专业》(试行)中也将评判性思维的培养纳入到本科护理教育中来。

（二）护理学生评判性思维的培养

评判性思维能培养护理学生深思熟虑和严谨求实的思考态度,建立清晰一致的思考习惯,锻炼独立完整的思维技能,形成自我终身发展的能力。

1. 评判性思维形成的过程　Linda 和 Paul 提出,学生的评判性思维形成要经历 6 个阶段,每个阶段都有不同的特点及相应的教学指导。

阶段一:非反思性思考者。

处于该阶段的思考者缺乏自我评估和改进的能力,他们常常难以意识到思维的重要性。作为教师,必须了解到这些刚入学的护理学生大多数处于非反思性思考者阶段,他们不知道如何去组织、评估和改进思维。他们缺乏发现、确定和解决问题的能力。

阶段二:挑战性思考者。

从此阶段开始,学生意识到思维在学习生活中的重要性,尝试去锻炼思维。作为教师,必须会引导学生的思维,保证思维的方向。教师可以在课堂中与学生一起讨论如何开展思维,如何检验自身的优缺点,向学生讲授思维的基本组成和评估标准,让学生逐渐走进思维的世界。

阶段三:初级思考者。

在此阶段,学生能够认识到其思维中存在的问题,并开始思考如何改进。但学生的理解能力有限,难以挖掘思维问题的本质,不能系统规划思维的改进过程,其努力没有方向性。作为教师,应该帮助学生开展优质的思考,为其指明思维方向,并养成良好的思维习惯。

阶段四:思维的实践者。

这一阶段的学生已经意识到养成思维习惯的重要性。他们不仅能洞察思维过程中存在的问题,而且努力寻找解决这些问题的途径。但是,尽管学生尝试用各种方法来解决思维问题,他们仍然缺乏深入的洞察力,很难依靠自己去发现思维中深层次的问题。作为教师,应引导学生使用确切的可预测的思考结构,有目的性地去寻求问题的答案。

阶段五:高级思考者。

经过以上四个阶段的锻炼,学生逐步建立了有效思维的良好习惯,能发现、了解、深层次地分析和解决思维中存在的问题。对于生活所有领域,他们还是欠缺高层次的思维能力。作为教师,在此阶段应引导学生知道如何成为一名高级的思考者,使其向着一名高级思考者的方向努力,并帮助学生了解思维中的自我和社会中心主义。

阶段六:高超的思考者。

高超的思考者能系统把握、持续监控、修正自我思考过程。学生已经将思考的技能内化,可以基于以往的经验和实践,评估学习生活的重要领域,并不断进行深入思考,以发掘新的视角。这个阶段的学生具有公平思考的能力和高的思维层次,但由于自我中心主义的天性,其思维过程也能出现偏颇。大多数学生都不能成为一个高超的思考者,还需要不断的锻炼和反思。作为教师,重要的是要引导他们怎样成为一个高超的思考者。

在这个六个阶段的发展过程中,教师应遵循以下原则:①维护评判性思维者的自我价值;②关注评判性思维者的观点;③支持并肯定评判性思维者的努力;④鼓励学生进行评判性思考;⑤持续评估评判性思维的发展。

2. 学生评判性思维的培养　如何帮助护理学生建立评判性思维是教师的重要职责之一,美国专家杜威提出,引导护理学生树立严谨审慎和深思熟虑的态度是培养评判性思维的开始;帮助学生养成清晰一致、正确相关、有预见性的思维品质是培养评判性思维的基础;学习相信或者不相信时做出合理决策的技术和方法,并在日常思维中运用这些技术和方法是培养评判性思维的核心。因此,对于护理教师来说,培养学生的评判性思维需要付出诸多努力。

(1)创立学习条件:学生的知识储备和心理准备是评判性思维建立的基础;良好的硬件设施和软件资源是批判性思维形成的保障;教师适应角色的转变是学生评判性思维形成的先决条件。

1)学生的自身准备:评判性思维的形成需要大量的知识储备,如教育学、哲学、心理学和逻辑学知识的学习。另外,学生不断进行评估、判断、分析、推理、假设、确定等一系列思维活动,需要其具备不怕吃苦、坚持不懈的基本素质,做好长期学习的心理准备。

2)教学条件的准备:评判性思维的训练需要许多硬件设施和软件资源的配备,如图书馆能够为学生提供大量教育学、哲学、心理学等学科的书籍,为教师提供评判性教学需要的书籍以及开展教学研究的资金支持等。

3)教师角色的转变:传统的教学以教师为主,学生被动听课,缺乏主动性,评判性思维教学需要教师转变传统的教学思维,应给学生创造一个民主平等的学习环境,使得学生能够把控自己的学习进程,利用各种资源丰富学习内容,并在过程中开展自我评价以不断改进。教师是学生不断反思和学习的支持者,两者是互相促进的关系。

(2)设置评判性思维培养的课程体系:将评判性思维的逻辑模型整合到护理课程中,可以增加评判性思维四个核心要素:情景、对话、反思和时间。因此,培养评判性思维能力需要设置相关的护理课程。如许多哲学家和心理学家主张建立独立的评判性思维课程,因为若将评判性思维带入到传统的课程中,会使两者冲突,这种课程教学的重点是对学生进行评判性思维方法、态度和习惯的训练;也有学者对独立课程提出质疑,他们认为每个领域培养的评判性思维只能解决该领域的问题,因此,学习独立的思维课程是泛泛的,没有针对性,学生必须在其专业领域学习评判性思维;目前,有一些观点认为将评判性思维课程"综合化",即将独立课程和融合课程相结合,将独立课程中学习的思维能力应用到专业领域中去,可以互补。不管是哪种课程形式,都是以能力为向导,即帮助学生建立评判性思维的态度、知识和技能为宗旨,在课程学习中锻炼思维能力。

（3）培养评判性思维的方法

1）反思学习法:反思学习法旨在使学生反思及外化自己的行为和想法,培养其反思能力,使其清楚如何去发现、分析和解决问题。反思学习的具体方法包括:①教材互动:学生对教材进行课前预习,通过阅读提出问题,将问题在课前交给老师进行分析或者课堂内讨论,这种方法能够发展学生质疑和批判的精神;②反思日记:该种方法常用于临床护理实践学习,学生以日记的形式记录实践中的经历和感想,教师对学生的日记进行积极的反馈,主要对学生日记进行不带有判断的关注、反思和深入;③实践反思讨论法:如以质疑的态度对待护理实践、实践后的反思日记、实践后的小组讨论、教师对日记进行评阅等。

2）讨论法:讨论法即教师在师生讨论前设置情景问题和问题障碍,引发学生的质疑、反思和探索,在教师的进一步指导下,学生能够独立思考,发现、探究和解决问题,并能积极与教师讨论。其作用表现在:师生讨论时,思维更流畅和集中;讨论可以减少无关和被动想法的频率。

3）概念地图:概念地图需要学生在具体情境中对概念进行区分和整合,并建立概念间的关系。该种方法灵活,方便使用,在护理教学和研究中起着重要的作用。概念地图能帮助学生清晰自己的思考和推理过程,思考基于情境的问题,最终帮助做出判断。该方法使学生获得有效、丰富、结构合理的认知结构,从而根据自己的认知风格去理解抽象的概念,从而提高评判性思维能力。

此外,还有合作学习、文档法、概念分析和案例学习等方法,这些方法能够促进学生评判性思维的培养。

3. 评判性思维能力的评价方法　为了让护理学生了解自身思维的优缺点,帮助教师和管理人员评价学生思维能力,必须要对学生的评判性思维能力进行评价。评价的方法很多,如一些量表作为评判性思维的测量工具,利用分数来评价其思维能力;设计考试题目来测量其思维能力;使用概念地图、学生文档、行为指标观察等方法来进行评价。现一一解释如下:

（1）一般的评判性思维测量工具:加利福尼亚评判性思维技能测试（California critical thinking skills test, CCTST）、加利福尼亚评判性思维倾向问卷（California critcal thinking dispositions inventory, CCTDI）、华生－格拉泽评判性思维评价（Watson-Glaser critical thinking appraisal, WGCTA）、学习环境偏好问卷（learning environment preference test, LEP）、康奈尔评判性思维测验:X 水平（Cornell critical thinking test level X）和康奈尔评判性思维测验:Z 水平（Cornell critical thinking test level Z）。

（2）护理领域常用的测量工具:临床护理实践／注册护士评判性思维测试（critical thinking in clinical nursing practice/RN test）、护理专业学生评判性思维测评（critical thinking skill test for nursing students）。

（3）考试测评:评价学生的评判性思维能力时,考试题目要符合以下两个标准:要使用新的信息或材料,必须是学生从未在课堂上接触过的;提供的考题必须经过学生的思考,不能直接得出答案。题型可以为选择或问答题,大部分为情境性问题。

　　（4）其他评价方式：如使用概念地图考查学生概念界定、概念间关系分析，信息完成等方面的能力；使用行为指标观察能测量学生的能力、价值观等；学生文档包括日记、文章、学习计划等，能发现学生在提问技巧性、背景关注和行为决策的自我反思、不同情境下细微状况的辨识度、自我评价方法的改进等。

（刘华平）

第六章 病人教育

学习目标

完成本章内容学习后,学生将能:
1. 复述病人教育效果评价的意义。
2. 列出病人教育的主要内容、病人教育评价的种类和内容。
3. 描述常用的病人健康教育的方法。
4. 应用合适的健康教育的方法于病人健康教育活动中。

第一节 病人教育的主要内容

一、概述

(一)健康教育

健康教育(health education)是旨在帮助目标人群或个体改善健康相关行为(health-related behaviors)的系统的社会活动,是在调查研究的基础上,采用健康信息传播等干预措施,使人们自觉地采纳有益于健康的行为生活方式,从而消除或减轻影响健康的危险因素,帮助实现疾病预防、治疗康复、提高生活质量的目的,并对教育效果做出评价。

健康教育的特定目标是改善目标人群的健康相关行为。健康教育的干预活动,应该以调查研究为前提;健康教育的主要干预措施是健康信息传播。但健康教育包括多方面要素的系统活动,健康教育的首要任务是致力于疾病的预防控制,其核心是教育人们树立健康意识、促使人们改变不利于健康的行为生活方式,养成良好的行为生活方式,以降低或消除影响健康的危险因素。

(二)病人教育

病人教育是一种有目的、有计划、有组织的系统活动,是以病人的健康为中心,以医疗保健机构为基础,为改善病人及其家属、医院员工、社区居民的健康相关行为所进行的健康教育,是使病人的行为或态度发生可以观察到变化的一种积极过程。病人必须积极主动参与教育活动的全过程,可观察到的变化是根据教育的目标而发生的变化如健康知识的掌握程度、健康价值观和健康行为的形成等变化。

二、病人教育的原则

（一）科学性的原则

病人教育的目的是通过有计划、有目的的教育活动，促使人们自愿地采纳有利于健康的行为和生活方式，消除或减少影响健康的危险因素，从而预防疾病、促进健康、提高生活质量。因此，在制定健康教育计划时，教育内容一定要严格遵循科学性、准确性，引用数据是可靠的，举例实事求是，具有说服力；同时也应按照教学内容的逻辑性和病人认知能力的发展顺序，由浅入深、由易到难、由简到繁、由感性到理性、由具体到抽象，循序渐进地开展教育，这就要求护士必须加强学习，通过各种途径努力提高自身业务素质，在掌握科学的健康教育知识后，才能面对病人进行科学的、严谨的健康教育，切忌将似是而非，甚至违背科学的知识传授给病人，以免误导病人。病人只有接受并且掌握了科学性的健康教育知识，才可对恢复健康、促进健康起到积极作用。

（二）针对性的原则

健康教育的针对性原则不仅体现在教育内容的针对性，还包括教育对象、教育方法和教育时间。由于健康教育内容多，病人要掌握全部健康教育内容尚需一定时间，因此，在进行病人教育时应首先对病人进行评估，找出病人急需解决的健康问题及最迫切想了解和掌握的健康相关知识，优先满足病人的需要，根据轻重缓急对病人开展有重点、有针对性的健康教育。在实施中还应注意健康教育时间的合理分配，对重点问题重点教育、反复教育、长时间教育，避免泛泛空谈及短时间内填鸭式地向病人灌输，不要使病人感到茫然，抓不住重点，这会造成一定的心理压力，从而不利强化病人的遵医行为。教育的方法也应根据不同年龄、不同性别、不同职业和文化程度、不同疾病阶段进行有针对性的健康教育，要进行因人施教，如对老年病人进行健康教育时，由于其普遍认知水平与理解能力较弱，应对老年病人展开便于接受的个体化的健康教育指导。

（三）合理性的原则

对病人进行健康教育是有目的的、有计划、有组织、有评价的教育过程。在这一活动中，教学目标既是病人教育预期达到的结果，又是实施教育计划的行为导向。确定教育目标的目的是为护士在整个健康教育活动中提出教的标准和要求；确定学习目标的目的是为病人在整个健康教育活动中提出学的标准和要求。任何一个健康教育计划都必须有明确的目标，它是评价健康教育效果、检查工作质量的标尺。教育者在确定健康教育目标时，一定要综合病人生理、心理、社会、文化、精神等多方面因素，制定出符合病人实际情况、合理和可行的健康教育目标。目标的达成要循序渐进，切忌制定出过高、过难、一步到位、不易衡量与评价的教育目标。在进行健康教育后的不同阶段，应适时采用询问、观察操作、小测验、问卷调查等方式收集信息进行分析评价，以了解病人对健康教育内容的掌握程度，目标实现的程度，从而判断目标之合理性，为进一步修订健康教育目标，重审教育计划，改进教育方式提供依据。

（四）通俗性的原则

由于病人对健康教育内容的理解、掌握会不尽相同，在进行健康教育时，一定要使用大众化语言，通俗易懂，简单明了，生动形象。因为教育的对象是非专业人员，如果不注意语言的通俗性，而生搬硬套医学专业术语，必定会让病人费解，达不到健康教育目的。另外，还应注意使用有效的沟通交流技巧,针对不同个体,使用不同的语言技巧与交流方法,让病人产生高度的信任,从而愉快地接受健康教育,并按健康教育的要求去做。

(五)多样性的原则

在健康教育过程中,若仅采用单一的教育方式,病人会感到单调和枯燥无味,导致其接受健康教育积极性不高,所以应该采用多种形式的健康教育方式,如文字资料、图片资料、专题讲座、挂图、墙报、示范操作、电视录像等。例如,把"吸烟有害健康"的医学科学理论,通过墙报、视频、专题讲座的方式进行宣传,使烟民自觉采纳戒烟的行为,病人接受健康教育的兴趣和实效都将大大提高。除此之外,还可建立同病种病人互助小组,让病人能相聚并相互交流预防疾病、战胜疾病的经验。通过多渠道、多形式的健康教育,使病人学到更多的自我保护知识,加强医患配合,促进疾病早日康复。

(六)激励的原则

病人学习由于受兴趣、动机、求知欲的影响,学习态度和学习效果不尽相同。对健康教育有浓厚兴趣、有明确动机和良好求知欲的病人,其学习行为一定是积极的、主动的、自觉自愿的。健康教育就是要充分利用影响病人学习的积极因素,激发病人的学习兴趣,促进病人主动参与,所以必须坚持激励的原则,利用激励的手段激发病人的学习动机,提高病人的学习兴趣和求知欲,利用反馈机制对病人学习效果做出评价,肯定病人的学习效果,利用以往学习的经历和现实学习过程的每一点进步,激发病人的学习动机,形成良好的学习机制。

(七)病人家属参与原则

教育是教育者与病人互动的过程,病人及家属是否积极参与学习对教学效果有直接影响。对不能积极参与学习的病人,应把病人家属也作为教育对象,尤其对需要进行家庭照顾的病人。

三、病人教育的内容

随着健康教育理论与实践的不断发展,病人健康教育的内容也在不断扩展和深化。任何一种疾病或健康问题,既是生理问题,也是心理行为问题;既是医学问题,更是社会问题。概括来讲,病人教育应以健康为中心,围绕知、信、行三个中心环节,包括疾病防治及一般卫生知识的宣传教育、心理卫生教育和健康相关行为干预三方面内容。

(一)卫生知识宣传教育

传播卫生保健知识是健康教育者的一项主要任务,也是健康教育预期达到的第一层次的教育目标。由于疾病和健康问题的种类繁多,致病因素复杂,病人的个体差异,每一病种及其相关的健康问题均可组成一套完整的教育内容,如病因、危险因素控制、预防、治疗、康复、家庭护理、自我保健常识等;围绕医疗业务活动的教育内容主要有:就诊知识,各科常见病防治知识,各种流行病的防治知识,各种器械性治疗知识,各种检验、物理检查知识,合理用药知识,计划生育及优生优育知识,个人及家庭卫生常识。

开展卫生知识宣传教育的基本要点是:充分利用医疗保健服务的场所和时机,针对教育对象需求,选择教育内容,以最易理解和最易接受的方式将医学科学知识传递给人民群众。我国高血压联盟于2014年颁布的《中国高血压患者教育指南》指出,应针对不同人群对高血压有针对性的健康教育,同时也提出了医务人员应针对不同阶段的高血压病人进行教育的重点内容,具体内容见表 6-1-1 和表 6-1-2。

表 6-1-1　医务人员在不同阶段对高血压病人教育的重点内容

初诊时(诊断评估)	复诊时(明确诊断后)	随访时(长期观察)
高血压的危害	告知个体血压控制目标	坚持定期随访
高血压的危险因素	告知个体危险因素及控制	坚持血压达标
确诊需做哪些检查	降压药可能出现的副作用	坚持危险因素控制
家庭血压监测的方法	降压药联合应用的好处	如何进行长期血压监测
危险因素控制	尽量服用	如何观察高血压的并发症,如何进行自我管理

表 6-1-2　针对不同人群对高血压进行健康教育的内容

一般人群	高血压易患人群	高血压病人
什么是高血压	什么是高血压	什么是高血压
高血压的危害	高血压的危害	高血压的危害
高血压是"不良生活方式"疾病	高血压的危险因素	高血压的危险因素,什么是靶器官损害和临床并发症
哪些人容易得高血压	高血压伴心血管病危险因素的危害	高血压病人为什么要分为低危、中危、高危组进行管理
高血压是可以预防的	如何纠正不良生活方式	高血压的非药物治疗:限盐、限酒、控制体重、适度运动、缓解精神压力
什么是健康的生活方式	如何降低心血管病危险因素	常用抗高血压药物的种类、用法、注意事项、副作用、禁忌证
定期检测血压的意义	要特别关注自己的血压,每六个月监测一次血压	积极提倡病人家庭自测血压
关注自己的血压,成人每两年测一次血压	鼓励家庭自测血压	配合社区医务人员做好高血压分级管理,定期随访,高血压病人要长期服药治疗,加强自我管理,以降低心脑血管病的发生危险

（二）心理卫生教育

心理因素对疾病的发生、发展及转归有着重要的影响作用。良好的心理状态有利于调动病人的主观能动性,有助于稳定病情,延缓恶化,促进身心康复,提高病人的生存质量。在某些疾病如肿瘤、神经精神疾患的治疗过程中,心理卫生教育有其特殊的功效。因此,医护人员要研究患病心理,了解不同类型病人如急性、慢性、危重、濒死病人的心理问题和心理需要,制订具体的心理治疗、心理护理措施,给以必要的心理卫生指导,使病人在治疗和康复过程中始终处于最佳的心理状态。

心理卫生教育应掌握如下重点:

1. 教育病人正确对待疾病,帮助病人树立战胜疾病、早日康复的信念。

2. 针对不同类型病人心理特点和心理需求,介绍有关疾病防治知识和心理保健方法,消除异常心理和心理负担,提高自我心理保健能力。

3. 向病人家属及陪护人员进行保护性医疗原则教育,指导他们在精神上给病人以支持和鼓励,避免恶性刺激。

4. 对晚期病人及其家属开展临终关怀和死亡教育。

（三）健康相关行为干预

使其正视病痛,正视死亡,提高生活质量。在医院健康教育中,行为干预是指在传播卫生保健知识的基础上,有计划、有目的、有针对性地协助病人或有特定健康行为问题的人学习和掌握必要的技能,改变不良卫生行为习惯,采纳健康行为。这是医院健康教育与健康促进内容的深化,也是医院健康教育与健康促进活动应达到的高层次目标。

行为干预主要采用行为指导和行为矫正的方法,其主要内容包括以下 4 个方面。

1. 矫正个人的不良心理反应引发的行为。例如,对冠心病病人进行解除压力的放松训练,以控制 A 型行为。对因悲观、绝望心理导致拒绝治疗,产生自杀动机的癌症病人进行心理咨询和指导。

2. 矫正个人不良的行为习惯和生活方式,指导病人及其家属学习和建立新的健康行为模式,以降低疾病或意外伤害的危险因素。如针对糖尿病病人的膳食指导,戒烟及减肥训练。

3. 实施遵医行为指导,增强病人对医嘱的依从性。例如,与高血压病防治相关的遵医行为包括:定期测量血压;发现病情变化及时就医;遵医嘱坚持药物和非药物治疗。

4. 矫正卫生服务提供者的行为。提高医护人员的语言和非语言沟通技能,使病人更加易于理解和接受所提供的健康信息。

20 世纪 80 年代以来,国外医院已普遍开展康复训练、减肥训练、膳食指导、戒烟、戒酒、戒毒和药物滥用等内容的健康教育项目,以办培训班、自助小组、健康教育病床、咨询门诊等多种形式,由医生、护士及营养、心理、理疗、健康教育等多学科专业人员对教育对象进行行为指导或行为矫正。我国这方面的工作亦开始起步。

四、病人教育的程序

病人教育是健康教育者与教育对象之间相互沟通、相互作用的学习过程。病人教育程序的实质是做好健康教育的计划设计、实施与评价,这是病人教育走向科学化、系统化的一个标志。在临床实践过程中,病人教育程序与护理程序一样,是科学的思维方法与工作方法,二者步骤相同,相互关联。病人教育中的教育需求评估,正是护理评估的一个组成部分;病人教育的目标则是护理计划中的子目标。

（一）评估教育需求

评估教育需求,就是通过调查分析,了解教育对象需要学习什么知识或者获得何种技能的过程,这是实施健康教育的必要前提。

1. 评估内容

（1）有关疾病或健康问题的知识水平。

（2）有无学习的动机。学习动机来自于学习者的主观需求,如果学习者不相信他有掌握某种知识的必要,他就会对教育活动持抵制态度;如果没有学习者的积极参与合作,就不会制订出有实际意义的教育目标。

（3）学习者的学习能力包括文化程度,阅读能力、体力及运动能力等。

（4）环境因素,包括家庭及社区环境,促成及强化因素。

2. 评估方法

（1）直接评估——从与教育对象谈话中直接获得。

（2）间接评估——观察教育对象的非语言表现、阅读病历、分析病史及其健康影响因素。

随着病情的发展与转归,病人的健康教育需求亦在发生变化。例如,外科手术病人在入院后、术前、术后和康复期的心理状态和卫生知识、保健技能的需求均不相同。医护人员应不断评估病人的信息需求,调整健康教育内容与方法。

（二）进行教育诊断

在需求评估的最后阶段,根据取得的有关资料,做出教育诊断。即教育对象存在什么问题及导致该问题的原因。如通过交谈了解,判断出年轻母亲因缺乏婴儿抚养的经历而缺乏婴儿喂养的知识和技能。

（三）制订教育计划

根据教育诊断制订教育计划,其核心是确定教育目标。由于教育对象的文化水平、学习能力、健康价值观及对自身健康的责任感等不尽相同,因此,即使是同一病种的病人,对其制订的教育目标可能极不相同。

学习目标一般分为三类:

（1）认知——对健康信息的理解和接受。

（2）情感——健康相关态度的形成或改变。

（3）技能——掌握和运用某操作技术的能力。

例如,糖尿病住院病人的学习目标:知识——糖尿病对机体的危害,胰岛素对控制糖尿病的作用;态度改变——接受患病的事实,承认自我保健的责任;技能——如何进行尿糖自检,如何注射胰岛素。根据学习目标则可确定教育内容、教学方法和教学活动。

（四）实施教育计划

根据教育计划实施健康教育活动。为了保证计划的完成,提高教育对象的学习效果,应注意以下几点:

1. 注重信息的双向沟通,让病人有机会提问,并给以满意的答复。

2. 适当重复重点内容,以不同方式不断加以强化。

3. 使用适宜的教育辅助材料,增强教育的参与性、直观性和趣味性,提高学习兴趣,减少学习阻力。

4. 适当组织病人及病人家属集体学习,利用群体动力,提高健康教育效果。

（五）教育效果评价

在病人教育过程中，不断评估进展情况，一旦发现问题，可以及时修订计划，调整教育内容和方法；在教育进行到一定阶段的时候，以行为观察、口头或书面问卷、填写评价表等方式评价教育目标是否达到，预期的行为改变是否发生。

（刘华平）

第二节 病人教育的常用方法

病人教育是从整体上对病人的行为及生活方式进行干预。病人教育的方法很多，护士可以根据教育的目的选择适当的教育方法：如果目的是增加受教育者的知识，可应用讲授、分发阅读材料、讨论等方式；如果要改变受教育者的态度，可应用小组讨论、角色扮演等方式；如果要帮助受教育者获得某种技能，则可用示教、角色扮演等方法。

一、讲授法

讲授法是广泛应用于各种教育的主要方式，它通过护士的语言系统把知识传授给学习者。护理健康教育讲述主要是针对病人或健康人群，通过集中讲授某一专题的健康内容，达到向学习者传递相关知识的目的，为学习者的观念、态度和行为的改变打下一定的基础。适用于受教育者人数较多，需要了解某种基本知识或邀请专家举行专题讲座时。例如，对糖尿病病人集中讲授糖尿病基础知识和自我护理方法。

（一）运用讲授法的基本要求

1. 了解学习者 讲授的目的是说服学习者接受教育内容。要做到这一点，护士首先必须了解学习者，这包括：他们是谁？背景如何？为什么来听？他们对主题了解多少？学习者有何需求等。对学习者了解越多，讲授越有针对性，成效就越好。

2. 充分准备讲稿 讲稿是讲授的依据，要准备一份好的讲稿，首先要熟悉讲述的内容，拥有大量翔实的信息。一般讲稿的结构可分为前言、主体和结论三部分。经验不多的护士往往要将讲稿的全部内容详细写出来，同时列一份讲课提纲。为提高讲授效果，有时要采用幻灯、投影、图片、表格等。

3. 运用讲授技巧 讲授主要通过语言和肢体语言的表达来实现。语言表达可用速度（与听者的思维一致）、语调（调动激情）、音量（让所有的学习者听到）、吐字（清晰）、停顿（控制节奏）五个要点加以控制效果。肢体语言是用身体的动作表示某种意义，具有替代、辅助、表露、调适的功能，可增强语言效果。肢体语言包括姿势（稳重）、手势（适当）、活动（有目的性）、眼神与表情（与学习者保持接触）、着装（得体）五个方面。

4. 留有解答时间 讲授阶段一般是单向交流，而讲授过程往往是双向交流，即讲授过程中特别是讲授后，要留出时间给学习者答疑。答疑可采用课堂即时提问的方式，也可让学习者将问题写在纸条上交给护士，护士收纳总结后一并回答。

（二）优点

1. 易组织并适合各种大小的团体。

2. 能在有效的时间内,将知识系统完整地传授给许多学习者。

（三）缺点

1. 单向沟通,讲授者无法准确了解听众对讲授内容的反应。

2. 人数太多时无法达到预期的效果。

3. 学习者缺少参与机会,影响学习者意见和需要的表达,不易引起学习兴趣。

（四）注意事项

1. 做好授课准备,如预先了解听众的年龄、疾病、健康需求等资料;编写讲义;注意授课环境的布置,如照明、通风、避免噪声及视听教具的使用等。

2. 讲授者必须具有相当好的专业知识及讲授能力,授课内容简明扼要,并运用授课技巧,如注意使用提问等方式及时获得听众对内容的反馈。避免和克服不良的讲课方式,如条理不清,东拉西扯;只顾低头念讲义等。

3. 注重授课效果评价,如授课结束后鼓励听众发问,提出意见和建议。

二、小组讨论法

讨论法是针对患有同种疾病以及愿意参加活动者,以小组或团体的方式所进行的健康信息的沟通及经验交流。病人就共同关心的问题展开讨论,各抒己见。小组一般由 3 人以上组成,共同参与某一健康问题或主题的讨论。通过小组学习者的共同学习,以获取疾病相关知识,扩大个人的经验范围,加深对某一健康问题的认识及理解,以刺激其态度及行为的改变。护理人员在讨论式的健康教育中,充当组织者及引导者。一般在讨论开始时介绍参加人员及讨论主题,在讨论过程中注意调节讨论气氛,在即将结束讨论时应当对讨论结果进行简短的归纳与总结。

小组讨论法的实施步骤为:第一步,明确讨论主题,拟定提纲;第二步,选择同类人群,组成讨论小组:从特定的人群中,选择 6~8 名具有类似背景和经验的人组成一组;第三步,选择和培训记录员、观察员;第四步,选择合适的时间和地点;第五步,安排利于面对面交谈的座位。

应用小组讨论法进行病人教育,不但适合于医院,也适合于社区。有条件的医院可建立社区病人教育活动小组,这将对巩固病人的医院治疗效果,促进病人的健康起到积极的作用。

（一）优点

1. 所有人员共同参与讨论。大家对某一问题根据自己的经验和判断提出自己的看法或意见,相互学习,以获得较为丰富的知识。

2. 适用范围广泛,如高血压病人的居家护理、糖尿病病人的自护训练、社区妇女的婴幼儿喂养知识讨论等。

（二）缺点

1. 小组的组织和讨论费时。

2. 讨论过程中可能会出现不平衡现象,有人可能过于主导,而有人则较少地参与到讨论中。护理人员应作为指导者根据讨论的方向控制局面，以免个别学习者操控讨论会。

3. 有时会出现小组讨论离题现象，以致应该讨论的问题没有达到良好地解决。

（三）注意事项

1. 小组讨论的人数　小组人数以 6~8 人为最佳，最多不要超过 15 人。

2. 应选择年龄、教育程度、健康状况等背景情况相似的人组成同一小组。

3. 讨论前通知讨论的主题，并拟定出讨论的基本内容。

4. 选择的讨论场所应便于交流。

5. 准备相关视听教具。

三、参观法

参观法是根据一定的目的，组织学习者对一定的场所进行现场观察、研究，从而获得知识和感受的一种教学方法。参观法的作用是，有效地使学习与实际结合起来，扩大眼界，熟悉环境，更好地配合所学知识，在接触实际过程中，受到教育和启发。参观法也有一定的不足之处，即容易受条件限制，不易找到合适的参观场所。对住院病人或家属，一般可通过以下的参观项目，开展护理健康教育。

（一）入院教育参观

入院健康教育是医院健康教育最基础的内容之一。护士在向病人介绍医护人员、病友及环境后，应引导学习者及家属参观医护办公室、护士站、病房、污物室及大小便标本放置处等地方，并告诫其勿随便进出治疗室、换药室等无菌场所。

（二）监护室参观

对重大手术后需要进行监护的病人及家属，术前可安排参观监护室或观看图片，以熟悉监护环境及各种管道的用途，介绍监护过程中的各种注意事项，了解有关仪器的使用及作用。

（三）展览性参观

有条件的医院可设立一些小型的专科疾病健康教育展览室，既可供病人及家属参观学习，又可作为疾病的健康教育场所。社会举办的有关健康教育大型展览，在可能的情况下，也可推荐病人及家属前去参观。

四、展览法

展览法是综合利用各种形式进行传播活动的一种科学普及教育手段，包括专题展览、综合展览、图片展览等。医院利用展览法进行病人教育是一种十分理想的方式，特别是一些专科医院或专科病房。例如，在肿瘤医院设立抗癌知识展览，在小儿病区设立儿童疾病预防知识展览，在产科门诊设立孕期卫生保健展览等。

（一）运用展览法的基本要求

1. 展览要调动文字、图片、实物、语言、灯光、布景等各种艺术和技术手段，使展览内容具有丰富的展现力。医院健康教育展览可能受到条件的限制，但至少应具有文字、图片、语言、实物等几种表现形式。

2. 展览重点要突出，围绕主题布置展览。例如，糖尿病护理展览，要紧紧围绕糖尿病的病因、影响因素及应采取的护理对策布展。

3. 展览布置要简便、实用。

4. 展览要配合讲解及答疑。学习者参观展览要有固定时间,由专业护士担任讲解员。对参观过程中不理解的内容,护士要及时给予答疑。

（二）优点

1. 形象、直观、动静结合、教育面广。

2. 参观者身临其境,一目了然,能够收到很好的效果。

（三）缺点

1. 制作技术要求较高,花费较大。

2. 需要一定的时间和空间。

五、演示法

演示法是护士配合讲授或谈话,将实物、标本、模型等教具展示给学习者,或向学习者作示范性实验,来说明和印证所传授的知识或所示教的技能。其作用是,能够使学习者获得感性认识,加深对知识的理解,形成正确、深刻的印象,引起兴趣和注意力,巩固所学知识。例如,护士在呼吸科门诊向病人进行吸入性药物装置的演示宣教;护士对膀胱全切病人及家属演示造口袋的使用;护士为糖尿病病人示范胰岛素的抽吸及注射技术,胰岛素笔的正确使用和血糖仪的操作方法等。

（一）运用演示法的基本要求

1. 学习者能够看到演示的对象,并尽量听到、嗅到、触到。例如,指导糖尿病病人进行胰岛素注射法,首先要让学习者看清胰岛素药瓶、注射器及包装等,可让学习者持注射器在模拟人上或自己身上试扎,演示过程的每一步也要让学习者看清楚。

2. 学习者注意观察演示内容的主要特征,告诉学习者观察什么、注意什么,同时提出问题,把学习者的注意力引导到演示的目标事物上去。

3. 要提示学习者观察演示事物的变化、发展和活动情况,以便获得完整深刻的印象。

4. 演示过程中要适当配合讲授,引导学习者观察和思考。演示结束后,应做出明确的结论。

（二）优点

1. 学习者有机会将理论知识应用于实际,以获得某项技巧或能力。

2. 可根据学习者的具体情况安排示范的速度,也可根据实际情况安排重复示范。

（三）缺点

1. 有时示范所用的仪器较昂贵且不易搬运,所以不能适用于所有场所的教学。

2. 有时教学场地也有所限制。

（四）注意事项

1. 示范时,动作不宜过快,应将动作分解,且让所有参加者均能看清。

2. 鼓励所有参加者全部参加练习。

3. 如所示范的内容较复杂,则可事先利用视听教具,说明此项操作的步骤和原理,然后再示范。

4. 安排一段时间让参与者有练习的机会,并让示范者在旁边指导。

5. 示范者在纠正错误时,切忌使用责备的口气,了解学习者的困难,并详细说明错误的地方。

六、视听教材的应用

视听教材是利用有关教具,如单页材料、小册子、录像、幻灯等,使学习者在最短的时间内对某一教学内容有所了解。通过使用视听教材,可以提高病人及家属的学习兴趣。常用的健康教育方法包括:单页宣传材料或折叠卡、挂图、投影、幻灯、电影和电视等。

(一)单页宣传材料或折叠卡

这种宣传材料成本低,可大量印刷,有选择性地分发给所需的人。例如,在门诊可以摆放此类宣传材料,供候诊时病人或家属自由阅读。

(二)挂图

挂图主要用来说明内容,使内容更直观、更具体,一般挂图的文字较少,需要有讲者在旁边说明或解释。使用挂图时,听众的人数一般不要超过 30 人,应用挂图应配合教育内容,同时注意听众的反应,并可根据挂图的内容引导听众讨论。

(三)投影和幻灯

单纯应用投影和幻灯法一般不容易达到教育的目的,通过与讲授法的配合使用,既可增加讲授的效果,又能充分发挥投影和幻灯的作用。这种配合可以讲授法为主,只在必要时才播放一些投影或幻灯片;也可以投影、幻灯为主,讲授只是对画面做的一些必要的说明。另外,使用投影、幻灯开展要有一定的场所,组织特定的学习者观看。如果医院有条件建立健康教育展览室,配合展览等其他教育形式使用投影和幻灯,将受到更好的效果。

(四)科学的影视短片

几乎所有的护理健康教育内容都可以通过电影或电视的手段加以表现,但由于需要相当的制作费用以及考虑到观众的广泛性,电影、电视健康教育题材,一般要选择那些适应广泛,为大众急需的题材。由于电影电视具有广泛的观众,影响极大,介绍任何知识和技术都必须是成熟的、可靠的,对尚无科学定论的理论和技术一般不做介绍。

七、电信与互联网法

随着我国电信事业的发展,目前我国通信设备及网络已达到了较高的水平,移动电话已成为人们交流、沟通、联系的最重要的工具之一。

(一)电话

使用电话等通信工具开展健康教育咨询有着十分便利的条件,可随时保持护士与教育对象之间的密切联系。例如,护士利用电话对心脏术后出院病人进行随访,对其进行用药和运动指导。医护人员还可以把相关的健康教育内容留在学习者及家属的手机上或通过电信短信息为教育对象服务。

(二)互联网

医护人员可以通过互联网电子信箱等方式向群众发布健康教育信息。另外,某些医院已开辟了独立的健康教育相关的网站或网页,方便学习者学习。病人还可以通过浏览健康类网站,进行健康教育知识的学习。例如,"中国公众健康网"。该网站是国内首个面向中国公众的、公益性的、非营利性的科普健康网站,由中华医学会、中国药学会、中华预防医学会、中华中医药学会、中国社区卫生协会等多家协会共同参与并进行知识内容的维护与更新。平台主要健康资源包括:3200 种常见多发病知识、1300 余种药品知识、8349 位知名医生信息、300 多部科普图书信息等。

（三）通信 / 社交软件的公众推广平台

近几年,通信 / 社交软件的公众推广平台在病人教育中的应用越来越受到医护人员的关注。通过通信 / 社交软件的公众平台强化病人教育是构建医院和病人交流平台的有效途径,具有免费、便捷、传播快等特点。常用的通信 / 社交软件的公众推广平台主要有微信、QQ、网易等。

以微信为例。微信（WeChat）是腾讯公司于 2011 年推出的可以发送文字、对讲、视频聊天、图片等的智能手机应用。在"互联网 + "思潮的引领下,微信以其主动实效的特性,深入诸多行业和领域,得到了广泛的应用和研究。近几年,微信平台在护理健康教育中也得到了广泛的应用。研究证实,通过微信公众平台强化健康教育,是构建医院和病人交流平台的有效途径。例如,有学者将微信平台应用在宫外孕病人健康教育中,利用推送信息,一对一解答等方式,提高了病人对疾病的认知程度和遵医行为。另有学者运用微信群聊和一对一聊天功能进行健康教育,提高了奥沙利铂周围神经毒性病人治疗的依从性。微信点对点的信息推送方式,使得护理人员在对病人进行健康教育时更有针对性,更加有成效。

（四）健康教育类手机软件应用程序

随着移动互联网技术的发展和智能手机普及率的提高,我国已成为仅次于美国移动终端的第二大手机软件应用程序（APP）的国家,以健康教育、健康信息分享、移动医疗等为主要业务功能的医疗 APP 发展迅猛。

APP 软件会定期推送个体化的康复指导知识、智能匹配用户信息形成患友圈,极富弹性地分析病人自我管理和对疾病相关知识的掌握情况,提高病人的自我管理能力和对疾病高危因素的控制,以及对日常生活不良习惯、随意停服药物、不按时进行复诊等进行康复指导,随时随地为病人带来健康指导。

APP 软件优势在于为在疾病的健康教育中应用移动 APP 软件可以弥补传统健康教育的缺陷,有效地提高健康教育的效果,提高病人的依从性和满意度;许多健康教育类 APP 软件的健康宣教内容简单易懂,病人比较容易理解,这对于病人自身的保健来说有着较大程度的帮助。对于有帮助的信息可以进行收藏方便病人反复学习。劣势在于缺乏专业性、存在安全隐患、缺乏政府监管及使用对象局限。

鉴于健康教育类 APP 软件的不足之处,有学者建议由专业医护人员进行编辑和审核,以加强内容的可靠性和真实性。其次,政府应将此类软件纳入监管范围,加强对其运行等方面的管理。在健康教育方面内容应更多元化,增加视频健康教育的模式,由授课经验丰富的医护人员主讲,对于无法理解的问题病人可以留言等待回复。但这种方式对于是否可以增进医患之间的互动,提高健康教育的效果有待考证。

健康教育类 APP 软件应用新进展

近几年,健康教育类 APP 软件在临床多种疾病的健康教育方面的应用中收到了较高的病人满意度。如哮喘、孕期保健、糖尿病的管理等方面。糖尿病 APP 软件对于人们健康自我管理方面体现出了巨大的优势。它是通过健康教育、数据采集、智能统计分析、血糖风险评估、在线咨询医生、健康管理师主动辅导等手段,给服务人群提供行为方式、饮食习惯等来提高糖尿病病人的自我管理能力,并且提高了医患之间的互动。在妇幼保健管理中使用 APP 软件得到了孕产妇广泛的认可,孕妇可以及时掌握自己的"孕情",并且架起了医患沟通的桥梁,重塑了服务流程,提升了服务质量。随访 APP 软件在经皮冠状动脉介入治疗术后康复指导中的应用,将手术流程及治疗护理相关信息提前告知病人,病人在术前可以系统了解重要信息和之后将要做的护理工作,有效地减轻了病人的焦虑和担心。

（刘华平）

第三节 病人教育效果的评价

计划评价是一个系统地收集、分析、表达资料的过程,旨在确定教育规划的价值,为健康教育计划的进一步实施提供依据。它是将病人教育结果与预期目标进行比较的过程,不仅能使我们了解健康教育项目的效果如何,还能对健康教育计划进行全面的检测、控制,最大限度地保障计划的先进性和实施的质量,从而也成为计划取得预期效果的关键措施,评价贯穿于整个健康教育项目管理过程的始终。

一、概述

（一）评价的性质

1. 评价是病人教育管理的重要组成部分,贯穿于健康教育项目的始终 健康教育项目的全过程包括计划设计、实施和评价产出。在这一过程中,评价最主要的作用是判定健康教育干预实施后是否实现目标,达到预期效果。另一方面,评价还需在计划设计和实施阶段进行,关注计划的科学性、可行性和适宜性,并对计划实施的进度和质量进行评估。

2. 评价的基本原理是和评价标准进行比较 评价是对某一特定的目标与一个可接受的标准进行的比较。评价本身是一种认识,是评价者对一定事实与自己的价值标准的认识,是评价者价值取向的直接反映。这种评价可以是自身的基线水平也可以是他人的成功事实。项目客观结果与预期目标的比较,实际实施情况与干预活动计划的比较等,这样才能找出差异、分析原因,修正计划、完善执行,使项目取得更好效果。

3. 测量是评价的重要手段　准确的信息是评价成功的保障。只有通过应用评价指标的定量、定性测量才能得出正确的评价结论。

（二）评价的目的及意义

1. 评价的目的

（1）确定健康教育计划的先进性与合理性：对于任何一项健康教育计划，都要考虑它是否符合病人的需要，在某一时间实施是否合理，教育的内容是否具有先进性。

（2）确定预期目标的达成度：通过评价，才能确定健康教育项目的预期目标达到的程度，判断预期目标是否部分实现、完全实现还是没有实现。

（3）确保教育质量：评价贯穿于健康教育过程的始终，通过不断地监测教育活动的过程，以建立和维护教育质量的保证体系。

（4）提出进一步的计划设想：健康教育计划并非一次就能完全达到预期目标，而是需要在不断的评价过程中，对教育计划进行重审，修订完善后才能达到预期目标。因此，评价可以帮助调整和修订计划。

2. 评价的意义　评价是健康教育计划取得成功的必要保障，能够科学地说明健康教育计划的价值，通过评价不断地改善计划，提供决策依据的管理工具，从而有利于评价结果可以科学地推广。

（三）目标评价分类

1. 目标完全实现　目标完全实现是指教育结果与教育计划中的预期目标一致，达到理想的教育效果，使预期设定的目标完全实现。例如，对于呼吸系统疾病的病人，有效地戒烟是一个重要的健康教育目标，经过教学活动，病人充分认识到了吸烟的危害，在规定的时间内戒烟，达到健康教育目标的完全实现。

2. 目标部分实现　目标部分实现是指教育目标只是部分实现，在短期内完全实现许多健康教育目标并非易事，也许病人只能在认识上有些改变，但行为上并不实践，或只在一定程度上有所改变。这种健康教育效果说明教育目标只是部分实现。例如，进行健康教育后，病人吸烟的习惯并没有完全改变，但是认识上已经有了提高，也采取了一些行动减少了吸烟量。这种认识和行为的部分改变也是健康教育所取得的成果。实际上，部分项目实现是健康教育比较常见的教学效果，这不仅是因为健康教育过程的复杂性，也是由于病人健康观念和生活习惯的牢固性。对目标部分实现的结果，要进行一定的评估，找出存在的问题，制定进一步的计划，以便目标完全实现。

3. 目标未能实现　目标未能实现是指实施健康教育计划后，病人在行为和态度上并没有取得任何效果。若未能实现目标，既不要一味埋怨病人，也不要轻易否定自己，要通过一段细心的观察，找出问题的根源并加以解决。

二、评价的种类

（一）形成评价

形成评价是对健康教育计划本身的评价。

形成评价的基本内容：

（1）根据对象的人群的需求及其他特点，健康教育干预计划的目标是否准确？表述是否明确？程度是否适当？

（2）干预策略是否清晰？是否具有针对性和逻辑性？干预措施是否有理有力？策略、措施和方法是否具有可行性？有无重要遗漏或缺陷？

（3）健康教育所涉及的人力、组织、工作机制、资源分配等是否足够与合理？目标人群能否方便地参与项目工作？

（4）健康教育干预措施实施所需要的信息反馈渠道是否畅通？相关信息处理的能力如何等。

（二）过程评价

过程评价起始于健康教育计划实施开始之时，贯穿于计划执行的全过程。完善的过程评价资料可以为解释健康教育的结果提供丰富的信息。在计划执行阶段，过程评价还可以有效地监督和保障计划的顺利实施，从而促进计划目标成功实现。

1. 过程评价的内容包括以下方面：

（1）针对个体层面的内容：哪些个体参与了健康教育项目？在项目中运用了哪些干预策略和活动？这些活动是否在按计划进行？计划是否做过调整？为什么？如何调整的？是否满意并接受这些活动？你是用什么方法了解目标人群的反应的？目标人群对各项干预活动的参与情况如何？项目资源的消耗情况是否与预计相一致？不一致的原因是什么？对上述各方面的改进建议。

（2）针对组织的评价内容：项目涉及哪些组织？组织间如何沟通？如何对参与的组织进行调整，该如何调整？是否建立了完整的信息反馈机制？项目执行档案、资料的完整性、准确性如何？

（3）针对政策和环境的评价内容：项目包含哪一部分的政策？在项目执行过程中有无政策环境方面的变化？

2. 过程评价指标　项目活动执行率、干预活动覆盖率、干预活动暴露率、有效指数、目标人群满意度、资源使用进度指标等。

（三）效应评价

效应评价是评估健康教育项目导致的目标人群健康相关行为及其影响因素的变化。与健康结局相比，健康相关行为的影响因素及行为本身较早发生改变，故效应评价又称为近中期效果评价。

（四）结局评价

结局评价通过改变行为来影响人们的健康，最终提高生活质量是健康教育的目的，结局评价正是着眼于评价健康教育项目实施后导致的目标人群健康状况乃至生活质量的变化。对于不同的健康问题，从行为改变到出现健康状况改善所需要的时间长短不一，但均在行为改变之后出现，故结局评价也常被称为远期效果评价，评价的内容主要为：

1. 疾病预防控制知识的掌握情况，尤其是对自己所患疾病有关知识的了解和掌握的程度。

2. 习惯行为的变化情况，如手术后下床活动情况、按时服药、预防感染。

3. 疾病预防控制效果的观察，如疾病的发病率、治愈率、病程的长短等。

4. 医疗秩序、环境卫生情况、医患关系等。

（五）总结评价

总结评价是指形成评价、过程评价、效应评价和结局评价的综合以及对各方面资料做出的总结性的概括，能全面反映健康教育项目的成功之处与不足，为今后的计划制定和项目决策提供依据。

知识拓展

糖尿病教育效果的评价

糖尿病教育课程必须经过严格、正确的评价，才能明确它是否有效和合理。根据美国的《国家糖尿病健康教育标准》，健康教育必须有明确的目标，必须进行持续性的评估、干预和再评估。评估的方法分为集体评估和单人评估。在美国的社区糖尿病的研究中，社区医务人员通过测定病人的基线静脉血监测空腹血糖值，在教育结束后通过问卷的形式接受集体评估。同时对一些生活经历、病情等方面比较特殊的病人进行单人评估，并为他们制定个人的教育计划。使用的工具为美国糖尿病健康教育协会等权威机构修订的评估表。这个评估表包含随访情况、生活方式、糖尿病自我管理情况、血糖控制情况和各项检查的结果等，通过比较教育前后的指标变化情况，对病人健康教育接受效果进行综合评价。

三、评价的内容

（一）学习需要评价

评价病人的学习需要是否得到满足，有无内容的遗漏或者病人有多种需要时，护士由于时间的限制只考虑对病情有较大帮助的需要，而忽略了解病人疑虑的需要，导致无法取得病人的信任，降低了病人的参与感等。

（二）教育诊断评价

教育诊断评价决定了教育的内容和范围，评价包括：

1. 教育诊断是否真正符合病人的学习需求。

2. 诊断是否有明确的目标。

3. 诊断排序是否合理。

（三）教学方法的评价

教学方法是否恰当直接影响到计划的成效。评价教学方法包括：

1. 教学的时机与场合是否恰当。

2. 教育者是否称职。

3. 教学材料是否适宜、准确和通俗。

4. 教学方法是否得当。

5. 教学进度与病人的学习兴趣如何。

（四）计划目标评价

目标是健康教育效果的标尺，包括：

1. 目标是否具体,可行。
2. 目标是否包含学习的三个领域。
3. 目标是否可观察、可测量。
4. 目标是否有时间顺序。

（五）知识行为评价

病人健康教育的最终目的是让病人做到知、信、行的改变。因此评价的重点是病人对知识的掌握程度、态度改变与否和行为的取向。知识是产生行为转变的条件,了解病人对知识的掌握程度,可以帮助预测其行为转变的可能性。态度是行为转变的前提,判断病人对健康和疾病的态度,可以帮助其行为发生本质转变。行为转变是健康教育要达到的预期效果,对行为进行评价有助于提高病人健康教育的质量。通过健康教育前和教育后的变化来了解病人的知信行之间的联系,检查现有计划项目是否有效,还存在哪些问题,目的是随时修正原有计划,改进工作,提高教育效果。

四、评价的方法

（一）观察法

观察法主要用于对病人行为及操作技能的评价,重点评价通过教育病人是否产生健康行为。此法常用于观察病人的非语言交流信息所表现情感方面的学习目标是否达到,即评价病人的态度和行为。

（二）直接提问法

直接提问法主要用于对病人知识掌握程度和情感方面的测评。直接提问的对象可以是病人或家属。直接提问使用开放式提问,让病人尽量地描述,以了解其对知识的掌握程度。尽量少用封闭式提问方法。对家属的提问可以帮助提问人员判断病人对健康教育内容的理解程度和家属对病人的支持程度。

（三）书面测验法

书面测验法指用问卷或者表格的形式对病人进行知识、技能和教育质量的测评,得出病人对健康教育的知晓率、技能掌握率和健康教育的覆盖率。

1. 知识测评　即用标准化问卷进行测评。护士可以根据教育计划的要求,将病人必须掌握的知识或应知应会的内容设计成测试问卷,确定评分标准。测试完毕,由护士进行评分,分析教育效果,改进教育工作。

2. 技能测评　病人掌握技能是一个复杂、连续的过程,它需要在护士的指导下,通过重复多次的操作练习,才能达到熟练掌握的标准。在对病人进行技能训练时,采用训练记录和书面评分法可以掌握病人的学习进度。

3. 质量测评　根据健康教育质量控制要求,建立健康教育普及率和合格率的达标标准,并用书面评分法确定抽检人数、抽检项目、抽检方法和评分表标准,并据此对抽检护士或科室进行质量评价。

4. 表格式评价　为便于随时评价病人健康教育效果,可将健康教育计划的有关部分列成表格。护士完成教育内容后,在表格的评价栏目上打勾,评价病人对知识和技能掌握的程度。护士长可不定期地抽查护士的健康教育质量。

影响糖尿病教育效果的因素

除了取决于施教者的素质外,很大程度上取决于病人本身。改变病人的生活方式如饮食结构、饮酒、吸烟等习惯,较单纯让病人服药更为困难。研究表明病人的语言能力、人种、性别、年龄、文化程度、社会经济状况、教育的形式、对媒体的接触情况、职业和糖尿病疾病状况等是影响糖尿病健康教育的重要因素。老年病人往往借助药物治疗来控制病情,更加依赖医生和护士的诊断和护理,很难通过教育来提高自身的疾病应对能力。许多因素包括社会、生活环境、病人心理状态都将影响病人对治疗的顺应度,专家指出病人对于糖尿病治疗和教育的服从情况主要基于他们对疾病和治疗的认识,即所谓"健康信任"。

（刘华平）

第七章 护理科研设计与论文写作

第一节 文 献 检 索

文献检索是护理研究中不可或缺的一个重要环节。研究者通过文献检索,能够获取在该研究领域及相关领域中他人以往的研究成果、经验,研究的现状、进展及趋势等重要信息,从而帮助研究者确定自己课题的研究问题,明确研究目的,形成理论框架,制订研究计划。文献检索应贯穿于研究的全过程,只有这样才能为所选课题奠定基础,并不断地与相关的研究结果进行比较分析。

一、概述

(一)文献的概念和类型

文献是记录知识和信息的载体。其中知识或信息是文献的实质内容,载体是文献的外部形态,记录是两者的联系物,是文献的基本特点。记录的方法可以是文字、图形、符号、声频、视频等形式。记录常见的载体可以是纸张、胶片、磁盘、光盘等。记载着人类所获得的医学知识的文献称为医学文献。

文献的类型很多,并有着不同的划分方法和标准:

1. 按文献发布的类型划分 常见的有图书、期刊、报纸、特种文献、电子文献。

2. 按文献载体的类型划分 可分为印刷型、电子型、声像型、书写型和缩微型。

3. 按文献内容的加工深度和内容性质划分 常分为一次文献、二次文献、三次文献和零次文献四个级别。①一次文献又称原始文献,主要指原始论著、期刊论文、学位论文、专利文献、科技报告、会议文献等,具有创造性、原始性和分散性,是最基本的文献类型,是产生二次、三次文献的基础,是文献检索的主要对象。②二次文献即检索工具,是对一定范围内的无序、分散的一次文献进行加工、整理和编排,以供读者检索所形成的文献。包括书目、索引、题录、文摘等检索工具,提供查找一次文献的线索。二次文献具有汇集性、工具性、综合性和系统性等特点。③三次文献是科技人员在充分利用二次文献的基础上对一次文献做出系统整理和概括的论述,并加以分析综合编写而成的概括性文献。主要包括综述研究、参考工具书、文献指南三种类型。④零次文献是指未经发表或进入社会主流、未经系统加工整理的最原始文献,如书信、实验记录、调查材料、科技人员口头交流等,是一次文献的素材,对一次文献的形成具有重要作用。

（二）文献检索和检索工具的概念

文献检索是指将文献根据其外表特征（即标题、著者、来源、卷期、文种等）或内容特征,按照一定的方式编排并储存在一定的载体上,通过一定的方法,从检索系统中查出我的特定文献的过程。所谓的检索系统包括手工检索工具、计算机检索的数据库和网络化信息检索的硬件设备与软件系统。检索工具是按一定学科、一定主题进行收集、整理相关文献,并给文献以检索标识的工具,具有存储、检索和报道信息的功能。

（三）文献检索的方法、途径

1. 常用的检索方法　包括:①顺查法:按时间顺序由远到近逐年查找文献的方法。例如,创伤后应激障碍的诊断始见于 1980 年美国《精神障碍诊断与统计手册》第三版,因此检索此课题要从 1980 年往后查找。该方法漏检率低,能系统、全面地了解某研究课题的过去、现状以及发展趋势和演变过程,但劳动量较大,费时。②倒查法:按逆时间顺序由近到远逐年查找文献的方法,能短时间内了解某课题的最新的研究动态,但易造成漏检。③抽查法:集中逐年检索学科发展高峰时期及其前后阶段,能在较短时间内获得较多的文献资料,基本掌握学科情况。④追溯法:是利用已有文献后面所附的参考文献进行追溯查找的方法。它的优点是在没有检索工具或检索工具不齐全的情况下,根据原始文献所附的参考文献检索相关文献,较切题,但有片面性,漏检率高,知识多数较陈旧。⑤综合法:又称交替法或循环法,是联合运用上面所述多种方法获取文献的方法。既利用检索工具,也利用文献后所附参考文献进行追溯,两种方法交替使用,可获得一定年限内相当的文献资料线索,并能节省检索时间。

2. 常用的检索途径有　依据文献的外表特征和内容特征可分为:①书名途径:根据书刊的名称来进行检索;②著者途径:根据文献的著者姓名来查找文献;③序号途径:通过文献号码检索文献;④分类途径:通过索引、分类号或类别来进行检索;⑤主题途径:根据文献的主题索引来检索文献;⑥关键词途径:根据文献篇名或内容中有实质意义、能表达文献主要内容起关键作用的词或词组抽取出来作为反映文献内容的关键词查找文献。

（四）文献检索的检索步骤

读者应制订相应的检索计划或方案即检索策略,指导整个检索过程。一般包括以下几个步骤:

1. 分析检索课题,明确检索目的　检索目的不同,对检索要求不同。护理人员应用检索文献有以下 3 个目的:①以应用循证护理证据解决具体临床问题为检索目的,此种情况下,应在检索前,首先根据循证护理实践提出病人特定的临床问题,采取 PICO 格式构建问题,然后根据 PICO 策略进行检索。P（population）为特定的人群,I（intervention）为干预措施,C(comparison)为比较,O(outcome)为结局。②以系统评价为目的,则更强调检索的系统、全面和无偏倚,应尽可能提高检索的查全率,不必过分强调检索的精确性,但仍需兼顾查全率和查准率之间的平衡。③以研究为检索目的,此时,检索信息来源主要为3个方面,即已发表文献、灰色文献、未发表信息。

2. 选择检索工具,制订检索策略　不同的检索工具,其检索的方法和途径也不同。应根据课题研究的特点和检索目的制订检索策略,包括检索手段、检索工具或检索系统及数据库、检索方法,以及对检索范围如专业、时间、语种和文献类型等的限定。其中最关键的是确定检索标识,如关键词、主题词、分类号、著者、著者单位等,由检索标识按布尔逻辑运算关系组成检索式。

3. 利用检索工具进行试验性检索和正式检索　检索时需根据检索目的来选择检索策略的敏感性和特异性,根据检索的实际情况适时修改和调整检索策略。

4. 获取原始文献　检索的结果有两种可能性,一种是文献线索,另一种是全文。如果是前者,则要对文献线索进行整理,并对其与课题的相关程度进行分析,如果相关程度较高,则可通过各种方法获取全文,如利用本地馆藏资源、在线获取全文、互联网免费资源、馆际互借或向原文著者索取全文。

知识拓展

布尔逻辑运算符

布尔逻辑运算符是用以处理多个检索词之间的语义关系,包括以下3种:①"与":词语之间具有交叉或限定关系,以"与"连接的词语全部出现,检索结果才符合条件,常用符号为"*、AND、&",其作用为缩小检索范围,提高检索信息的查准率。例如:检索"糖尿病病人发生血栓事件的可能",可用"糖尿病 AND 血栓"。②"或":词语之间具有并列关系,以"或"连接的词语中有任意一个出现,检索结果即符合要求。常用符号为"+、OR|",某些数据库使用",表示,其作用为扩大检索范围,提高检索信息的查全率。例如:检索"慢性支气管炎",可以用"慢性支气管炎 OR 慢支炎"。③"非":具有不包含某种概念关系的一种组配,常用符号为"-、NOT!",其作用为缩小检索范围,从检出文献中剔除部分文献,增强专指性,提高查准性。例如:检索"高血压(hypertension)",但不包括"肺动脉高压(pulmonary hypertension)",可以用"hypertension NOT pulmonary"。

二、常用中文医学文献检索数据库

(一)中国生物医学文献数据库

中国生物医学文献数据库(China BioMedical Literature, CBM)是中国医学科学院医学信息研究所开发研制的文摘型医学文献数据库。该数据库收录了我国1978年至今出版的1600多种生物医学及其相关期刊、汇编、会议论文的文献题录与文摘。该数据库涵盖了印刷型检索工具《中文科技资料目录》(医药卫生)分册的所有题录,内容涉及基础医学、临床医学、预防医学、药学、护理、中医学、中药学等。CBM 检索系统与美国 MEDLINE 光盘检索系统及相应的 PubMed 网上检索系统具有良好的兼容性。系统建有主题词表、分类表、期刊表、索引词表等多种词表辅助检索功能,可从主题词、关键词、分类、著者、刊名等多种途径进行检索,还可以进行截词检索、通配符检索及各种逻辑组配检索。

（二）中国知网

中国知网（China National Knowledge Infrastructure,CNKI）是国家知识基础设施的概念,CNKI 由清华大学、清华同方发起,始建于 1999 年 6 月,采用自主开发并具有国际领先水平的数字图书馆技术,建成了世界上全文信息量规模最大的"CNKI 数字图书馆"。中国知网的数据库有《中国学术期刊网络出版总库》《中国学术期刊全文数据库》《中国博士学位论文全文数据库》《中国优秀硕士学位论文全文数据库》《中国重要会议论文全文数据库》《中国引文数据库》《中国专利全文数据库》等多个数据库。内容覆盖自然科学、医学、人文社会科学等各个领域,文献类型有期刊论文、博硕士学位论文、会议论文、报纸、年鉴、百科、词典、专利、标准、图片、统计数据等。中国知网提供快速检索、高级检索、专业检索、著者发文检索、科研基金检索、句子检索和来源检索七种检索方式。

（三）维普中文科技期刊数据库

维普中文科技期刊数据库是我国最大的数据期刊数据库,由科技部西南信息中心、重庆维普咨询有限公司 1989 年创建,是我国第一个文献信息光盘数据库。它收录了 1989—1999 年出版的 7000 余种期刊和 2000 年后出版的 12 000 多种期刊,并以每年 200 万篇的速度递增。基本容纳了国内全部自然科学、工程科技各领域及部分社会科学领域的文献,共分为 5 个系列、36 个专辑、200 个专题,按季出版题录和引文索引版光盘,并提供按每月更新的镜像数据库服务,提供五种检索方式:一般检索、传统检索、分类检索、高级检索、期刊导航,十个检索入口:题名或关键词、题名、关键词、著者、刊名、第一著者等。

（四）万方数据资源系统

万方数据资源系统是由中国科技信息所提供数据,万方数据集团公司加工建库的综合信息服务系统。主页上有 5 个检索入口,即数字化期刊、学位论文全文、会议论文全文、科技信息及商务信息。"数字化期刊系统"主要有 3 种检索途径:刊物查询、论文查询和引文查询。

三、常用英文医学文献检索数据库／系统

（一）Medline 光盘数据库检索

Medline 光盘数据库检索是由美国国立医学图书馆（NLM）生产的国际性生物医学文献书目数据库,是当今世界上最有权威的生物医学文献数据库。其内容包括 Index Medicus（医学索引）、International Nursing Index（国际护理索引）、Index to Dental Literature（牙科文献索引）等三种索引,收录了 1966 年以来 1000 多万条文献记录。每月平均入库记录近 4 万条,收录的期刊近 4500 种,以题录和文摘的形式进行报道。

Medline 光盘数据库检索功能很强,检索途径多,检索者可根据各种已知线索直接进行检索,如自由词、主题、著者姓名、刊名缩写、国名等。其中自由词检索可选择有实质意义的自由词,在 Search 状态下直接输入进行检索。Medline 的主题词称为 MeSH 词（Medical Subject Headings）。在输入主题词后,可在系统自动显示的副主题词表（Subheading）中选择适当的辅助题词进行限定。

（二）pubmed

pubmed 是由美国国立医学图书馆（NLM）下属美国生物技术信息中心研制的基于Web，用于检索 Medline、PreMedline 数据库的网上检索系统，具有收录范围广、检索结果新、检索功能强、链接广泛、上网免费检索等特点。

（三）Embase 数据库

Embase 数据库即荷兰医学文摘，由爱思唯尔推出，涵盖了整个临床医学和生命科学的广泛范围，是最新、被引用最广泛和最全面的药理学与生物医学书目数据库。Embase（1974年以来）的 1100 多万条生物医学记录与 700 多万条独特的 Medline 的记录相结合，囊括了70 多个国家 / 地区出版的 7000 多种期刊，覆盖各种疾病和药物信息，尤其涵盖了大量欧洲和亚洲医学刊物。

（四）Cochrane 图书馆

Cochrane 图书馆（Cochrane library）由 Cochrane 国际协作网发行，其主要内容包括以下几方面：①Cochrane 系统评价数据库（Cochrane Database Of Systematic Review, CDSR）：收集协作网 49 个 Cochrane 系统评价组在统一工作手册指导下对各种健康干预措施制作的系统评价，包括全文和研究方案。②Cochrane 临床对照试验注册数据库（Cochrane Controlled Trials Register, CCTR）：包括收录和注册的随机对照实验（Randomized Controlled Trail, RCT）和临床对照试验（Clinical Controlled Trial, CCT），还包括全世界 Cochrane 协作网成员从有关医学杂志会议论文集和其他来源中收集到的 CCT 报告。③疗效评价文摘数据库（Database Of Abstracts Of Reviews Of Effects, DARE）：该数据库非 Cochrane 系统评价（非Cochrane 协作网成员发表的普遍系统评价）的摘要和目录，是对 Cochrane 系统评价的补充。④Cochrane 方法学数据库（Cochrane Methodology Database）：用于系统评价所发表的方法学研究。⑤其他信息源（Other Sources Of Information）：包括 Cochrane 各实体组织、卫生技术评估数据库等。目前出版的 Cochrane 图书馆有光盘版和网络版，检索类似 MEDLINE，可采用Mesh、自由词等进行检索。输入网址 http://www.thecochranelibrary.com，即可进入网络版检索界面。

（五）CINAHL

CINAHL（Cumulative Index to Nursing and Allied Health Literature）收录来自美国国家护理联盟、美国护理学会、国际护理联盟组织、全球英文护理专业期刊及选录自 Index Medicus 中有关护理文献的资料。共计逾 3000 种期刊，涵盖 1981 年至今，专题包括护理学、心理学、行为科学、生物医学等领域的博硕士论文、期刊、书籍、会议记录和医疗准则等文献。CINAHL 所收录的护理健康领域的期刊中有逾 1000 种是 MEDLINE 没有收录的。

（胡蓉芳　姜小鹰）

第二节 科研设计基本方法

一、概述

（一）研究设计的概念

研究设计是科研工作中很重要的一个环节,研究者在课题实施前,根据研究目的选择合理设计方案,用以指导研究过程的步骤和方向,目的在于得到理想和可信的研究结果。研究设计可使抽象的研究目的具体化,形成研究方案,指导研究工作者有计划地收集资料,归纳和分析资料,最后完成研究目的。良好的研究设计是实现良好科研的基础。

（二）研究设计的基本要素

一份完整的研究设计须涵盖主题名称、研究目的及方法、研究对象与场所、选样方式、资料收集、观察指标等内容。

1. 处理因素　指研究者根据研究目的欲施加或观察的、能作用于研究对象并引起直接或间接效应的因素,又称实验因素。处理因素可以是研究人员主观施加的某种外部干预,如使用或不使用某种护理措施等,也可以应用某种自然条件如不同季节或不同区域等因素,如调查我国冠心病的流行情况,其中地域、季节就可作为该研究的处理因素。

2. 研究对象　指在研究中接受处理并作为实验观察的人、动物或其他实验材料,是处理因素作用的对象。研究工作中的研究对象亦称为样本。选择研究对象时应注意以下几点:①研究对象要有严格的纳入标准与排除标准、所在地域、时间等。例如,研究某项护理措施对糖尿病病人的干预效果,为了保证研究对象的同质性,排除混杂因素对结果的干扰,研究对象的选择需要有限定条件,如只选年龄 18~80 岁、意识清楚、在某市居住半年以上的2 型糖尿病病人,排除急性并发症如感染、酮中毒、严重糖尿病肾病、眼底病变等。②保证足够的样本量,在设计时做好适量样本量的估计,一般采用统计学方法或经验法来估计样本量。③随机抽样与分组。按随机方法对研究对象进行抽样和分组,使每个研究对象都有同等机会被抽取进入试验组和对照组,目的是排除主观因素的干扰,使所有干扰因素尽可能客观地均衡分到试验组和对照组,使研究结果不受研究者主观因素和其他方面误差的影响,保证研究结果的准确可靠,并使所抽取样本能够代表总体。

3. 设立对照组　对照是比较的基础,通过试验组和对照组结果的比较,可以验证干预的效果,得出结论更具有说服力。在实验性研究中,通过设立对照来消除或减少与研究无关的干扰因素的影响,使基线材料（如性别、年龄等一般社会人口学资料和病情程度、基础疾病等因素）在两组中基本保持一致,以减少误差,提高研究的精确度,使结果更具有可比性。常用的对照形式有同期随机对照、配对对照、自身前后对照、交叉对照、历史对照、非随机对照、标准对照、空白对照等。

4. 观察指标　观察指标就是确定研究数据的观察项目,通过指标所取得的各项资料,可归纳出研究结果。如研究一项综合护理干预措施对社区老年骨质疏松病人的干预效果分析中病人对骨质疏松相关知识的掌握程度、自我效能及自我管理能力、不良生活方式的改变、骨密度等为观察指标。通常每项研究都会选择多个指标,很少采用单一指标。指标选择的多少应根据研究目的和内容而定,选择恰当数目的指标来综合分析问题,可以提高论点的说服力。在选择指标时应注意指标的特异性、客观性、稳定性、标准化、可行性。

5. 研究变量　变量是研究工作中所遇到的各种因素,如身高、体重、血压等,变量是可以观察到或测量出来的。一个具体的研究课题,往往涉及多个变量及其相互关系。依其相互关系常见的变量主要可分为自变量、因变量和混杂变量3种类型。①自变量是研究假设中的"原因",是能够影响研究目的的主要因素,自变量不受结果的影响,却可导致结果的产生或影响结果。例如,在"饮食干预对腹膜透析病人营养状况的影响"研究中,自变量就是饮食干预。②因变量指想要观察的结果或反应,它随自变量改变的影响而变,也可受其他因素的影响。在"饮食干预对腹膜透析病人营养状况的影响"研究中,因变量就是营养状况。③混杂变量即干扰变量,指某些能干扰研究结果的因素,应在科研设计中尽量排除。常以设立对照来控制混杂变量。在"饮食干预对腹膜透析病人营养状况的影响"研究中,混杂因素有病人的年龄、性别、文化程度、基础疾病等。总之,自变量是研究问题的"因"或"影响因素",而因变量是"果"或"被影响因素",大多数科研课题都可事先确认研究变量,再通过研究结果来解释变量间的相互关系。

6. 常见的护理研究设计的类型　①按照研究设计方法的不同:可分为实验性研究、类实验性研究和非实验性研究。②按照研究性质不同分类:可分为量性研究和质性研究。量性研究是一种计量研究方法,通过观察指标获得数据资料,用科学方法来验证模式或理论。质性研究是以研究者本人作为研究工具,在自然情境下采用访谈和观察等多种资料收集方法对研究对象进行整体性探究,使用归纳法分析资料和形成理论,通过与研究对象互动对其行为和意义建构获得解释性理解的一种方式。③按照研究目的不同分类:可分为回顾性研究和前瞻性研究。④流行病学研究:流行病学最基本的研究方法有观察性研究、实验性研究和理论性研究,其中观察性研究可分为描述性研究和分析性研究,实验性研究可分为临床随机对照试验、现场试验及社区试验。

二、量性研究设计

目前护理量性研究的分类主要依据研究设计方法不同而分为实验性研究、类实验性研究和非实验性研究。

(一)实验性研究

实验性研究具有干预、随机分组、设立对照组3个基本要素。①实施干预:干预是实验性研究和非实验性研究的根本区别,是研究者根据研究目的对研究对象施加人为的干预措施,该因素可能会引起实验效应的变化。②随机分组:包含两层含义,首先是随机分配序列的产生,即遵循随机原则把研究对象随机地分配到试验组和对照组;二是随机分配序列方案的隐藏,如果未做到方案隐藏,可能会破坏随机化,导致选择性偏倚和测量偏倚。护理研究中常用的几种随机分组方法有单纯随机法、分层随机法、区组随机法、整群随机法。③设对照组:在研究对象进行随机分组的前提下,通过设对照组使干扰因素在各组间分布保持均衡,从而排除非研究因素对实验结果产生的干扰。

护理研究中常用的实验性研究设计方案如下。

1. 随机对照试验(randomized controlled trial, RCT)　采用随机分配的方法,将符合纳入与排除标准的研究对象分配到试验组或对照组,基线调查后两组分别接受不同的干预措施,在一致的条件下或环境中,可多次分步地进行研究和观察两组的结局,对实验结果进行科学的测量、比较和评价(图 7-2-1)。

```
R  E  O₁  X_A  O₂
R  C  O₁  X_B  O₂
or
R  E  O₁  X_A  O₂  O₃  O₄
R  C  O₁  X_B  O₂  O₃  O₄
```

R=随机分组 E=试验组
C=对照组
X=施加干预或处理因素
On=第n次观察或测量

图 7-2-1 随机对照试验的设计原理

RCT 的适用范围主要有:①用于护理干预研究,探讨和比较某种新的护理、预防或其他干预措施对疾病的康复和预防的效果。②用于病因研究,当所研究的因素被证明对人体确实没有危险性,但又不能排除与疾病的发生有关时,可采用此种方法。但已有研究证明某一因素对人体有害,就不允许将该因素用于人体进行随机对照试验。③用于教育学研究。例如,评价评判性思维的护理教育模式与传统的护理教育模式的教学效果比较评价。

2. 其他形式的随机对照试验 常见的其他形式包括:①半随机对照试验(quasi-randomized controlled trial):与随机对照试验的区别是研究对象的分配方式不同,是按半随机分配方式,如按研究对象的生日、住院日或住院号等的末尾数字的奇数或偶数,将研究对象分配到试验组或对照组,接受相应的干预措施与对照措施。半随机对照试验由于分配方式的关系,容易受选择性偏倚的影响,造成基线情况的不均衡,其结果的真实性与可靠性不及随机分配实验。②非等量随机对照试验(unequal randomization controlled trial):由于样本来源和研究经费有限,研究者希望尽快获得结果,将研究对象按一定比例(通常为 2:1 或 3:2)随机分配入试验组或对照组。此种方法检验效能会降低。③整群随机对照试验(cluster randomized controlled trial):以一个家庭、一对夫妇、一个小组甚至一个乡镇等作为随机分配单位,将其随机分配到试验组或对照组,分别接受相应的措施,进行研究。整群随机对照试验设计上与一般随机对照试验一样,不同之处在于因随机分配的单位不同,导致样本含量的计算和结果的分析方法有所差异,所需样本含量较大。

3. 实验性研究的优点和局限性 实验性研究由于人为地控制研究因素,避免外来因素的干扰,其结果说服力强,可强有力地验证各类假设,但以人为研究对象时往往涉及医学伦理问题,在应用上受到一定限制。

(二)类实验性研究

1. 不对等对照组设计(nonequivalent control group design) 即非随机同期对照试验,指试验组与对照组的研究对象不是采用随机分组的方法,是由研究对象或研究者人为地将符合纳入与排除标准的研究对象分配到试验组或对照组,然后试验组接受干预措施、对照组接受对照的常规措施,在一致的条件下或环境中,同步地进行研究和观察两组的结局,对实验结果进行科学的测量、比较和评价(图 7-2-2、图 7-2-3)。该方法的适用范围与随机同期对照试验相似。

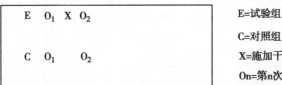

图 7-2-2　不对等对照组前 – 后对照设计原理

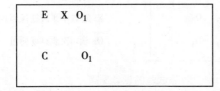

图 7-2-3　不对等对照组仅后测对照设计原理

优缺点：设计方法简单，易于掌握，可行性好，易被研究者与研究对象接受，依从性较好；短时间内可获得较大的样本。但是由于分组不是随机的，试验组与对照组往往缺乏良好可比性，受选择性偏倚和测量性偏倚的影响使结果的真实性下降，结论的论证强度减弱。

2. 自身前后对照设计（one-group pretest-posttest design）　研究者没有设对照组、将符合纳入与排除标准的个体随机或人为地纳入研究对象后做基线调查，然后接受干预措施，测量于预后的结果，最后将前后两次的测量结果进行比较（图 7-2-4）。与流行病学的自身前 – 后对照试验（before-after study in the same patient）稍有不同。适用于干预措施简单并且时间较短，需要迅速获得前后测试结果的研究。

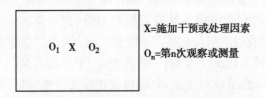

图 7-2-4　自身前 – 后对照设计原理

优缺点：设计方法简单，易获得结果，但是在干预期间容易受到其他很多因素的影响，结果的真实性较差，结论的论证强度非常弱。

3. 时间连续性设计（time series design）　时间连续性设计其实是自身实验前后对照设计的一种改进。当自变量的稳定性无法确定时，可以采用此种设计，见图 7-2-5。

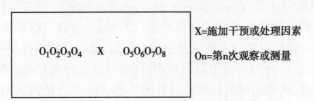

图 7-2-5　时间连续性设计原理

类实验性研究的优点和局限性：这种研究方法的最大优点是在实际人群中进行人为干预因素研究可行性高，同实验性研究相比更为实用。但由于类实验性研究无法随机，已知和未知的混杂因素就无法像随机试验那样均匀分布在各组中，特别是对于无对照组的类实验，效果的判断更是难于完全归因于干预措施，故结果可信度不如实验性研究。

（三）非实验性研究

1. 描述性研究（descriptive study） 指利用已有的资料或特殊调查的资料，按不同地区、不同时间及不同人群特征分组，把疾病或健康状态和暴露因素的分布情况真实地描述出来。描述性研究是目前护理领域应用最多的一种研究方法，如现状调查、某种需求的调查、影响因素的调查等。

描述性研究包括个案报告、病例报告、横断面研究、纵向研究等，以下重点介绍横断面研究和纵向研究。

（1）横断面研究（cross sectional study）：又称现况研究或现患率研究，在特定时间与特定空间对某一人群事件（或疾病）的发生（或患病）状况及其影响（暴露）因素进行的调查分析。

适用范围：横断面研究应用颇为广泛，主要包括描述群体事件的发生率、疾病的患病率与感染率等；初步了解与事件或疾病发生的有关因素；研究人群中医疗卫生服务的需求及其质量的评价。

横断面调查的种类：根据研究对象的范围可分为普查和抽样调查。普查在研究中常用于开展某种疾病普查或描述健康状况或疾病的分布情况，例如儿童的生长发育及营养状况指标的调查或结核病的分布等。抽样调查是根据一定目的，在特定时间内对特定范围内某人群总体中，按照一定方法抽取一部分对象作为样本进行调查分析，并用其结果来推论该人群状况的一种调查方法。

横断面研究的优缺点：横断面研究容易实施，科学性较强，一次研究可观察多种事件（疾病）的发生状况及多种相关的因素；但是不能得出确切的因果关系，大规模的调查需要投入大量的人力、物力。

（2）纵向研究（longitudinal study）：也称随访研究，是在不同时点对同一人群的疾病、健康状况和某些因素进行定期随访，以了解这些因素随时间的动态变化情况，是前瞻性的研究。

纵向研究的适用范围：可做病因分析，也可全面了解某病的发展趋势和结局，认识其影响因素和疾病的自然发展史。例如对出院病人进行随访观察，观察其日常生活自理能力、饮食、运动、生存质量等情况及躯体、心理并发症的发生情况。

纵向研究的优缺点：能观察到各变量的时间动态变化，展现自变量与因变量之间的时间先后顺序，其结果较横断面研究结果更有说服力。

2. 相关性研究（correlational study） 是探索各个变量之间的关系或探索是否存在关系的研究。与描述性研究的差异是相关性研究要有比较明确的几个变量，以便回答所有变量间是否有关系，比描述性研究有更多的"探索"原因的作用。相关性研究包括比较研究和趋势研究。

相关性研究的适用范围：分析某种因素与疾病或健康状况分布的关系，查找相关线索；

为疾病监测提供依据。

相关性研究的优缺点：相关性研究可利用常规资料和现成资料，节省人力、物力和时间，并在研究初期提供方向性信息；但是由于无法控制混杂因素，容易产生偏倚，造成虚假联系，结果的论证强度有限。

3. 分析性研究（comparative study）　是在自然状态下，对两种或两种以上不同的事物、现象、行为或人群的异同进行比较的研究方法。分析性研究属于观察法，没有人为干预和随机分配，这是与实验性研究的重要区别；分析性研究必须设立对照组，这是与描述性研究的重要区别。队列研究与病例对照研究是常见的分析性研究。

（1）队列研究（cohort study）：属于前瞻性研究，是将一群研究对象（队列），按是否暴露于某因素分为暴露组与非暴露组（对照组），并适当随访一段时间，比较两组之间所研究事件（或疾病）与暴露因素之间的关系（图 7-2-6）。队列研究的方向是纵向的、前瞻性的，即由因到果的研究方向；暴露因素是客观存在的而不是人为干预的；群组的划分是根据暴露因素的有无来确定的，研究者不能将其随机化分配。例如，观察并记录孕妇在妊娠期有无接触某种物质（某一可疑致病因素）及胎儿发育异常的发生率，分别计算两个群组在观察期间胎儿发育异常的发生率，并进行比较，如果两组的发生率确有差别，则可以认为该孕期接触该物质与胎儿发育异常之间存在联系有关联。

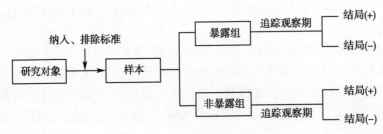

图 7-2-6　队列研究的设计原理

队列研究的适用范围：主要用于深入检验病因假设，可以同时检验一种暴露与多种结果之间的关联；也可用于评价预防和治疗效果及研究疾病自然史。

队列研究的优缺点：是与病例对照研究相比较而言的。首先队列研究能够直接获得两组的发病率或死亡率，以及反映疾病危险关联的指标，可以充分而直接地分析病因的作用；由于原因发生在前，结果在后，并且因素的作用可分等级，故其检验病因假说的能力比病理对照研究强，并且队列研究可以同时调查多种疾病与一种暴露的关联。但是队列研究所需要投入的力量大，耗费人力、财力，花费的时间长。

（2）病例对照研究（case-control study）：是一种回顾性研究，从因果关系的时间顺序来看是从"果"查"因"的研究方法，也就是从已患病的病例出发，去寻找过去可能与疾病有关的因素。它以队列研究的基本理论为基础，但又极大地简化了其实施过程，因而使其更具有广泛的使用价值。病例对照研究在疾病（或事件）发生后进行，调查研究因素的暴露情况，由研究对象从现在对过去的回顾；仅能了解两组研究因素的暴露率或暴露水平，不能计算发病率。见图 7-2-7。

病例对照研究的适用范围：用于病因学研究、临床治疗效果研究及疾病预后研究以及某事件或结局与一些因素的关系研究，如护理人员流失相关因素的研究。

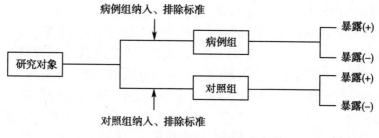

图 7-2-7　病例对照研究的设计原理

病例对照研究的优缺点：病例对照研究所需样本量小，人力、物力较少，易进行，出结果快，对病人无损害，而且可以对一种事件（或疾病）的多种原因、干预与结局等相关因素进行研究；但合理对照选择较困难，偏倚可能较大，论证强度不如队列研究。

三、质性研究设计

（一）概念

质性研究又称定性研究，是研究人员凭借研究对象的主观资料和研究人员对研究情境的参与、观察、记录、分析，来深入解释人类社会生活的内涵和特性，并用文字叙述的形式来报告结果。

（二）特点

相对于量性研究，质性研究的特点主要体现在以下几方面：

1. 自然主义和整体主义的研究传统。质性研究是在自然情境下进行的，对研究对象的生活世界以及社会组织的日常运作进行研究，借助研究对象的整个背景去了解、解释现象，并深入地探索事物的内涵和实质，而不是截取某个片段。

2. 研究过程的动态发展。质性研究是一个对多重现实或同一现实的不同呈现的探究和建构过程。

3. 资料收集与分析同步进行。在实施过程中，对收集的资料会进行及时的分析，在分析资料的基础上，对后续资料的收集甚至科研设计进行调整。

4. 重视研究对象的个别经验。因为每个研究对象都有其特殊性，研究结果无法被复制或被进一步推论到相似情境的对象。

5. 以文字叙述的形式呈现结果。研究者收集到的资料包括访谈录音、观察日志、录像带、图片或影像资料，最后都要以文本形式加以呈现。

（三）类型

按照研究方法不同分类，质性研究主要有现象学研究、扎根理论研究、人种学研究、历史研究、行动研究、个案研究等多种类型，其中前三种类型在护理研究中多见。

（四）研究设计

不同类型的质性研究，其研究设计均不相同。现象学方法是护理学科最常用的质性研究方法，也是目前国内护理研究中最常见的质性研究方法。下面以现象学研究为例介绍研究步骤。

现象学方法是对某一现象的严谨、精确、系统化的探究，为研究者提供了一种特殊的观察、思考和行为方式。具体步骤如下：

1. 研究者自身的准备　第一，研究者在选择具体的研究问题之前要界定研究现象。研究问题来自一定的研究现象。这里所谓的"研究现象"指的是研究者希望集中了解的人、事件、行为、过程、意义的总和。研究者可以结合个人在护理实践、教育及管理等专业发展方面的某一特定领域去界定研究现象。例如，临床护理方面的研究可以了解病人、照护者对某个特殊情境的体验、感受、态度等，如疾病体验、生活质量、治疗感受、心理需求、照顾感受等；护理管理方面如职业压力、职业期望等；护理教育方面如培养目标、课程设置、教育需求、学习感受等。第二，要确定研究问题、表述研究目的和意义。在确定了研究现象以后，需要确定研究的具体问题。例如，乳腺癌病人的疾病体验有哪些？护理需求有哪些？提出研究问题后，研究者说明从事此研究的目的与意义。例如，一项关于居家老年临终病人家属照顾者照顾感受的质性研究，提出的研究问题是居家老年病人家属照顾者的照顾负荷有哪些，对生活造成怎样的影响，期望得到哪些帮助。研究目的通过现象学研究方法探讨居家老年临终家属照顾者的照顾感受、照顾压力及期待的帮助，为提供适合家属照顾者需求的临终关怀和发展社区护理服务奠定基础。第三，自省研究者的前设与见解。强调对研究者本人与研究问题有关的个人经历以及自己对该问题的了解与看法进行反思，避免先入为主，消除自己对所研究的现象持有偏见、观点或假设。

2. 收集资料　方法包括访谈法、日记等对特殊经历的书面描述、观察法。此外，还可以收集前人的研究文献和相关的文学艺术作品等资料。注意以下几方面：①研究参与者的选择。最常用的取样方法是现场立意取样或目的性取样，样本量大小取决于资料饱和的进程，而不是统计学的概率代表性。②伦理考虑，应取得参与者的知情同意。③访谈前准备。研究者本身的训练极为关键。在进行访谈前，最好能得到有经验的现象学研究者的指导，形成一份完整的访谈大纲，提高访谈技巧。④进行一次有效的访谈。访谈者必须将敏感性及灵活性有机结合到资料收集情境之中，开放性的访谈更能使参与者更好地表达他们的生活经验和叙述他们的体验。

3. 资料分析　资料分析以明确主题和主题间的关系为目标，通过编码、分类、解释现象的实质和意义、提炼主题和要素或本质来完成。护理研究中常用的资料分析方法有 Colaizzi 的资料分析法、Giorgigi 的资料分析法、Van Manen 分析法。Colaizzi 的资料分析法目前在国内护理研究中最为常用，它将资料分析过程分为 7 个阶段：①详细记录并仔细阅读所有的访谈资料；②摘录出与所研究现象相吻合的、有意义的陈述；③从有意义的陈述中归纳和提炼意义；④寻找意义的共同概念或特性，形成主题、主题群、范畴；⑤将主题联系到研究现象进行完整的叙述；⑥陈述构成该现象的本质性结构；⑦将所得结果返给被访者，求证内容的真实性。

4. 结果报告与文本写作　现象学研究最终的报告为描述性的，常引用研究对象的原话描述其经历，来支持主题的内容。研究报告强调对研究的现象进行整体的、情境化的、动态的"深描"，适当引用当事人的语言。体验性描述是现象学写作的重要方面，但不要随意对体验进行解释或概括。

（胡蓉芳　姜小鹰）

第三节 科研论文撰写规范

护理科研论文是以护理科学及与之有关的现代科学知识为理论指导,经过研究设计,通过实验与临床观察或现场调查后,将所得的第一手资料经过归纳性分析、统计处理等一系列的思维活动后写成的具有一定创新性的文章。一般包括以下几个部分:①文题;②作者署名和单位;③摘要和关键词;④正文,包括前言、对象与方法、结果、讨论;⑤致谢(酌情);⑥参考文献。

一、文题

文题即文章的题目(title),又称标题、题名或篇名,是全文给读者的第一印象,供读者识别每一篇文章,具有"画龙点睛"之功。文题应以最恰当、最简明的词语反映论文中最重要的、特定内容的逻辑组合,表达出论文的主题。文题一般包括三个基本要素:研究对象、处理方法和达到的效果。

(一)文题书写要求

1. 新颖 文题应具有特色和新意,包括新观点、新认识和新方法等,富于吸引力,能引起编辑和读者的兴趣与关注。

2. 确切 文题用词应符合医学词语规范、能准确表达全文的特定内容,实事求是地反映研究的范围、方法和结果。切忌文题过大、过小或不准确。

3. 简练 文题用词应力求简短精练、囊括全文内容。文题一般不超过20个汉字或者10个英文实词,不加标点符号,数字用阿拉伯数字表示(除作为形容词或名词的数字外)。

4. 可检索 文题应便于二次文献收录、编制索引,便于读者在查阅目录索引时决定取舍,能根据文题大致判断论文内容。

5. 中英文标题内容一致 原则上同一篇文章的英文标题应和中文标题的内容一致,但个别的非实质性词有时可省略或改动。如中文标题中的"体会""探讨""初步分析"等在译成英文标题时常可不用。

6. 使用公认的缩略语、字符、代号 文题尽量避免使用非公知公认的缩略语、字符或代号,也不应将原形词和缩略语同时列出。

(二)文题常见误区

在论文撰写过程中,文题常见的错误与不足主要见于以下几点。

1. 题名缺乏新意 文题要具备一定的吸引力,如"××××疾病病人的护理体会"、"××××手术的配合"等题目常无新意和吸引力。

2. 题名过泛 论文题名不可太宽泛,如"手术体位的安置"是指什么手术不明确,可改成"经皮肾镜取石术手术体位安置",如"脑出血的护理"根据论文内容可改成"脑出血锥颅术后引流管的护理"就更有针对性及吸引力。

3. 题名太长 一般题名字数不宜过多。如"血小板聚集及血浆凝血因子测定血液标本的采集、处理和保存几个问题的探讨",可改成"血小板聚集及血浆凝血因子标本相关问题探讨"。

4. 题意表述不清、不确切　题意要表述清晰,如"重症胰腺炎的评估与护理"未表明评估的主要内容方向。可改成"重症胰腺炎病人的并发症评估与护理"。又如"护士要善于与病人沟通"可改成"……沟通技巧"。

5. 题名用词不规范　文题表述应使用专业术语或规范名词,不可随意用缩略词或非常用缩略词。如用"奥抗"表述"乙肝表面抗原",可书写为"HBsAg",如"QC 小组"应书写为"质量控制小组"。

6. 疑问句或用宣传鼓动方式作为题名　不可采用疑问句作题名,如"如何提高年轻护士的健康教育能力"、"如何提高外科危重病人的营养支持疗效"。如"土豆片速效消肿"、"重症粒细胞缺乏症口腔黏膜的高效护理",这些形容词可给他人以吹嘘或不信任感。

7. 偏离护理专业　应以本专业的研究撰写论文或投稿,如"安全使用高频电刀的体会"是医疗操作项目,又如"麝香壮骨膏与鲜姜片贴敷神阙穴辅助治疗小儿泄泻探讨"是中医治疗的选题。

二、作者署名和单位

署名是对作者的贡献与权利的尊重,是体现作者对文章内容的负责,也便于编辑、读者与作者联系或咨询。

（一）署名书写要求

作者排名按贡献大小或参加研究工作的多少排列先后次序,第一作者应是研究工作的构思、设计、执行和论文主要撰写者。学位论文一般学生在前,导师或指导者在后,并以"通讯作者"标注。

1. 使用真名署名　不宜使用化名、笔名或假名,国内作者外文署名一律用汉语拼音,写全名,不能用缩写,顺序是姓前名后。

2. 通讯作者　国际科技期刊实行通讯作者制,通讯作者是论文的主要责任人。通讯作者可以是第一作者,也可以是其他作者,但必须是对论文有贡献的主要负责人,对论文的科学性和结果、结论的可靠性负主要责任。

3. 书写要求　文中各位作者姓名之间要空一格,但不需加任何标点符号。

4. 单位　大多数期刊要求在论文首页下方(需看杂志投稿要求)写明作者的工作单位、通信地址、电话和电子邮箱等联系方式,以便于读者同作者联系。论文发表前,如果参与研究者已调往其他单位,可在署名末尾右上角加注符号,并在页尾脚注中说明。

（二）署名常见误区

1. 奉送署名　在署名中添加未参与研究、无任何贡献的领导、朋友、同事。

2. 借名　为了增加文章的影响力,他人未参与研究,也未经过他人同意,随意挂上他人名字。

3. 未用真名　使用化名、笔名或假名。

4. 署名排序存在争议　署名排序未征得全体作者同意,导致争议发生。

5. 单位不写全称　如"××医科大学附属第一医院"被简写成"××大学一附院"。

三、摘要

摘要（abstract）是文章的内容提要，是对文献内容简明和准确的陈述。作用是使读者和编辑能够迅速准确地了解论文的主要内容。摘要依据内容不同，可大致分为三类，即报道性摘要、指示性摘要和报道－指示性摘要。报道性摘要也称信息性摘要或资料性摘要，其特点是全面、简要地概括论文的目的、方法、结果和结论。指示性摘要也称说明性摘要、描述性摘要或论点摘要，一般只用两三句话概括论文的主题，不涉及数据等，多用于综述、会议报告等。报告－指示性摘要是指以报道性摘要的形式表述文献中信息价值较高的部分，以指示性摘要的形式表述其余部分。

（一）摘要书写要求

1. 有明确的结构格式要求，即四段式结构或类似的结构　①目的（objective），用 1~2 句话简要说明研究目的及要解决的问题。②方法（methods），简述课题的设计方法、研究对象、资料收集方法、观察指标、研究内容以及统计学分析方法等。③结果（results），简要列出主要的研究结果，通常要有数据资料并明确统计学意义和临床价值。最重要和最有意义的结果写在最前面。结果的表达一定要准确、具体和清楚。④结论（conclusions），表达作者通过本研究最想阐明的观点，这些论点的意义和价值，是否有待解决和需要进一步研究的问题。

2. 高度概括，简明扼要　一般以 200~300 字左右为宜，英文摘要不超过 400 个实词，参加学术会议摘要可根据要求为 500~800 字。

3. 不分段落，独立成章　摘要中不列图或表，不引用文献，尽量不用缩略语。

4. 采用第三人称书写　如"对……进行了研究""报道了……现状""进行了……调查"。不宜使用"本文""我们"等第一人称作为主语。

5. 主题突出，具体明确，忌与前言相混，忌"摘"而无"要"。

6. 摘要放在题名和作者姓名之后，关键词之前。

（二）摘要常见误区

存在问题与评析

（1）与引言相混

> 【例】稀释血浆标本对血糖值影响的实验观察
>
> 【摘要】随着医学科学的发展、医疗设备不断更新换代，引进开展了静脉留置针技术。经临床实践证明，这种技术的临床应用在提高抢救成功率和降低静脉切开率方面均取得了满意的效果。
>
> 内分泌科做正规糖耐量试验及胰岛素释放试验比较频繁，每次试验需给病人静脉采血 5 次，如果技术不过硬或病人太胖血管太细，静脉穿刺就不止 5 次，给病人带来很多的痛苦。
>
> 为此，作者使用留置针做正规糖耐量试验的标本采集，使用本技术可避免反复静脉穿刺，减轻病人的痛苦和恐惧心理，也减少了护士的工作量。但考虑到留置针使用过程中加抗凝剂（肝素）对血糖结果是否有影响？带着这个问题我们收集了 103 例标本来观察影响的程度。

　　本研究目的是针对血糖测定数值普遍降低,是肝素具有降低血糖的作用还是单纯稀释的作用。为了阐明这一问题,我们选用了普通生理盐水与相同数量肝素溶液进行了对照性研究,发现肝素液与生理盐水稀释后血糖值下降的原因是稀释的作用,而肝素不具有降血糖的作用。

　　摘要的书写类似论文的前言,未表明研究的目的、方法、结果和结论。

（2）未经统计检验,无统计值,结果不确切

　　【例】临床路径对提高膀胱癌术后功能锻炼的效果研究
　　【摘要】目的　探讨临床路径对膀胱癌术后功能锻炼的效果。方法　将60例膀胱癌术后病人随机分为传统组和改进组,传统组进行传统锻炼方式,改进组用临床路径表指导病人按照路径表的安排进行锻炼。结果　改进组住院天数少于传统组,功能锻炼达标率、康复知识知晓率、康复行为形成率、病人满意度均高于传统组。结论　运用临床路径表对膀胱癌术后功能锻炼效果好,利于病人更快更好地康复。

　　该论文的结果部分住院天数少于传统组,功能锻炼达标率等高于传统组并未提供统计值,不能真正说明效果。

（3）摘要过简,无法说明问题

　　【例】老龄人并发血栓的护理
　　【摘要】当前,由于老龄人口的比例逐年增长,老年性疾病也日趋增多,如脑出血引起的偏瘫,晚期肿瘤等病情危重长期卧床的老年病人,肺炎、血栓是常见的并发症,对血栓并发症的护理至关重要。

　　该摘要并没有说明针对老龄人血栓并发症的护理措施,并不能说明主题内容。

（4）重复标题,摘而无要

　　【例】运用中医点穴法防治老年病人便秘
　　【摘要】根据临床工作体会,运用中医经络理论,采用按压穴法,调理阴阳,以达到防治便秘的作用。本方法简便、易于掌握,病人易于接受,且有较强的实用性。

　　该摘要并没有阐述如何运用中医点穴法,点穴法的具体方法是如何实施,取得哪些效果、得出什么结论并未陈述。

（5）引用文献

　　【例】心理干预对直肠癌造口病人不良情绪的影响
　　【摘要】目的　探讨心理干预对直肠癌造口病人不良情绪的影响。方法　将102例

直肠癌造口病人随机分为实验组 56 例和对照组 56 例,实验组在常规护理的同时配合健康教育,进行心理干预,即从入院到出院给予认识、情绪、感觉、行为干预,对照组采用传统护理,观察两组病人的疼痛、恐惧、焦虑的程度。结果　实验组病人的恐惧、疼痛、焦虑与对照组比较均具有显著性差异(P<0.05)。结论　心理干预能有效地减轻直肠癌造口病人的恐惧、疼痛、焦虑,促进病人早日康复。

四、关键词

关键词(keyword)是专门为标引和检索医学文献而设计的人工语言,反映文章主要内容的单词、词组或短语。关键词的作用在于便于读者了解论文主题,利于计算机收录、检索和储存。要选好关键词必须了解全文的内容和特点,并依照标题、提要、序言与结论等,就文章的目的、结果等多方面进行提炼和筛选。每篇文章一般 3~5 个关键词。

(一)关键词书写要求

1. 要写原形词,一般不写缩写词。

2. 尽可能采用主题词或使用学科常用的规范名词。主题词可选用美国国立医学图书馆出版发行的 Index Medicus 和中国医学期刊索引中所列的主题词(MeSH),以便论文能被国内外文献检索系统收录,提高论文的引用率。若采用自由词组配对,也应符合我国规范的医学名词。

3. 关键词应置于摘要之下,顶格写"关键词"三个字,各词间不用标点符号而采用空一格书写,也可用分号隔开,但最后一个词末不加标点。

4. 英文关键词的数量与词汇应与中文关键词保持一致。

5. 药物名称以最新版《中华人民共和国药典》为准,不可采用药物商品名。

6. 中医中药名称应参照中国中医药研究所编辑出版的《中医药主题词表》。

(二)关键词常见误区

1. 关键词与题目混同　选出的关键词仅限于文题内,使有限的关键词不能反映文章实质,应从文章研究的内容中选择。

如"探讨社区流行性腮腺炎的全科护理措施和效果",原文关键词为"社区流行性腮腺炎;全科护理;措施和效果",可以改成"流行性腮腺炎;社区;护理"。

2. 把关键词写成一个短语　如"颈椎病病人术后并发呼吸抑制的护理",原文关键词为"颈椎病病人;术后并发呼吸抑制的护理",可以改成"颈椎疾病;并发症;围手术期;护理"。

3. 关键词过多　如"中西医护理对冠状动脉介入病人睡眠状态的影响",原文关键词为"中西医护理;睡眠状态;失眠症状;浅睡眠;疲劳状态;临床常见病症;睡眠质量;护理干预方法;心脏介入手术;睡眠时间"共 10 个,可改成"冠状动脉;介入手术;睡眠质量;护理;中西医结合",共 5 个。

五、正文撰写

科研论文正文内容的写法多年来已形成相对固定的格式,包括:前言、研究对象与方法、结果和讨论等几部分。

（一）前言

前言（introduction），也叫引言、导言或研究背景，主要回答"为何研究"与"研究什么"的问题。前言一般包括四要素：历史回顾（研究现状或背景）、提出问题（选题依据）、概述全文和引出下文。对于护理论文，主要包括开展此项研究的动机、必要性和意义；扼要介绍国内外对该项研究的历史及现状；提出目前尚未解决的问题；点明此项护理研究的特色及类型。

1. 前言书写要求

（1）准确、简洁：一般200~400字为宜。在叙述国内外现状时，避免过多引用文献，仅简要提出与本研究直接关联且具代表性的文献。

（2）不宜作过多自我评价并使用"首次报道"、"未见报道"等描述。如需使用，必须充分查阅文献，有确切的依据才能提。

（3）开门见山，紧扣主题。

（4）不需加小标题，不用插图和列表，不使用非通用的符号、术语或缩略词，英文缩写首次出现时应给出中文全称和英文全拼。

【例】正念减压疗法对乳腺癌病人知觉压力及焦虑抑郁水平的影响

乳腺癌病人生存率虽逐年提高，但从发现、诊断到疾病相关治疗乃至预后康复阶段，病人需要承受来自身体疾病本身及治疗、家庭、社会等各方面的压力，易产生焦虑、抑郁等负性情绪，严重影响病人的生存质量。正念作为一种自我调节的心理训练方法，最初源于佛教禅修，是一种通过东方禅宗冥想的方式，来唤醒内在专注的能力，关注当下而不加以主观评论的一种状态。正念减压疗法（mindfulness-based stress reduction，MBSR）是以正念为基础的一种系统的冥想训练方法，可以有效减轻个体压力，加强情绪管理，进而提高个体心身调节能力，近年来，MBSR被广泛应用于国外心理治疗领域，其中已有研究者将MBSR应用到乳腺癌病人并取得积极疗效，该方法是否适用于我国乳腺癌病人，尚不明确。本研究拟将MBSR应用于国内乳腺癌病人，观察MBSR对乳腺癌病人知觉压力和焦虑抑郁的效果。

该文前言较为规范，表达了研究的必要性和研究目的。

［来源：张佳媛，周郁秋，张全志，等. 正念减压疗法对乳腺癌病人知觉压力及焦虑抑郁水平的影响. 中华护理杂志，2015，50（2）：189-192.］

2. 前言常见误区

（1）过于简单，无法说明问题。

【例】超声雾化吸入和氧气驱动雾化吸入对改善COPD病人呼吸功能的效果比较

肺大部切除手术后，呼吸功能都会受到一定限制，甚至并发严重的肺部感染。通常应用抗生素抗感染、超声雾化吸入和翻身拍背促进排痰，达到促进肺复张及预防肺部感染的目的。人们比较常规超声雾化吸入和氧气驱动雾化吸入对COPD病人术后血气分析结果的影响，以期选用合适的雾化方法。

该前言未说明现状背景和依据。

（2）前言冗长,过多叙述历史与罗列文献,将背景写成像历史沿革或短篇综述文献。

（3）与文章内容不符,与摘要或正文重复。

（4）滥用"首次报道"、"国内首创"、"国内外尚未见报道"、"达到国内先进水平"等提法,过高地自我评价。

（二）对象与方法

对象与方法是阐述论点、论据、进行论证并得出结论的重要步骤,也是判定论文科学性、先进性和可靠性的主要依据,为别人重复此项研究提供基础资料。回答的是"怎么研究"的问题,是科技论文的基础。

1. 研究对象书写要求

（1）要清楚交代研究起止时间和研究对象来源（社区、门诊、住院等）、研究对象的人口学资料,非方便抽样应详细交代抽样的方法。

（2）研究对象的纳入标准和排除标准:临床病例要有明确的诊断标准和确诊方法,应当是该病诊断的金标准或当前学术界公认的标准。有时除诊断标准外,还有其他的纳入标准和排除标准,若有对照组应明确对照的选择标准。目的是便于研究结果推广或重复性验证。

（3）统计学部分:要介绍样本量计算过程（公式、参数、选定理由）。论述时应有所侧重,与主题有关的资料应重点叙述,其余简述。如观察分析并未涉及年龄大小与结果的关系时,就不必详细描述"最小 × 岁,最大 × 岁,平均 × 岁",只需写明"×× ~ × × 岁"即可。

（4）分组:若研究设计了对照组,则要交代分组的方法,若是随机分组,则要介绍如何实施随机分组的,若采用分配隐藏或者盲法进行分组,则要做相应的介绍。研究前应列出表格,比较各组间的基线资料,以检验所纳入研究的各组之间是否有可比性,即资料的期终均衡性或齐性检验。

2. 研究方法书写要求

（1）研究设计:应简要介绍研究的设计方案,如量性研究（实验性、类实验、非实验性研究）、质性研究（现象学、扎根理论、人种学研究等）。又如实验性研究可用"随机对照试验"或"半随机对照试验"。

（2）干预措施:应详细介绍干预的内容、方法、持续时间、人员的组织等。

（3）测量指标及研究工具:要介绍有关结果的测量指标和判断标准,若采用评定量表法作为研究工具,应介绍量表的内容、信度、效度、评分标准、判断结果标准等,如果采用自行设计的问卷,则应介绍问卷的内容和结果判断方法、问卷的内容效度如何验证,是否有预调查等。

（4）资料收集的方法:介绍资料收集的具体步骤,包括研究是否通过了伦理委员会的审定、如何招募研究对象、如何获得知情同意、如何实施调查或测量的方法、多次测量的研究尤其要对每次测量的时间、内容加以说明。

（5）质量控制:要详细阐述采用哪些具体措施以控制或减少在实施过程中可能出现的偏倚或干扰,比如如何提高研究对象依从性及如何提高随访率等。

（6）统计分析方法:根据研究类型和所设计的数据性质进行数据处理,阐明所选择的统计分析模型及统计软件。

（三）结果

结果是论文的核心部分，包括观察到的现象和收集的数据，经过整理和必要的统计学处理后，用文字或图表形式报告出来。

1. 结果书写要求

（1）表达要高度概括和精练：要突出有意义和具有代表性的数据，描述结果的顺序取决于实验的目的。

（2）数据的表述可采用文字与图表相结合的形式，但切忌在文字中简单地重复图表中的数据，而忽略其蕴含的趋势、意义及相关推论。

（3）按逻辑顺序描述结果，可不加任何评价，叙述结果时，应详细、确切，避免简单罗列原始材料和数据。

（4）认真复核数据，进行归纳分析，并经统计学处理，经统计学处理后的数据应写出统计值，如百分比、均数、标准差、t 值、F 值、卡方值等。

（5）对不成功的实验结果、失败的数据等不能随意取舍，要适当说明。

（6）图的展示与要求：标题一般在图形下方，原始图片或照片要清晰。

（7）表格的设计与要求：项目不宜过多，多采用三线表格，表的顶线与底线用粗线，两端及表内项目间不用纵线分隔，见表 7-3-1。

表 7-3-1　三线表模式（表序，标题）

主栏纵标目	总的宾栏纵标目			（表头）
	宾栏纵标目	宾栏纵标目	宾栏纵标目	
主栏横标目				（表身）
主栏横标目				

注：　　　　　　　　　　　　　　　　　　　　　　　　　　　　　　　　（表注）

例如表 7-3-2：

表 7-3-2　两组肝移植受者社会支持的比较（N=153）

社会支持	依从性		t 值	P 值
	不依从组（n=51）	依从组（n=102）		
客观支持	8.88 ± 2.91	11.84 ± 2.53	−6.489	0.000
主观支持	23.00 ± 5.71	27.43 ± 3.31	−6.065	0.000
对支持的利用度	6.84 ± 1.83	8.38 ± 1.95	−4.708	0.000
社会支持总分	38.73 ± 8.73	47.66 ± 5.37	−6.701	0.000

2. 结果常见误区

（1）文字叙述模棱两可，使用含混不清的词语。

如："病人经治疗护理后,多数几天后就好转"、"术后经精心护理,多数病人未出现并发症"等。

（2）图、表繁杂,内容与文字叙述重复。

（3）列表过细,无对照。

（4）只报道正面的、阳性的结果,删除与主观设想不符的结果,失去资料真实性。

（5）统计图内的数据与文字部分不一致。统计数字计算不准确,数字的合计不等于其"和",或百分数加起来不等于 100。

（6）结果与材料、方法、内容没有互相呼应,观察例数与结果数据不一致,或用不确定的词代替具体数字,如"多见"、"少见"、"效果满意"等。

（四）讨论

讨论是针对研究结果的各种现象、数据及资料进行理性的分析、解释、推理和评价。主要内容包括:①对临床护理观察或实验所得结果的理论阐述;②临床护理研究结果及结论的理论意义;③类似问题的国内外研究进展;④所用材料与方法的优缺点;对有关本课题当前存在的问题,提出建议或设想,尚待解决问题与展望。讨论部分是全文中最重要的部分之一,应用较大的篇幅撰写、分析研究结果。

1. 讨论书写要求

（1）对结果的解释要重点突出,简洁、清楚,在内容上应基于"研究结果"。

（2）推论要符合逻辑,避免实验数据不足以支持的观点结论。

（3）所用理论必须是科学理论,引证必要的文献,但避免写成文献综述。与文献一致处一笔带过,不一致处重点讨论。

（4）不要回避研究中存在的问题,对尚未定论之处及相反结论进行分析。

（5）避免不成熟的论断,不以假设证明假设,以未知证明未知。

2. 讨论常见误区

（1）讨论内容与引言、结果部分重复:有些作者在讨论部分不仅强调引言部分已经明确的研究目的,且将结果部分已经列出的某些数据又全盘搬到讨论中造成重复,既浪费篇幅,又容易使读者产生繁复之感。

（2）重点不突出,论据不足,内容冗长:有些作者的讨论叙述文字反复赘述,毫无主次之分,但论据又不充分,有时对某一问题尚未解释清楚时又另外讨论其他内容甚至重复他人的或者众所周知的内容,对该研究缺乏系统完整和深入的理解。

（3）扬长避短:在讨论中与其他研究做对比时只强调本研究的长处和优点,而对于本研究存在的问题只字不提,对于与别人有差别的结果不去讨论分析为什么会得出不同于别人的结论。

（4）妄下结论:夸大自己研究的理论或实用价值,常常使用国内外未见报道、首次发现等字眼。

（5）误写成综述:讨论不是以自己的数据去讨论,而是广为收集与自己相关相似的研究报道加以罗列叙述,说明自己得出的结论与其相同或者数据在许可的变化范围内。

（五）结论

结论是从研究结果中概括出来的新论点,包括结果的重要内涵和对结果的说明或认识。也可概括研究成果可能的应用前景及局限性、建议需要进一步的研究方向等。

结论书写要求：

1. 论点必须要归纳准确。

2. 言简意赅，高度概括论文的创新内容。

3. 客观地提出新的假说和建议。

4. 客观地指出本研究的局限、不足部分以及未来研究方向。

（六）致谢

致谢的对象包括对研究工作提出过指导性建议者；协助和指导研究工作的实验人员；为本文绘制图、表，协助进行统计处理者；对文稿作审阅和修改者；做过科研咨询的人；帮助劳务的人以及给予赞助者。

1. 要求

（1）应征得被谢者本人同意，尤其是对于知名专家、学者，以免有借名之嫌。

（2）置于文后独立成段，语句简短、精练，20~30 个字即可。

（3）表述要真挚诚恳。如本文承蒙 ×× 老师（教授）审改（指导），谨表谢意（谨此致谢）。

2. 常见误区

（1）未征得他人的同意署名，以借名人之名，而增加文章的知名度。

（2）缺乏科研素养，对确有贡献者未给予致谢。

六、参考文献

参考文献是在论文中引用过的文献清单，主要作用是指导论文的立题、旁证论文的观点，提示信息的来源。其作用主要体现在：反映论文广泛的科学依据；避免作者重复已有的方法、结果和结论等；表明作者对他人劳动的尊重，免除抄袭、剽窃他人成果的嫌疑；可方便地检索和查找有关图书资料。

（一）参考文献的书写要求

1. 作者亲自阅读过的与论文密切相关的最必要、最新公开发表的文献。

2. 以公开发表的原著为主。

3. 引文的论点必须准确无误，避免断章取义。

4. 确保著录格式必须准确。

5. 标注规范（序号、位置、形式）。

6. 引用的参考文献按其出现的先后次序，将序号注在引用处右上方，外加方括号。

（二）参考文献的类型

参考文献的类型以单字母方式标识，具体如下：M：专著，C：论文集，N：报纸文章，J：期刊文章，D：学位论文，R：报告，S：标准，P：专利。

（三）参考文献各著录项的书写格式

1. 期刊文章书写格式　［序号］作者. 篇名［J］. 刊名，出版年份，卷号（期号）：起止页码.

例如：［1］宋娟，蒋琪霞，王雪妹. 不同护理措施预防重症病人失禁相关性皮炎的对比研究［J］. 中华护理杂志，2016，51（1）：62-65.

［2］Ireland S, Murdoch KP, Saliba E, et al. Nursing and medical staff knowledge regarding the monitoring and management of accidental or exposure hypothermia in adult major trauma patients［J］. Int J Pract, 2006, 12（6）: 308-318.

2. 专著类书写格式　［序号］作者. 书名［M］. 出版地：出版社，出版年份：起止页码.

例如：［3］姜小鹰. 护理管理理论与实践［M］. 北京：人民卫生出版社，2011：3-5.

［4］Cashin, Andrew. Evidence-Based Practice in Nursing Informatics：Concepts and Applications［M］. Australia：IGI Global, 2010：52-68.

3. 论文集书写格式　［序号］作者. 篇名［C］. 出版地：出版社，出版年份：起止页码.

例如：［5］伍蠡甫. 西方文论选［C］. 上海：上海译文出版社，1979：12-17.

4. 报纸文章书写格式　［序号］作者. 篇名［N］. 报纸名，出版日期（版次）.

例如：［6］章关春，李娟娟. 提升中医护理能力看浙江做法［N］. 中国中医药报. 2016-07-20（3）.

5. 学位论文书写格式　［序号］作者. 篇名［D］. 出版地：保存者，出版年份：起止页码.

例如：［7］黄小梅. 呼吸科用药过程护理中断事件调查研究［D］. 福州：福建医科大学，2015：1-49.

6. 研究报告书写格式　［序号］作者. 篇名［R］. 出版地：出版者，出版年份：起止页码.

例如：［8］冯西桥. 核反应堆压力管道与压力容器的 LBB 分析［R］. 北京：清华大学核能技术设计研究院，1997：9-10.

7. 专利书写格式　专利申请者或所有者. 专利题名：专利国别，专利号［文献类型标志］. 公告日期或公开日期［引用日期］.

例如：肖春秀. 一种多功能治疗盘：中国，ZL 2016 20379876.6［P］. 2017-03-20.

8. 译著书写格式　［序号］原著作者. 书名［M］. 译者，译. 出版地：出版社，出版年份：起止页码.

（四）常见误区

1. 未按规定格式进行标注。

2. 引用文献过于陈旧，一般引用近 5 年内的。

3. 引用的文献，并非作者本人亲自阅读。

4. 只引用外文文献，不引用中文文献。

（肖春秀　姜小鹰）

第四节　其他各类论文的撰写

一、综述的撰写

护理综述论文是指作者以某一护理专题为中心，查阅、收集大量国内外近期的原始医学护理文献，经过理解、分析、归纳、整理、评价而写出的一种带有护理专业普及性质的专题学术论文。一篇综述包含了大量的最新研究信息，有利于指导读者的实践，也为研究人员选择研究方向，寻找科研课题提供重要线索和依据。"综"就是指综合分析，也就是对收集的文献资料进行归纳整理、去伪存真，精练、明确、客观地介绍本专题的有关问题；"述"就是指作者带有自己观点的论述与评价。

综述具有以下特点：

1. 信息量大　一般篇幅 5000 字左右，引用文献较多。

2. 文体具有记叙性、系统性　主要运用叙述和说明等写作方法对某一问题进行系统全面的"归纳"阐述，体现"综"特色。

3. 内容评价性　传播某护理专题的新突破、新进展信息，不是简单地堆砌和罗列一次文献中的材料，而是基于自己的常识对相关内容进行分析和评价，体现"述"的特色。

（一）综述的写作要求

1. 护理专题性综述　该类综述一般是全面系统地介绍护理专业学科领域的进展。要求作者掌握丰富的文献资料和进行权威性的评论，体现作者在护理专业上有着很深的造诣。

2. 护理回顾性综述　该类综述是指历史地分析某一课题的发展概况。要求按该课题进展的年代顺序进行归纳整理。

3. 护理评论性综述　该类综述是指对当前护理领域中的新理论、新知识进行叙述与评论，要求迅速书写推广，有利于护理事业的发展。

4. 护理动态性综述　该类综述是指对一定时期内围绕某一护理专题的护理论文进行汇集、整理和解释，但不一定进行评论。书写时间顺序要求严格，其学科发展阶段必须划分准确，并着重介绍每个历史阶段的研究成果。

5. 护理新颖性综述　该类综述是指介绍某一小专题的新突破、新进展，具有护理实用价值，并有利于进一步推广。书写要求真实可靠、便于操作，且传播迅速。

（二）综述的写作步骤

1. 选题　选题要求如下：

（1）遵循科研选题：实用性原则、新颖性、独创性等原则。

（2）根据专业需要选题：就是根据当前护理事业理论和实践过程中亟待解决或发展的重大问题，并且这些问题进展较快，知识尚未普及以及原始资料积累较多的状态或尚存在争论的新见解、新理论，或者是护理工作者在护理实践中亟待解答的理论和实际问题。

（3）根据现实文献资料选题：文献资料是综述论文写作的基础，综述的选题更多地取决于所获取的文献资料的情况，没有资料或者资料不足是无法写成综述的。

（4）根据自己的现有知识经验选题：必须量力而行，客观地分析和评估自己的专业知识、能力、写作水平和兴趣。能把查阅的文献与自己熟悉的领域有机地综合，才能将所选主题写得深入透彻。

2. 收集和整理资料　确定选题后，要大量地收集和阅读相关材料，一般选择近 5 年的文献，从近期至远期查找。通过阅读和整理对文献资料进行筛选、鉴别、归纳和分类。在阅读过程中，做好摘录，摘录内容包括：作者名、题名、刊名、年、卷、期、起止页、研究目的、研究方法、主要结果和结论，见表 7-4-1。

表 7-4-1　参考文献摘录表

编号	著录项	研究目的	研究方法				研究结果	主要结论
			研究对象	样本量	科研设计	研究工具		

3. 草拟提纲　　提纲是综述整体框架需要构思的过程。其实质就是对已有的资料信息作进一步的加工整理，确定各级标题和每个段落的主要论点与论据，并进行反复推敲、琢磨和斟酌，勾画出从远及近、由模糊而渐清晰的全文轮廓。草拟过程通常分以下几个步骤：①确定前言要点；②确定主体部分的若干个大段落及大标题；③确定大段落中的小段落及小标题；④撰写提纲及编写框架。

（三）综述的书写格式和要求

综述撰写的格式包括题目、著者、摘要、关键词、正文、参考文献，其中正文部分包括前言、主体和小结，其中以正文和参考文献为主要部分，基本类同于一般论文的撰写格式。

1. 题目　　综述的题目主要由综述涉及的对象及说明构成，如"糖尿病足的护理研究进展"中的"糖尿病足的护理"是综述的对象，"研究进展"是说明语。大部分综述以"……进展"、"……研究进展"、"……新进展"为题，但是并不一定体现出最新的研究成果，有些综述选择更贴切的说明语，如"影响血压测量的有关因素"、"……的因素分析"等。

2. 摘要　　综述的摘要属于指示性摘要，一般仅概括论文报道的主题，而不涉及具体的数据和结论。一般 200~300 字，不能过于简单，要能反映论文的主题思想。

3. 前言　　一般 300 字左右，包括介绍有关概念或定义和讨论范围、相关护理问题的现状、存在问题、争论的焦点和发展趋势等，说明综述目的和意义，以引出正文。应简明扼要，不应大量描述与本文综述无关的内容。

4. 正文　　是综述的核心内容，一般以能够充分表达出综述的中心内容为原则。要求能阐明有关问题的历史背景、现状、发展趋势。也就是能形成一个提出问题、分析问题和解决问题的程序，意在能将具有代表性、创造性、权威性的文献综合提炼出来的观点形成论题或论点，然后用搜集整理过的大量资料中的结果作为论证。

主体部分无固定的写作格式，也可采用纵向写法：即按问题的发展依年代顺序写，勾画出该护理问题的来龙去脉和发展趋势。可采用横向写法：即可围绕某一护理问题的国内外研究现状，通过横向对比、分析各种观点、见解、方法、成果的优劣利弊。也可两种写法综合采用。

主体部分的写作需注意以下几点：

（1）注意综述的逻辑性、综合性：即将分散在各篇文章中的论点、论据提炼出来，并按一定的逻辑思路列出综述的大纲。切忌将原始文献中的观点罗列堆砌，没有分析、归纳和提炼。

（2）注意综述的评述性：应在已有材料的基础上客观地发表议论。对专题的研究现状、水平、条件等进行具体分析，比较其优劣，评述其利弊，并对其专题研究的发展方向做出预测。

（3）正确引用文献：综述中对引用文献中的概念定义、观点、疾病发生率等数据、以往的研究等均需要进行准确的文献标引。引用的文献必须是新版阅读过的原文，应避免将其他论文中的语句直接复制，在理解的基础上，须用自己的语言加以总结和表述。注意语言的规范性和适合性，阐述的观点或结论应注明其来源。

（4）客观、全面地阐述不同观点：对各学派或研究中一致或不一致的观点均应回顾，对不同的意见，肯定的在前，否定的在后，并尽量解释不一致的原因。

（5）表述详略得当：对于密切相关的研究应做细节描述，类似结果的研究可合并介绍，已经成为常规或共识的内容可不提或简单阐述。

5. 小结　这部分要求归纳、总结综述主体中提出的各种观点、陈述或研究结果、结论，并给予恰如其分地比较、评价和指出其实用意义、价值和发展趋势或说明存在疑难问题，为读者提供新的护理科研课题。综述总结部分要求文字精练，具有高度概括性；并能确切回答前言中所需解决的问题。

6. 参考文献　参考文献是综述的重要组成部分，应将文中引证的论点、数据、研究或实验结果的文献来源于文末，以便读者查阅。可运用文献管理软件，提高文献管理效率，如Endnote，Noteexpress 等。

（四）护理综述例文借鉴与剖析点评

【例】创伤后自发性低体温急救处理现状与临床问题的研究进展，详见表 7-4-2。

表 7-4-2　护理综述例文借鉴与剖析点评

格式	内容	例文分析
题目	创伤后自发性低体温急救处理现状与临床问题的研究进展	题目简洁、新颖，是读者亟待了解的问题，具临床实用意义及吸引力
署名	刘力行　聂时南　刘云　韩小琴	
中英文关键词	创伤；体温；急救；复温 Trauma；Body Temperature；First Aid；Rewarming	
前言	严重创伤后病人由于大量失血、暴露于寒冷环境或维持正常体温能力下降（休克、中毒或镇静麻醉）等原因常伴有低体温的发生。临床上将低温、酸中毒和凝血功能障碍视为创伤病人的"致命三联征"。目前国内外创伤急救指南中均强调创伤后应积极防治低体温。但在院前的预防、急诊的救治及护理过程中，从医务人员的认知、保温设备的投入以及保温措施的实施均存在不足，低体温仍是创伤病人容易被忽视的并发症。本文以预防低体温发生的相关指南和应用研究为基础，通过对指南的解读及文献的整理回顾，探讨创伤后自发性低体温在急救处理中的研究现状，为进一步防治创伤后自发性低体温提供理论依据。	前言介绍了低体温发生的原因、严重性、相关护理问题的现状、存在问题，说明综述目的和意义，并引出正文
主体部分	1　创伤后自发性低体温的概念 大部分急救护理人员将创伤后自发性低体温与传统低体温的分类等同。低体温传统的定义是体核温度低于 35℃，但是创伤病人出现低温时由于其预后不佳，Gentilello 等将创伤病人的低温分为：轻度低温（34~36℃），中度低温（32~34℃），重度低温（低于 32℃）。所以对于体温低于 36℃ 的创伤病人，护理人员应该开始高度关注病人情况，遵循指南，采取相关复温护理。	主体部分作者从创伤后低体温的概念、发生现状、原因、目前护理认识中存在的不足、急救处理流程及急救复温技术的

格式	内容	例文分析
主体部分	**2　创伤后自发性低体温临床发生率** 有研究发现护理人员对于创伤病人低体温的监测与重视远远低于血压和高体温的监测与重视。Harten-Ash 等分析急诊科创伤后低体温病人的体温发现，93 例严重创伤病人中，17% 的病人没有任何体温记录，37% 的病人体温抵达急诊时体温低于 36℃，在这些低体温病人中仅有 52% 有复温方式的记录。还有一部分护理人员由于相关知识的缺乏，认识不到低温对于创伤病人的危害，为了减少工作量，不能及时把低体温的情况记录在病历文书中，而是当体温正常后才做记录，以至于大部分医护人员误认为创伤后自发性低体温在临床上发生率并不高。但实际上创伤后自发性低体温在创伤病人中发病率为 10%，而在严重创伤病人中发病率常高达 30%~50%。国外的一项研究发现创伤病人抵达急诊时低体温的发生率达 66%；我国杨帆等回顾性分析了多发伤病人的临床特点，发现低体温的发生率达 63.75%。 **3　创伤后自发性低体温发生的原因** 大部分急救护理人员对于创伤后自发性低体温发生原因的认识仅停留在大量失血补液，对于其他因素没有明确认识。但实际发生创伤后自发性低体温是多种因素作用的结果，其中最主要的原因是创伤导致病人失血性休克，由于失血、失液、组织携氧能力下降，机体产热不足而造成，而当创伤病人病情影响到下丘脑或脊髓，体温调节紊乱，会加重发生低体温的风险，同时还有许多其他因素，例如：天气条件（下雪、刮风、下雨）、院前的护理状况、病人暴露情况、相关保暖措施及复苏等。Frederic 等对创伤后低体温院前的影响因素进行了一项多中心前瞻性的研究，结果显示改良创伤评分、救护车内温度、输入液体温度、病人的暴露情况均为其独立危险因素。在急诊处置阶段，大量输入未经加热的晶体和血液制品的同时，也加重了病人低体温的风险。据报道每输入 1L 常温液态或 1U 冷藏库血可使体温下降 0.25℃。 **4　护理人员对创伤后自发性低体温认识中存在的问题** **4.1　创伤后自发性低体温相关知识掌握不足** 目前，国内创伤后自发性低体温的相关研究和经验类文章较少，医疗及救护人员对创伤后自发性低体温的概念、发病率、发生原因及预防处理等相关问题缺乏清楚认识。国外研究针对创伤病人低体温的监测与管理，对 140 名急诊医护人员进行了问卷调查，结果显示护士和医生都不确定如何定义体温过低，不熟悉简单的防止病人热量散失的复温方法，也很少能辨认创伤后低体温的并发症。我国研究者通过对多家医院急诊科护士进行创伤病人低体温相关知识水平的问卷调查，发现急诊科护士对创伤病人低体温相关知识掌握欠缺，体温监测和管理水平有待提高。	研究进展等 6 个方面由浅入深、详略得当地进行综述，将分散在各篇文章中的论点、论据提炼出来，并按一个提出问题、分析问题和解决问题的程序书写，既有综合也能对现状进行客观、全面地阐述自己的观点

格式	内容	例文分析
主体 部分	**4.2　创伤后自发性低体温具体复温流程不明确** 虽然 2007 年我国低血容量复苏指南、2010 年欧洲严重创伤出血指南、2014 年野外医学社会实践指南中都明确指出严重创伤伴出血的病人应及时复温,维持正常体温。但对于创伤病人体温监测的频率与时间,不同程度低体温病人复温方式的选择及复温的目标体温等具体的复温流程没有明确规定。同时,我国大部分医疗急救人员在临床救治中也存在复温意识缺乏和复温措施实施不足的问题,有的复温措施仅停留在加盖棉被。有一部分医院采取了复温措施但不常规进行体温监测,保温效果不明确也不安全。因此,急诊护理人员仍需要相关具体的临床实践指南以及循证指南来指导创伤后自发性低体温病人的护理。 **4.3　创伤后自发性低体温复温方式使用较局限** 有学者通过回顾性研究发现的急诊早期低温病人的复温措施为盖棉被,15% 术中或术后的低温病人的复温为盖棉被和保温毯。可见目前临床上的复温方式仍比较局限和单一。随着我国科学技术和工业水平的发展,应该利用新技术和新材料开发操作便捷、无创、有效的新型复温技术,更多地应用到创伤后低温病人的救治中。因此,要求急诊护理人员积极学习、引进和研发复温方法和技术,提高对创伤后自发性低体温病人的护理水平。 **5　创伤后自发性低体温的急救处理流程** **5.1　密切体温监测** 由于低温可危及生命,所以对创伤后自发性低体温病人体温的准确监测与早期识别是急救处理中的首要措施。创伤病人在抵达急诊时,应密切监测病人体温,Wooten 等认为对于创伤病人的体温测量与血压、心率、呼吸的测量同等重要。但创伤病人体温监测的频率和时间在指南中没有明确规定,Block 等对严重创伤病人的体温管理通过循证制定了不同程度低体温病人的复温护理流程,推荐创伤病人在抵达急诊后 10 分钟内应进行首次体温监测,轻度低体温病人每隔 15 分钟进行 1 次体温监测,中度、重度低体温病人应持续体温监测。同时,急诊护理人员对创伤病人密切的体温监测也将有利于创伤后低温病人的早期识别与预防。 **5.2　抵达急诊时体温≥36℃创伤病人的相关预防措施** 创伤病人应常规预防低温的出现。研究发现,创伤病人尽管在入院时的体核温度可能正常,但在进行初步评估和复苏期间常有低温情况的发生,因此,在急诊处置阶段,首先要改善环境温度,在创伤病人到达抢救室后,利用空调将温度提高至 28℃,通过室温的提高减少病人的辐射散热,让病人自主产热来纠正体核温度的降低。并尽快脱去病人潮湿衣服,给予棉被及毛毯覆盖,在急诊处置的任何环节中均应避免病人躯体暴露。 **5.3　对于抵达急诊时体温 <36℃创伤病人进行及时复温** 在预防措施基础上,应及时采取相关复温措施(循环加热水垫、	

格式	内容	例文分析
主体部分	空气对流升温毯、静脉加温输液等）。对于缺少相关设施的医院可以通过全身多处放置暖水袋或温水浴复温,使病人体温恢复至36~37℃。国外多项临床随机对照研究结果显示,对于抵达急诊时体温<36℃的创伤病人应尽快使用升温毯。徐艳对急诊创伤后出现轻度低体温的病人实施综合保温措施:静脉输入37℃的温热液体,加盖厚棉被,调节急诊环境温度至28℃,主动使用升温毯。研究发现体温保护组与对照组相比临床效果显著,体温保护组1小时后体温恢复正常,寒战发生人数明显减少。Gunning等认为在复温过程中,应密切监测病人体温,观察复温效果,避免热损伤。同时,注意不能单纯四肢复温,以免外周血管扩张,发生复温休克。 6 创伤后低体温急救复温技术的研究进展 6.1 被动复温法 被动复温是为了减少对流、传导和辐射的一种方法。国外文献指出,可以采取添加衣物、毛毯、被子、睡袋,保温毯和锡箔的绝缘体覆盖躯体及头部来防止热量丧失。如果病人体温调节功能正常,且有寒战存在,那么被动复温的复温速率应为0.5~2℃/h。被动复温法常应用于轻度低温病人。 6.2 主动复温法 6.2.1 体外复温法 体外复温是将外部的热量转移到机体的方法,常应用于中度低温病人与复温效果不佳的轻度低温病人。体外复温的方法包括电热毯、化学热垫、空气对流升温毯等。其中,空气对流升温毯较为常见,胡云等的"充气升温毯维持病人围手术期核心体温有效性的系统评价"中发现充气升温毯与电热毯/垫、红外线辐射、循环水温毯相比,能够更好地维持围手术期病人核心体温,降低病人低体温的发生。研究发现在使用升温毯时,上身躯干相对于四肢能更快更有效地传导热量而且更安全。Lundgren等开展的一项临床随机试验研究结果显示,在院前急救运输中对轻度低温的创伤病人实施体外复温能提高病人核心体温及舒适度,减少病人冷应激。据报道,美国军方开发了低体温预防管理工具包,里面包括热反应壳和4个化学热垫,能够提供6小时持续加热。李靖等对低温的治疗提供了一种新型的复温方法,通过利用复合碳纤维材料制作的远红外线电热装置对实验兔进行复温,结果显示与自然复温和热水浴复温相比,复温速度更快、复温后降幅更小。杨文涛等在研究"急诊复温对创伤病人预后的影响"中,将创伤低温病人分为治疗组与对照组,治疗组使用升温毯与加温输液,结果显示治疗组补液、输血量及住院天数明显少于对照组,证明了创伤病人急诊早期复温的重要意义。虽然目前各家医院升温毯型号与类别不同,指南对于升温毯使用的温度与时间也无具体规定,但均应遵循复温速率不可过快,循序渐进的原则。	

格式	内容	例文分析
主体部分	6.2.2　体中心复温法 体中心复温法是指通过各种方式使体核温度先恢复正常,特别是使心脏的温度和功能先恢复正常的方法,是目前复温速率最快且安全的复温方式。虽然身体内部核心器官仅占身体体重的 8%,但却贡献了 58% 的身体热量。所以常被推荐应用于严重低温病人。 体中心复温方法包括体外循环复温技术、体腔灌洗复温技术、加温输液输血复温技术。由于体外循环与体腔灌洗复温操作复杂,设备昂贵,所以并不常用于早期急诊创伤病人的复温。加温输液输血是指从静脉输入加热的液体或血液的方法。该方法在急诊预防创伤后低体温中应用较少,但在预防围手术期低体温的发生中应用较广泛,同时,也是目前在临床上行之有效的复温方式,尤其适用于需要大量液体复苏的病人。Hiroaki 等将液体加热到 65℃ 应用到犬的烧伤休克模型中,发现能改善其血流动力学状态且无明显不良反应。世界卫生组织的《临床用血手册》指出,当输血速度超过 100ml/min 时应使用血液加温器加温,《成人围手术期非医疗所需低体温的管理指南》推荐,在全身或局部麻醉下施行择期或急诊手术(包括外伤手术)的所有成人病人,静脉输液或输血 >500ml 时应加温至 37℃。我国汪飞翔等通过对严重创伤后紧急手术病人给予加温输液输血处理发现,输入 37℃ 液体(晶体和代血浆)与 33℃ 血制品的病人比输入常温液体和血制品的病人术中低体温、凝血功能障碍的发生率更低,ICU 滞留时间更短。汪涛等通过研究失血性休克病人早期采取加温输血输液的措施,发现加温输血输液,可改善机体组织灌注、氧供及凝血功能,减少器官衰竭,降低寒战发生率,明显缩短了 ICU 驻留时间。但是,目前对于创伤后低温的处理没有统一的标准与流程,有研究者通过分析 14 种复温方式救治 84 名低温病人的情况,结果发现治疗方式的不确定性与潜在并发症的多发性。考虑到急诊创伤病人的临床实际情况和可获得性,加温输液输血结合体外复温不失为一种切实有效的方法。	
小结	7　小结 目前,对于创伤后自发性低体温的不良影响研究较多,但对创伤后低体温的处理及存在的临床问题研究较少,国内医疗及救护人员缺乏足够认知与重视。因此,注重提高医疗救护人员对于创伤后低体温的评估预防知识与水平,明确创伤后低体温发生的危险因素,制订创伤后低温病人复温的治疗和护理规范,探索更经济实用有效的复温方式及创新复温技术仍是研究重点。	小结简单概括了创伤后自发性低体温的研究现状及问题,提出了发展趋势及仍存在的疑难问题,为读者提供新的护理科研课题,但不足的是并未针对主体提出的各种观点进行总结概括和比较评价。
参考文献	略	

二、案例报告的撰写

案例报告（case report）是通过对临床实践中特殊事件的研究，总结工作过程中的经验和体会，探索疾病在医护工作中的个性特征和共性规律。文章中的案例数量也可以是 1 例具有典型性的病人，也可以是具有共性特征的多例病人。所选案例应具有特殊性，如病例本身特殊性或者护理措施上的特殊性。

（一）案例报告的结构

案例报告论文结构：包括题目、作者署名、摘要、关键词、前言、案例介绍 / 临床资料、主体（护理活动及讨论）、小结和参考文献，基本相同于一般论文的书写格式。

（二）案例报告的书写要求

1. 题目　体现案例数、研究对象和干预措施，突出创新性或者病例的特殊性，表述简洁精练。

2. 摘要　属于指示性摘要主要指出文中病例概要、主要护理要点、过程和护理效果，概括性强。

3. 病例选择　选择典型、特殊性病例，病例本身特殊和（或）护理措施特殊。病例介绍要详略得当，突出护理，与主题相呼应。

4. 前言　体现特殊性及临床护理问题和论文的写作目的，字数在 200~300 字较为合适。

5. 护理措施　可采用两种格式书写，要突出必需性、特殊性、独特性和技艺性，注重细节，强调"做了什么"而不是"应该做什么"，体现论文的实用性和推广价值。可采用护理程序格式书写，包括健康评估、护理诊断、护理计划、护理实施、护理效果和效果评价六部分。也可采用医学案例报告格式：比较常见，主要由护理措施和讨论组成。要求：①与临床资料紧密结合，前后呼应，是落实在案例中的护理措施，切忌单纯笼统复述教科书或文献护理措施；②对特殊问题的特殊护理方法要详细、具体及可借鉴；③每项护理措施后需评价效果；④采用文献对措施进行机制阐述或者支撑措施的科学性、妥当性；⑤体现护理措施的特殊性。

6. 讨论　要有针对性，所采取措施的原因、介绍护理措施理论依据或对所选病例的措施提出新认识、新观点或有待解决的新问题、今后研究的方向等。

三、护理经验型论文的撰写

护理经验型论文是指着重总结工作经验撰写的论文，主要是临床护理方法、临床护理经验、临床病例分析、病例报告及管理经验分享等。通过回顾性方法，分析并找出规律性的内容，并将其上升到理论的高度，进而供读者在实际工作中借鉴。

（一）护理经验型论文的结构

护理经验型论文一般包括题目、作者署名、摘要、关键词、前言、病例介绍 / 临床资料与方法、主体（经验、效果和讨论或体会）、小结和参考文献，基本相同于一般论文的书写格式。

（二）书写要求

1. 突出经验的创新性及具体做法　核心是护理经验，要突出难点、重点、优点和创新点,主要介绍新技术、新方法及新经验,要把获得经验和体会的具体做法给予详细介绍,以便读者学习和参考。

2. 讨论或体会 重点是护理措施探讨,护理措施及产生护理效果的原因和理论依据。

3. 要突出时效性 在实践中实施了一项护理改革措施要及时总结报告。

4. 小结 注意总结出新的认识和新的观点,指出存在不足与研究方向。

(三)护理案例报告与护理科研论文的比较

表 7-4-3 护理案例报告与护理科研论文的比较

护理科研论文	护理案例报告	护理经验(体会)
题目:一般体现案例数、研究对象和干预措施	题目:一般包括研究对象、处理方法和达到的指标	题目:一般包括对象、措施与体会
作者署名	作者署名	作者署名
摘要:"目的、方法、结果及结论"四段式结构或类似的结构	摘要:指示性摘要,主要报告病例概要、护理措施概要和护理效果	摘要:属于指示性摘要,主要指出经验内容及效果概要
关键词	关键词	关键词
前言:主要包括历史回顾(研究现状或背景)、提出问题(选题依据)、概述全文和引出下文	序言:主要体现案例特殊性及主要临床护理问题和写作目的	前言:主要包括概念、现状提出问题、写作目的和引出下文
材料与方法: (1)研究对象 (2)实验或干预方法 (3)测量指标、统计学方法等	(1)临床资料,病例简介:一般资料、诊断、治疗经过、问题及效果等进行说明 (2)护理过程:突出特殊性,注重细节,强调做了什么而不是应该做什么	资料与护理经验: (1)临床资料 (2)护理或操作方法:突出具体方法和操作过程
结果:观察到的现象和收集的数据文字或图表呈现	护理效果:案例经治疗护理后的效果、某项或某些综合护理措施的效果	护理效果:经验所产生的效果
讨论与分析: 对结果的理论阐述;结果和结论的理论意义;类似问题的国内外研究进展;所用材料与方法的优缺点;对有关本课题当前存在的问题,提出建议或设想,尚待解决问题与展望	讨论与效果评价: 评价所采取措施的原因、介绍护理措施的理论依据,或对所选病例的措施提出新认识、新观点或有待解决的新问题	讨论/体会: 主要呈现的是实践过程的体会、新技术新方法实施的收获及存在的难点,有待进一步解决的问题

护理科研论文	护理案例报告	护理经验（体会）
小结：从研究结果中概括新论点，也可概括研究成果可能的应用前景及局限性、进一步的研究方向等	小结：与前言呼应，总结案例护理特点、护理体会及今后研究方向等	小结：与前言呼应，总结新方法新经验的特点、护理体会及今后研究方向等
参考文献	参考文献	参考文献

（肖春秀　姜小鹰）

参考文献

1. Haugh KH. Head-to-toe: Organizing your baseline patient physical assessment [J]. Nursing, 2015, 12 (45): 58-61.

2. BruntBA, Critical thinking in nursing: An integrated review [J]. Journal of Nursing Terminologies and Classifications, 2003, 14 (3): 96-107.

3. Girot EA, Preparing the practitioner for advanced academic study: The development of critical thinking [J]. Journal of Advanced Nursing, 1995, 21 (2): 387-394.

4. Joint Commission International. Joint Commission International Accreditation Standards for Hospitals. 5th ed. IL: Joint Commission Resource, 2014.

5. Moore, Brooke N, Richard Parker. Critical Thinkong (7th ed) [M]. Boston: McGraw Hill, 2004.

6. 包家明. 护理健康教育与健康促进 [M]. 杭州: 浙江大学, 2008.

7. 曾惠文, 吴雪, 张岩, 等. 客观结构化临床考试在护理教育评价中的应用现状 [J]. 护理管理杂志, 2014, 14 (1): 41-42, 45.

8. 陈国英, 谢兴. 微信平台在护理工作中的应用进展 [J]. 护士进修杂志, 2016, 31 (10): 892-893.

9. 陈正英. 社区护理学 [M]. 长沙: 中南大学出版社, 2011.

10. 邓敏娉, 陈伟菊, Elizabeth Roe. 身体评估在国外护理领域的临床实践及启示 [J]. 中华护理杂志, 2016, 51 (9): 1110-1112.

11. 邓敏娉, Elizabeth Roe, 陈伟菊. 护理身体评估方法在美国医院的应用实践 [J]. 护士进修杂志, 2016, 31 (16): 1510-1512.

12. 丁炎明, 王玉英. ICU护理评估工具实用手册 [M]. 北京: 人民卫生出版社, 2016, 9.

13. 方鹏骞. 护理管理理论与方法新进展 [M]. 北京: 人民卫生出版社, 2016.

14. 高红, 万艳平, 王蓉. 护理教学评价方法的应用现状 [J]. 中华护理教育, 2012, 9 (12): 565-567.

15. 高血压联盟(中国), 国家心血管病中心, 中华医学会心血管病学分会, 等. 2014年简明版中国高血压患者教育指南(节选)——医务人员对患者教育的责任与内容、高血压认识的误区 [J]. 中国循环杂志, 2014, 29 (2): 87-89.

16. 宫玉花. 护理管理学 [M]. 北京: 北京大学医学出版社, 2008.

17. 关欣, 王蕾, 戴雪松, 等. 基于结构-过程-结果评价模式护理质量评价体系的构建 [J]. 中华现代护理杂志, 2015, 21 (20): 2365-2368.

18. 郭红艳, 谢红. 美国护理质量评价体系对我国护理质量管理的启示 [J]. 中国护理管理, 2014, 14 (5): 459-462.

19. 韩金凤,王场,李书梅,等. 我国护理教学评价的现状与发展趋势[J]. 护理研究,2013,27(16):1547-1549.

20. 胡大一,马长生. 心脏病学实践2011——新进展与临床案例[M]. 北京:人民卫生出版社,2011.

21. 姜安丽. 护理教育学. 第2版. 北京:人民卫生出版社,2013.

22. 姜小鹰. 护理管理理论与实践[M]. 北京:人民卫生出版社,2011.

23. 靳清汉,朱志忠. 医院信息化设与精细化管理[M]. 北京:人民卫生出版社,2014.

24. 赖文娟,刘雪琴. 美国磁性医院概况[J]. 中国护理管理,2007,7(1):69-72.

25. 李继平. 护理管理学[M]. 北京:人民卫生出版社,2006.

26. 李璐良,赵琳琳,王成林,等. 护理学本科专业PBL教学研究文献计量学分析[J]. 护理研究,2015,29(23):2870-2872.

27. 李梦婷,李国宏. 护理质量评价体系的研究进展[J]. 中国护理管理,2015,15(2):212-214.

28. 李秋洁. 护理管理学[M]. 北京:人民卫生出版社,2003.

29. 李帅帅,张恩科,李敏,等. 糖尿病APP管理价值与应用研究[J]. 中国医疗设备,2015,30(8):144-146.

30. 梁万年,吕兆丰. 全科医学理论与实务[M]. 北京:人民卫生出版社,2012.

31. 林玲玲,刘家访. 论课堂教学目标的编写[J]. 吉林省教育学院学报(学科版),2010(01):71-72.

32. 凌玲,李文姬,杨华. 法律意识的培养——临床护理教育过程中不可忽视的重要环节[J]. 现代临床护理,2003(04):42-44.

33. 刘芳丽,靳永萍,王淑曼. 高仿真情境模拟教学法在儿科护理学实训教学中的应用[J]. 中华护理教育,2016,13(05):359-362.

34. 刘敏杰,张兰凤,叶赟等. 结构-过程-结果模式在护理质量评价中的应用进展[J]. 中华护理杂志,2013,48(4):371-374.

35. 栾伟,周诗雯,傅佳顺,等. 健康教育类手机软件应用程序的发展及应用[J]. 中国实用护理杂志,2016,32(20):1597-1599.

36. 吕探云,孙玉梅. 健康评估[M]. 北京:人民卫生出版社,2012:9.

37. 马骁. 健康教育学[M]. 北京:人民卫生出版社,2012.

38. 冉国英. 护理管理学[M]. 重庆:重庆大学出版社,2014.

39. 沈雁英. 保健学概论[M]. 北京:人民卫生出版社.2008.

40. 盛群力. 现代教学设计应用模式[M]. 杭州:浙江教育出版社,2002.

41. 孙宝志,赵玉虹. 实用医学教育学[M]. 北京:人民卫生出版社,2011.

42. 孙桂兰,李然. 美国磁性护理对我国优质护理发展的启示[J]. 中国护理管理,2015,15(5):623-625.

43. 孙宏玉,孟庆慧. 护理教育学[M]. 北京大学医学出版社,第二版,北京,2015.

44. 孙宏玉. 护理教育[J]. 护士进修杂志,2005(05):387-388.

45. 王桂敏,张新宇,尹兵. 情境模拟教学法在护理教育中的应用[J]. 中华护理教育,2013,10(11):516-519.

46. 王玲玲. 随访 APP 在 PCI 术后康复指导中的应用［J/CD］. 中西医结合心血管病电子杂志, 2014（12）: 33–34.

47. 王艳, 尚少梅. 情境模拟教学法在护理教育中的研究与实践进展［J］. 中华护理教育, 2013, 10（07）: 304–307.

48. 王燕妮. 以问题为基础的教学对教师素质要求的探讨［J］. 中华护理教育, 2014, 11（08）: 636–638.

49. 吴倩岚, 王菁, 何秀玉, 等. 移动医疗 APP 在妇幼健康管理中的应用探索［J］. 中国卫生信息管理杂志, 2015（2）: 217–220.

50. 夏海鸥, 孙宏玉. 护理教育理论与实践［M］. 北京: 人民卫生出版社, 2012.

51. 许曼音. 糖尿病学.［M］. 第 2 版. 上海: 上海科学技术出版社, 2010.

52. 杨瑞敏, 杨春玲. 护理风险管理与患者安全［M］. 北京: 军事医学科学出版社, 2009.

53. 杨莘, 韩斌如, 应波, 等. 基于信息数据中心决策支持平台构建护理质量评价体系［J］. 中华护理杂志, 2015, 50（1）: 10–13.

54. 杨璇. 当代西方教师课堂教学评价理论研究［D］. 昆明: 云南大学, 2007.

55. 杨艳, 张莉国. 临床护理教学中护生评判性思维能力的培养［J］. 现代临床护理, 2006, 5（5）: 76–80.

56. 袁华, 张萍, 李闰臣, 等. 以问题为基础的教学在护理本科专业课中的应用研究［J］. 中华护理教育, 2016, 13（10）: 762–765.

57. 约翰·杜威. 我们怎样思维. 经验与教育［M］. 姜文闵, 译. 北京: 人民教育出版社, 2005.

58. 赵有生. 现代管理学基础［M］. 北京: 经济科学出版社, 2008.

59. 郑修霞. 护理教育学概论. 北京: 北京大学医学出版社, 2011.

60. 周彩莺. 课堂教学目标的编写［J］. 学科教育, 2003（11）: 29–33.

61. 周杏仙, 张慧. 以问题为基础的教学模式在孕期母乳喂养教学中的应用［J］. 中华护理杂志, 2006, 41（07）: 624–626.

62. 朱启华. 健康教育学基础［M］. 江西: 江西科学技术出版社, 2008.